放射線・放射性物質の基礎	1章
人体を構成する細胞，分子	2章
分子・細胞レベルでの放射線影響	3章
組織・個体レベルでの放射線影響	4章
放射線影響から生体を守る仕組み	5章
放射線影響を修飾する要因	6章
放射線によるがん治療	7章
放射線防護と安全管理	8章

Radiation Biology to Learn from
Mechanism of The Human Body

人体のメカニズムから学ぶ
放射線生物学

【編集】
松本義久
東京工業大学 科学技術創成研究院 ゼロカーボンエネルギー研究所 教授

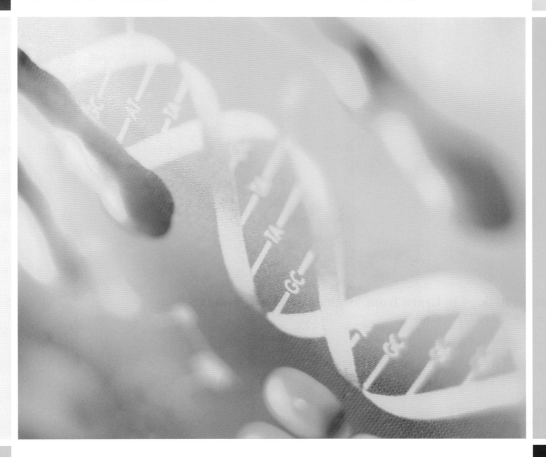

MEDICAL VIEW

Radiation Biology to Learn from Mechanism of The Human Body
(ISBN 978-4-7583-1725-2 C3047)

Editor : Yoshihisa Matsumoto

2017. 2. 10　1st ed

©MEDICAL VIEW, 2017
Printed and Bound in Japan

Medical View Co., Ltd.
2-30 Ichigayahonmuracho, Shinjyukuku, Tokyo, 162-0845, Japan
E-mail　ed@medicalview.co.jp

編集の序

　メジカルビュー社から最初にお話を頂いて約1年半，多くの方々のご協力により，『人体のメカニズムから学ぶ 放射線生物学』を刊行することができました。本書は診療放射線技師養成校の学生の皆さんを対象とした，今までにない新しいテキストをということで企画されました。私自身は，診療放射線技師養成校ではなく，東京工業大学で原子核・原子力工学の分野の教育に携わってきました。しかし，本書の目指すところは，私がこれまで10年にわたって講義を行ってきて，「こういうテキストがほしい」あるいは「作りたい」と思っていたものでした。

　本書の最大の特色はタイトルにもあります「人体のメカニズムから学ぶ」という言葉に凝縮されています。放射線は私たちの体のいろいろな組織にさまざまな影響を及ぼします。その影響が現れる線量や時期もさまざまです。さらに，放射線の種類や，生体が置かれた状況や環境によって影響は異なります。一言で言えば，覚えることがたくさんあります。しかし，生体を構成する分子，細胞の成り立ちや振舞いの基礎に戻って学ぶことにより，さまざまな事柄を相互に関連づけながら，体系的に理解することができます。そこで，本書では，人体を構成する細胞，分子に1章を割り当てました。また，放射線に対する生体応答については，新しい知見も含めて分子メカニズムを詳述し，さらに中心的な役割を担う分子について解説する独立した節を設けています。

　本書におけるそれぞれの章，節の執筆は，診療放射線技師養成校での教育に携わられている先生の中で，それぞれの内容に関する最先端の研究をされている気鋭の先生方にお願いしました。全体を通して，より理解しやすいよう，図表を豊富に用いて視覚的にわかりやすい紙面とすることを心がけました。また，やや難しいと思われる専門用語の解説や，意欲的な皆さんのためのプラスαの知識として，「用語アラカルト」や「補足」などの囲み記事を随所に掲載しています。さらに，一通り学習した後，知識を習得できたか確認できるよう，「まとめのチェック」を各章末に設けています。

　最後に，教育・研究などに大変お忙しい中にも関わらず，本書の趣旨にご賛同頂き，ご執筆頂きました著者の先生方，また，編集にご協力頂きましたメジカルビュー社のスタッフの方々に心から感謝申し上げます。

2016年12月

松本義久

執筆者一覧

編集

松本義久　東京工業大学 科学技術創成研究院 ゼロカーボンエネルギー研究所 教授

執筆者（掲載順）

松本義久　東京工業大学 科学技術創成研究院 ゼロカーボンエネルギー研究所 教授

片岡隆浩　岡山大学大学院 保健学研究科

堤　香織　北海道大学大学院 保健科学研究院

島田幹男　東京工業大学 科学技術創成研究院 ゼロカーボンエネルギー研究所

森田明典　徳島大学大学院 医歯薬学研究部 教授

藤井義大　茨城県立医療大学 保健医療学部 放射線技術科学科

門前　暁　弘前大学大学院 保健学研究科 講師

吉野浩教　弘前大学大学院 保健学研究科

松本孔貴　筑波大学 医学医療系 臨床医学域 放射線腫瘍学

鈴木崇彦　帝京大学 医療技術学部 診療放射線学科 教授

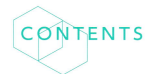

略語一覧………………………………………… x

1章 放射線・放射性物質の基礎

1｜原子の構造　松本義久……………2

はじめに……2／原子の大きさと構造……2／陽子，中性子，電子の性質……3／原子番号……3／質量数……4／元素と元素記号……4／核種，同位体……4／安定同位体と放射性同位体（放射性同位元素）……5

2｜放射線の発生① 放射性同位元素の壊変
　　　　　松本義久……………………6

はじめに……6／α壊変……6／β⁻壊変……6／β⁺壊変……7／軌道電子捕獲……7／γ線の放出……7／放射能……7／半減期……9

3｜放射線の発生② 放射線発生装置，中性子源
　　　　　松本義久……………………10

はじめに……10／特性X線と制動X線……10／X線発生装置とスペクトル……11／中性子線……12／中性子源……12／熱中性子，熱外中性子，高速中性子（速中性子）……12

4｜放射線の種類と性質　松本義久……………13

はじめに……13／放射線の定義……13／電離……13／励起……13／直接電離放射線と間接電離放射線……13／β⁻線，電子線と物質の相互作用……14／β⁺線と物質の相互作用……14／陽子，α線，重粒子線などと物質の相互作用……14／γ線，X線と物質の相互作用……14／光電効果……14／コンプトン効果（コンプトン散乱）……15／電子対生成……15／中性子と物質の相互作用……15

5｜放射線量と単位　松本義久……………17

はじめに……17／物理量，防護量，実用量……17／照射線量……17／吸収線量……17／等価線量……18／実効線量……18／線量率……19／預託等価線量と預託実効線量……20

6｜天然放射性核種　片岡隆浩……………21

はじめに……21／系列を作る天然放射性核種……21／系列を作らない天然放射性核種……25

7｜人工放射性核種　片岡隆浩……………26

はじめに……26／核分裂……26／核分裂によりどんな核種が生成されるのか……26／系列を作る人工放射性核種……27／代表的な人工放射性核種とその特徴……28

8｜自然放射線被ばく　片岡隆浩……………29

はじめに……29／土壌からの被ばく……29／大気からの被ばく……30／食べ物からの被ばく……30／宇宙線からの被ばく……31

9｜人工放射線被ばく　片岡隆浩……………33

はじめに……33／医療被ばくの考え方……33／医療被ばくの最適化と診断参考レベル……33／核実験による人工放射性核種のフォールアウト……36／福島第一原子力発電所の事故による放射線の影響……37

>>まとめのチェック………………………………38

2章 人体を構成する細胞，分子

1｜細胞の基本構造と細胞内小器官
　　　　　堤　香織……………………42

はじめに……42／細胞膜……43／核……43／ミトコンドリア……44／小胞体……44／ゴルジ装置……45／リソソーム……45／ペルオキシソーム……45

2｜生体を構成する分子　堤　香織……………46

はじめに……46／タンパク質……46／脂質……47／糖質……48／核酸……48

3｜核酸（DNA，RNA）の構造　堤　香織……49

はじめに……49／塩基……50／DNAの二重らせん構造……50／ヌクレオソーム……51／RNAの種類と構造……52

4｜タンパク質の構造　堤　香織……………53

はじめに……53／一次構造……54／二次構造……54／三次構造……54／四次構造……55／Da……55

5｜DNAからRNA，タンパク質へ
　　（転写，翻訳）　島田幹男，松本義久……………56

はじめに……56／DNAからRNAへ……57／DNAとRNAの違い……57／RNAからタンパク質へ……59

6｜遺伝子発現の調節機構，転写制御とタンパク質分解　島田幹男，松本義久　……61

はじめに……61／細胞内における染色体DNAの構造……62／ヘテロクロマチンとユークロマチン……62／RNAポリメラーゼによる転写の制御機構……62／プロモーターによる制御……63／ターミネーターによる転写の終了……63／転写因子による制御……63／タンパク質の分解……64／タンパク質のユビキチン化……65

7｜細胞増殖，細胞分裂，細胞周期
島田幹男，松本義久　……66

はじめに……66／細胞増殖とがん化……66／細胞周期……67／DNA複製……67／細胞分裂……68／細胞周期の時間……68／G_0期……69／細胞周期にかかわるタンパク質……69

8｜細胞骨格と細胞運動　島田幹男，松本義久　…70

はじめに……70／微小管……70／中間径フィラメント……72／アクチンフィラメント……72

9｜エネルギー代謝　松本義久，島田幹男　……74

はじめに……74／生体のエネルギー通貨：ATP……74／解糖系……75／クエン酸(TCA)回路……76／電子伝達系……77

10｜細胞外からのシグナル
松本義久，島田幹男　……80

はじめに……80／ホルモン……80／サイトカイン……82

11｜細胞内情報伝達　松本義久，島田幹男……83

はじめに……83／ホルモンおよびサイトカインの受容……83／Gタンパク質共役型受容体からのシグナル伝達……84／チロシンキナーゼ型受容体からのシグナル伝達……85／ストレス応答シグナル伝達……86

12｜幹細胞，細胞分化　島田幹男，松本義久　…87

はじめに……87／幹細胞……88／対称分裂と非対称分裂……88／ES細胞……88／iPS細胞……88／幹細胞ニッチ……89／幹細胞と分化した細胞の放射線感受性……89／幹細胞におけるDNA修復……89

13｜細胞死　森田明典　……90

はじめに……90／プログラム細胞死……90／プログラム細胞死とアポトーシス……91／アポトーシスとネクローシス……92

>>まとめのチェック　……94

3章
分子・細胞レベルでの放射線影響

1｜直接作用と間接作用　松本義久　……100

直接作用と間接作用……100／物理的過程・化学的過程・生物学的過程……100

2｜フリーラジカル①　生成　松本義久　……102

水分子の励起と電離……102／フリーラジカル……103／活性酸素種……103／ルイス構造式……104

3｜フリーラジカル②　ラジカルスカベンジャーなどの効果　松本義久　……106

ラジカルスカベンジャー……106／生体の抗酸化機能……106／間接作用の特徴……107

4｜放射線によるDNA損傷
島田幹男，松本義久　……108

はじめに……108／塩基損傷……108／塩基の遊離……109／DNA架橋……110／DNA鎖切断……110／紫外線によるDNA損傷……111／DNA損傷の検出法……112／蛍光免疫染色法……112／パルスフィールドゲル電気泳動法……112／コメットアッセイ法……112

5｜突然変異　藤井義大　……114

はじめに……114／遺伝子突然変異の発生原因……115／遺伝子突然変異の分類……115／遺伝子突然変異と線量・線質・線量率との関係……117

6｜染色体突然変異(染色体異常)
藤井義大　……118

はじめに……118／染色体の数の異常と構造上の異常……118／染色体突然変異(染色体異常)と線量・線質・線量率効果……121／染色体異常の検出方法……122

7｜放射線による細胞死　森田明典　……123

はじめに……123／コロニー形成法における「細胞死」の評価……123／コロニー形成法の実際

……124／コロニー形成法における細胞死の定義……124／放射線による細胞死……125／放射線生物学分野における細胞死分類……125／細胞生物学分野における細胞死分類……127

8 ｜ 生存率曲線とモデル 藤井義大 …… 129

はじめに……129／ヒット・標的理論……129

9 ｜ 亜致死損傷回復と潜在的致死損傷回復
藤井義大 …… 134

はじめに……134／亜致死損傷回復(SLDR)……134／SLDRと放射線の線質との関係……135／潜在的致死損傷回復(PLDR)……136／PLDRと放射線の線質との関係……137／低線量率照射との関係……137

>> まとめのチェック …… 138

4章
組織・個体レベルでの放射線影響

1 ｜ 放射線のさまざまな影響と分類
門前 暁, 吉野浩教 …… 142

はじめに……142／外部被ばくと内部被ばく……142／全身被ばくと局所被ばく……143／確率的影響と確定的影響……144／組織の放射線感受性……144／急性障害と晩発性障害……145

2 ｜ 急性放射線症候群 吉野浩教, 門前 暁 … 146

急性放射線症候群……146／臓器・組織の放射線感受性……146／半致死線量(LD_{50})……147／急性放射線症候群による個体死……147

3 ｜ 造血系・免疫系への影響
門前 暁, 吉野浩教 …… 149

造血機能の解剖……149／年齢による造血組織の移動……150／血球細胞の分化・成熟……150／血球の種類と機能……151／高線量率被ばくによる造血への影響……153／放射線誘発白血病のリスク……155

4 ｜ 消化器系への影響 吉野浩教, 門前 暁 … 156

はじめに……156／口腔・咽頭……157／食道……157／胃……157／小腸……158／大腸……159／唾液腺……159／肝臓……159／膵臓……160

5 ｜ 脳・中枢神経系への影響
門前 暁, 吉野浩教 …… 161

脳神経の解剖……161／神経の情報伝達……163／高線量率被ばくによる脳・中枢神経系への影響……164

6 ｜ 生殖器系への影響 吉野浩教, 門前 暁 … 165

はじめに……165／精巣の構造……165／被ばくによる精巣への影響……166／卵巣の構造……166／被ばくによる卵巣への影響……167

7 ｜ 皮膚への影響 門前 暁, 吉野浩教 …… 168

皮膚の解剖……168／高線量率被ばくによる皮膚症状と発症時期……169

8 ｜ 眼・水晶体への影響
吉野浩教, 門前 暁 …… 170

眼・水晶体の構造……170／被ばくによる眼・水晶体への影響……171

9 ｜ 胎児の発育段階と放射線の影響
島田幹男, 松本義久 …… 173

はじめに……173／胎児の発生……173／放射線の胎児への影響……174／胎児期被ばくと奇形……175／胎児期被ばくと精神発達遅滞……175／小児への影響……175

10 ｜ 放射線発がん① 事例
松本義久, 島田幹男 …… 176

はじめに……176／職業に関連した被ばくによる発がんの事例……176／医療に関連した被ばくによる発がんの事例……177／原爆・水爆, 原子力事故に関連した発がんの事例……178

11 ｜ 放射線発がん② 線量とリスクの関係
松本義久, 島田幹男 …… 179

はじめに……179／がんリスクとその表現……179／相対リスクと過剰相対リスク……179／過剰絶対リスク……180／広島・長崎原爆被爆生存者の固形腫瘍リスク……180／広島・長崎原爆被爆生存者の白血病リスク……181

12 ｜ 放射線発がん③ 低線量域でのリスクについての考え方 松本義久, 島田幹男 …… 182

はじめに……182／疫学研究の特色と限界……182／低線量域での線量-効果関係についてのモデル……183／線量・線量率効果係数(DDREF)……184

13 ｜ 遺伝性影響 松本義久, 島田幹男 …… 185

はじめに……185／動物実験における遺伝性影

響①……185／動物実験における遺伝性影響②……186／ヒトにおける遺伝性影響……187／生殖細胞と放射線感受性……187／ヒト遺伝性影響リスクの推定……187

>>まとめのチェック …………………… 188

5章 放射線影響から生体を守る仕組み

1｜DNA修復① 塩基損傷，一本鎖切断の修復
島田幹男, 松本義久 …………… 192

はじめに……192／DNA損傷の原因……192／DNA一本鎖切断および塩基損傷の修復……193

2｜DNA修復② 二本鎖切断の修復
島田幹男, 松本義久 …………… 197

はじめに……197／相同組換え修復……197／非相同末端結合修復……199／二本鎖切断修復の分子システム……200

3｜細胞周期チェックポイント
島田幹男, 松本義久 …………… 202

はじめに……202／細胞周期チェックポイント……202

4｜アポトーシス 森田明典 …………… 206

はじめに……206／内因性アポトーシスと外因性アポトーシス……206／ミトコンドリア経路……207／ミトコンドリアに至る放射線誘発アポトーシス経路……208

5｜放射線への細胞応答における重要分子① DNA-PK，ATM，ATR
松本義久, 島田幹男 …………… 210

はじめに……210／DNA-PK，ATM，ATRとは？……210／DNA-PK，ATM，ATRはタンパク質リン酸化酵素……211／DNA-PKcs，ATM，ATRはDNA損傷部位に呼び込まれる……211／放射線治療への応用……212

6｜放射線への細胞応答における重要分子② p53 森田明典 …………… 214

はじめに……214／p53発見のあらまし……214／機能獲得型の性質を示すp53変異……215／がん抑制因子として働くp53の機能……216

7｜放射線高感受性遺伝病
島田幹男, 松本義久 …………… 218

はじめに……218／毛細血管拡張性運動失調症……218／ナイミーヘン症候群……219／AT様疾患……219／セッケル症候群……219／ファンコニ貧血……219／LigaseⅣ症候群……220／紫外線高感受性遺伝病……220／ヘリカーゼタンパク質異常の遺伝病……220／複合免疫失調マウス（SCIDスキッドマウス）……220／放射線高感受性遺伝病とそれらの原因遺伝子の役割の関係……221

>>まとめのチェック …………………… 222

6章 放射線影響を修飾する要因

1｜細胞周期と放射線感受性の関係
松本義久 ………………………… 226

はじめに……226／細胞周期の同調……226／細胞周期による放射線感受性の違い……227

2｜分割照射と線量率の効果 松本義久 … 229

はじめに……229／分割照射の効果……229／線量率効果……229／分割照射のタイミングと生物効果……230

3｜線エネルギー付与（LET）と生物学的効果比（RBE） 松本義久 …………… 232

はじめに……232／線エネルギー付与（LET）……232／LETが異なる放射線の作用……232／生物学的効果比（RBE）……233／RBEを左右する因子……233／LETとRBEの関係……234

4｜酸素効果 松本義久, 島田幹男 …………… 237

はじめに……237／酸素効果……237／酸素効果のメカニズム……238／酸素増感比（OER）……238／LET，RBE，OERの関係……238／低酸素細胞……239／再酸素化……240

5｜放射線増感剤 松本義久, 島田幹男 … 241

はじめに……241／ハロゲン化ピリミジン……241／低酸素細胞増感剤……242／DNA修復酵素阻害剤……242／その他……243

6｜放射線防護剤 森田明典 …………… 244

はじめに……244／放射線防護剤の役割，および開発の歴史……244／アミフォスチンの開発とその臨床応用……246／その他の放射線防護剤……247

>> まとめのチェック ……………………… 249

7章 放射線によるがん治療

1 | 腫瘍細胞の生物学的特徴 松本孔貴 … 252

はじめに……252／がん抑制遺伝子p53……253／腫瘍内微小環境と血管新生……254／腫瘍内微小環境と低酸素応答……254／腫瘍内微小環境とがん幹細胞……256

2 | 腫瘍組織と正常組織の放射線感受性
松本孔貴……………………………… 257

放射線感受性……257／細胞動態による組織の放射線感受性分類……258／正常組織障害と耐容線量……258／腫瘍の放射線感受性……260／至適線量と治療可能比……260

3 | 治療における分割照射 松本孔貴……… 262

はじめに……262／分割照射の放射線生物学的説明……263

4 | 4つのR 松本孔貴………………………… 266

はじめに……266／回復（Recovery）……266／再分布（同調，Redistribution）……268／再増殖（Repopulation）……269／再酸素化（Reoxygenation）……270

5 | 陽子線・重粒子線によるがん治療
松本義久…………………………… 272

粒子線治療……272／ブラッグ・ピーク……273／陽子線・重粒子線の生物学的特徴……274

6 | 中性子によるがん治療
松本義久, 島田幹男 ……………… 275

速中性子線によるがん治療……275／ホウ素中性子捕捉療法（BNCT）……275／ホウ素中性子捕捉療法に用いられる化合物……276

7 | 抗がん剤 松本義久, 島田幹男 ……… 277

化学療法と抗がん剤……277／DNA損傷を誘発する抗がん剤……277／DNA合成を阻害する抗がん剤（代謝拮抗剤）……279／微小管重合・脱重合を阻害する抗がん剤……279

8 | 分子標的（治療）薬 松本義久, 島田幹男 … 281

分子標的（治療）薬……281／低分子化合物型の分子標的薬……281／抗体型の分子標的薬……282／合成致死……283

9 | 温熱療法 松本義久, 島田幹男 ……… 285

温熱療法（hyperthermia）……285／温熱療法の特徴……285／温熱療法と放射線治療，抗がん剤治療の組み合わせ……286／熱ショックタンパク質（HSP）……286／温熱耐性……… 286

>> まとめのチェック ……………………… 288

8章 放射線防護と安全管理

1 | 放射線障害防止に関する国際機関と国内法令 鈴木崇彦 ……………… 292

放射線防護の歴史とICRPの設立……292／放射線防護の国際的枠組み……293／ICRP勧告と国内法令……294

2 | 放射線防護体系 鈴木崇彦 ……………… 295

はじめに……295／被ばく状況の区分による放射線防護体系……295／放射線防護の基本原則……296

3 | 線量限度，線量拘束値，診断参考レベル
鈴木崇彦……………………………… 298

はじめに……298／被ばく管理……298

4 | 放射線管理区域 鈴木崇彦 ……………… 300

はじめに……300／管理区域と被ばく形態……300

5 | 放射線業務従事者の管理 鈴木崇彦 … 302

はじめに……302／教育訓練……302／健康診断……303

6 | 外部被ばく，内部被ばくからの防護
鈴木崇彦……………………………… 304

はじめに……304／外部被ばくの防護……304／内部被ばくの防護……306

>> まとめのチェック ……………………… 308

索引……………………………………… 310

略語一覧

A

ABCC	atomic bomb casualty commission	原爆傷害調査委員会	292
ADP	adenosine diphosphate	アデノシン二リン酸	44, 74
AHF	accelerated hyperfractionation	加速多分割照射法	263
AIDS	acquired immunodeficiency syndrome	後天性免疫不全症候群	92
ALL	acute lymphocytic leukemia	急性リンパ性白血病	155
ALP	alkaline phosphatase	アルカリフォスファターゼ	247
AML	acute myeloid leukemia	急性骨髄性白血病	155
AMP	adenosine monophosphate	アデノシン一リン酸	74
ARS	acute radiation syndrome	急性放射線症候群	146
AT	ataxia telangiectasia	毛細血管拡張性運動失調症	213, 218
ATLD	AT like disorder	AT様疾患	219
ATP	adenosine triphosphate	アデノシン三リン酸	42, 255

B

BEIR	committee on the biological effects of ionizing radiation	電離放射線の生物学的影響に関する委員会	293
BER	base excision repair	塩基除去修復	108, 193
BNCT	boron neutron capture therapy	ホウ素中性子捕捉療法	243, 275
BSS	basic safety standards	国際基本安全基準	293

C

CLP	common lymphoid progenitor	主リンパ球系共通前駆細胞	150
CML	chronic myelogenous leukemia	慢性骨髄性白血病	155
CMP	common myeloid progenitor	骨髄系共通前駆細胞	150
CS	Cockayne syndrome	コケイン症候群	220
CSC	cancer stem cell	がん幹細胞	256

D

DAG	diacylglycerol	ジアシルグリセロール	84
DDREF	dose and dose-rate effectiveness factor	線量・線量率効果係数	184
DHFR	dihydrofolate reductase	ジヒドロ葉酸還元酵素	279
DMSO	dimethyl sulfoxide	ジメチルスルホキシド	106
DNA	deoxyribonucleic acid	デオキシリボ核酸	42, 192, 241
DRF	dose reduction factor	線量減少率	245
DRL	diagnostic reference level	診断参考レベル	33, 299

E・F

EGFR	epidermal growth factor receptor	上皮増殖因子受容体	252, 281
FAD	flavin adenine dinucleotide	フラビンアデニンジヌクレオチド	76
FGF	fibroblast growth factor	線維芽細胞増殖因子	82

G・H

GNCT	gadolinium neutron capture therapy	ガドリニウム中性子捕捉療法	276

GPCR	G protein-coupled receptor	Gタンパク質共役型受容体	84
HF	hyperfractionation	超多分割照射法	263
HGF	hepatocyte growth factor	肝細胞増殖因子	82
HR	homologous recombination	相同組換え	197
HSC	hematopoietic stem cell	造血幹細胞	149
HSP	heat shock protein	熱ショックタンパク質	286
HU	hydroxyurea	ヒドロキシウレア	279
I			
IAEA	international atomic energy agency	国際原子力機関	293
ICR	international congress of radiology	国際放射線医学会議	292
ICRP	international commission on radiological protection	国際放射線防護委員会	33, 292, 295
IGF	insulin-like growth factor	インスリン様増殖因子	82
IMRT	intensity modulated radiation therapy	強度変調放射線療法	261
IXRPC	international X-ray and radium protection committee	国際X線およびラジウム防護委員会	20, 292
L・M			
LD	lethal damage	致死損傷	134
LET	linear energy transfer	線エネルギー付与	232, 263, 274, 275
MMR	mismatch repair	ミスマッチ修復	196
MPP	multipotential progenitor	多能性前駆細胞	150
mRNA	messenger RNA	伝令(メッセンジャー)RNA	43
MTX	methotrexate	メトトレキセート	279
N			
NADH	nicotinamide adenine dinucleotide	ニコチンアミドアデニンジヌクレオチド	75
NAS-NRC	national academy of science-national research council	米国科学アカデミー-研究審議会	292
NASA	national aeronautics and space administration	アメリカ航空宇宙局	247
NBS	Nijmegen breakage syndrome	ナイミーヘン症候群	219
NCCD	nomenclature committee of cell death	細胞死命名委員会	127
NER	nucleotide excision repair	ヌクレオチド除去修復	194
NGF	nerve growth factor	神経栄養因子	82
NHEJ	non-homologous end joining	非相同末端結合	199
O・P			
OER	oxygen enhancement ratio	酸素増感比	238, 274, 275
PDGFR	platelet-derived growth factor receptor	血小板由来増殖因子受容体	281

PE	plating efficiency	プレーティング効率	124
PED	patient entrance dose	患者入射線量	34
PET	positron emission tomography	陽電子断層撮影	14
PKA	protein kinase A	プロテインキナーゼA	84
PLD	potentially lethal damage	潜在的致死損傷	134
PLDR	potentially lethal damage recover	潜在的致死損傷回復	134, 266
Q・R			
QOL	quality of life	生活の質	260
RBE	relative biological effectiveness	生物学的効果比	20, 233, 274, 275
RI	radioisotope	ラジオアイソトープ	5
RNA	ribonucleic acid	リボ核酸	43, 241
RNR	ribonucleotide reductase	リボヌクレオチドレダクターゼ	279
S			
SCID	severe combined immunodeficiency	複合免疫失調症	220
SLD	sublethal damage	亜致死損傷	134
SLDR	sublethal damage recover	亜致死損傷回復	134, 266
SOBP	spread-out Bragg's peak	拡大ブラッグ・ピーク	273
SOD	superoxide dismutase	スーパーオキシドディスムターゼ	106
T・U			
TCR	transcription coupled repair	転写共役修復	196
THF	tetrahydrofolic acid	テトラヒドロ葉酸	279
TLD	tumor lethal dose	腫瘍致死線量	260
TNF	tumor necrosis facftor	腫瘍壊死因子	82, 206
TR	therapeutic ratio	治療可比	261
TS	thymidylate synthetase	チミジル酸合成酵素	279
TTD	tissue tolerance dose	正常組織耐容線量	258
UNSCEAR	united nations scientific committee on the effects of atomic radiation	原子放射線の影響に関する国連科学委員会	20, 293
V・X			
VEGF	vascular endothelial growth factor receptor	血管内皮増殖因子受容体	252
XP	xeroderma pigmentosum	色素(性)乾皮症	111, 220

1章 放射線・放射性物質の基礎

01 原子の構造

はじめに

これから放射線生物学を学ぶにあたり，最初に放射線とは何かを理解しよう。まず，放射線はどこから，どのようにして出てくるのだろうか。

放射線の源は**原子**である。では，原子の構造を見てみよう。

原子の大きさと構造

私たちの身体，動物・植物，建物・電気器具などの人工物，地球，宇宙のあまたの星々など，すべての物質は原子からできている。次に述べるように，原子にはいろいろな種類があるが，共通の基本構造をもっている(図1)。

原子の直径は10^{-10}m程度である。10^{-10}mは0.1 n m，1 Å ともいう。この中央にその10万分の1程度，つまり直径10^{-15}m程度の**核**（**原子核**）がある。原子核は**陽子**と**中性子**が集まってできている。原子の質量のほとんどはこの核に集中しており，その外側には空虚な空間が広がっている。この空間を**電子**が飛び回っている。

図1 原子の大きさと構造

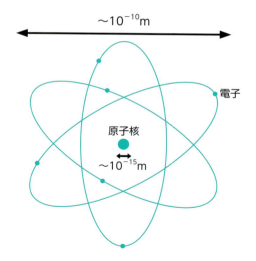

図2 原子・原子核の大きさのイメージ

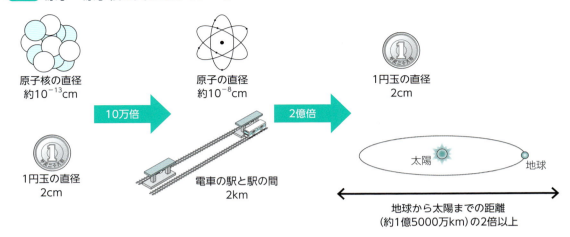

原子核を1円玉の大きさに拡大したとする。すると，原子の直径は2kmになり，元の1円玉の直径は地球と太陽の距離の2倍以上になる。

陽子，中性子，電子の性質

表1に陽子，中性子，電子の**電荷**（電気量）と質量を示す。陽子はプラスの電荷をもつ。中性子は名前のとおり，電気的に中性で，電荷をもたない。電子は，マイナスの電荷をもっていて，その大きさは陽子と同じである。**電気的に中性な原子では陽子の数と電子の数が等しい。**

陽子の質量と中性子の質量はほぼ同じで，中性子のほうが少しだけ重い。**電子の質量は，陽子，中性子の質量の1800分の1程度**である。原子の質量がほとんど原子核に集中しているのはこのためである。

表1 陽子，中性子，電子の性質

	電荷（比）	質量（比）
陽子（proton：p）	$1.6021892 \times 10^{-19}$ C （+1）	1.672649×10^{-27} kg （1836）
中性子（neutron：n）	0	1.674954×10^{-27} kg （1839）
電子（electron：e）	$-1.6021892 \times 10^{-19}$ C （-1）	9.10953×10^{-31} kg （1）

原子番号

すべての物質は原子からできている。構成する原子，その組み合わせ，つながり方の違いによってさまざまな異なる物質ができる。

それぞれの原子が，同じ原子や異なる原子とともに，どのような物質を作るかという性質（化学的性質）は，電子の数によって決まる。電子の数と陽子の数は等しいため，原子の化学的性質は陽子の数によって決まると考えてよい。一方，中性子の数は原子の化学的性質にほとんど関係しない。このように原子の化学的性質を決定づける陽子の数を**原子番号**という。

補足

● **電気素量**

陽子，電子1個がもつ電荷を電荷の単位という意味で電気素量といい，eで表す。$1.6021892 \times 10^{-19}$C（Cはクーロン，$1.60 \times 10^{-19}$Cと覚えておけば十分）である。

● **原子質量単位**

原子の質量はきわめて小さいので，通常のg，kgなどでは表しにくい。そこで，陽子と中性子をそれぞれ6個もつ炭素原子の質量を12として，さまざまな原子や分子の相対的な質量を表す。このようにして表した場合，1の質量を原子質量単位という。陽子，中性子の質量はほぼ1原子質量単位になる。

● **アボガドロ数**

1gを原子質量単位で割った値をアボガドロ数という。陽子，中性子の質量は1gをアボガドロ数（$N_A = 6.02 \times 10^{23}$）で割ったものとほぼ同じである。ある原子，分子などの質量がX原子質量単位であればXgの中にはN_A個含まれていることになる。N_A個の原子，分子などの集まりを1mol(モル)という。

✲ 質量数

先述したように，陽子と中性子の質量はほぼ同じで，原子の質量のほとんどを占めるため，原子の質量は「**陽子と中性子が合計で何個あるか**」でほぼ決まることになる。陽子の数(原子番号)と中性子の数の和を**質量数**という。

> **Point**
>
> 陽子数(原子番号)をZ，中性子数をN，質量数をAで表すと，
> $A = Z + N$
> が成り立つ。

✲ 元素と元素記号

さまざまな原子を原子番号，すなわち陽子の数のみに着目して区別したものを**元素**という。陽子の数が同じであれば，中性子の数が異なっても同じ元素となる。元素にはそれぞれに名前と記号が与えられており，この記号を**元素記号**という。

> **例**
>
> 原子番号6の元素には，炭素という名前とCという記号が与えられ，原子番号8の元素には，酸素という名前とOという記号が与えられている。

✲ 核種，同位体

さまざまな原子を陽子の数と中性子の数の両方(原子番号と質量数といっても同じことである)に着目して区別したものを**核種**という。陽子の数が同じでも，中性子の数が異なれば異なる核種となる。

陽子の数が同じで中性子の数が異なる核種(原子番号が同じで質量数が異なる核種)を**同位体**(アイソトープ)という。

> **例**
>
> 炭素といえば陽子の数は6個であるが，中性子の数は6個，7個，8個のものが存在する。これらは同じ元素であるが，異なる核種であり，互いに同位体である(図3)。

核種を記載する場合には，元素記号の左上に質量数(A)，左下に陽子数(Z)，右下に中性子数(N)を書く。しかし，質量数と陽子数がわかれば中性子数もわかるため，ほとんどの場合省略する。さらに，元素記号から陽子数がわかるため，陽子数も省略する場合がある。つまり，元素記号と質量数さえあれば，どの核種か特定できる。元素記号だけでは同位体を区別できないが，これに質量数を書き加えることで同位体を区別することができる。ただし，水素(H)の場合は例外的で，質量数2のものをD(**重水素**)，質量数3のものをT(**三重水素，トリチウム**)と表すこともある。

図3　自然界に存在する炭素の3つの同位体

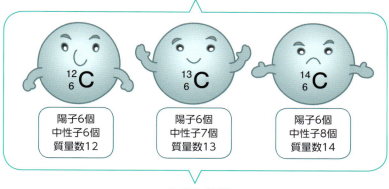

安定同位体と放射性同位体（放射性同位元素）

　同位体は陽子の数が等しく，電子の数が等しいため，似た化学的性質を示す。水素の場合は顕著な違いもみられるが，原子番号の増加とともに同位体の化学的性質の差は小さくなり，炭素より原子番号が大きな元素の場合，実質的にほとんど同じと考えてよい。

　同位体の間で大きく異なるのは，安定性である。安定とは地球，宇宙の年齢くらいの時間では変化せず，そのままの核種で居続けるということである。安定な同位体を**安定同位体**という。

　一方で，不安定な同位体は，時間とともに他の核種に変化する。この変化の際に放射線を出すため，不安定な同位体を**放射性同位体**〔あるいは**放射性同位元素**，**ラジオアイソトープ**(RI：radioisotope)〕という。

> **例**
> 炭素の同位体のうち，^{12}C，^{13}Cは安定同位体，^{14}Cは放射性同位体である。また，水素の同位体のうち，^{1}H，$^{2}H(D)$は安定同位体，$^{3}H(T)$は放射性同位体である。

放射線の発生①
放射性同位元素の壊変

松本義久

はじめに

本章の「1 原子の構造」(p.2)で,原子のなかには不安定で,他の原子に変わる際に放射線を出すもの(放射性同位元素)があることを学んだ。放射性同位元素はどのようにして放射線を出すのだろうか。

放射性同位元素が放射線を出しながら,他の原子に変わることを**放射性壊変**または**壊変**という。また,元の核種を**親核種**,親核種が壊変してできた核種を**娘核種**という。

α壊変

放射性同位元素がα線(アルファ)を出しながら他の原子に変わることを**α壊変**という。α線はヘリウムの原子核である。電荷と質量数の保存により,**親核種より質量数が4,原子番号が2だけ小さい娘核種が生じる**。

> **例**
> 質量数226のラジウム(Ra)がα壊変を起こして質量数222のラドン(Rn)が生じる。
>
> $$^{226}_{88}\text{Ra} \rightarrow {}^{222}_{86}\text{Rn} + \alpha({}^{4}_{2}\text{He})$$

β⁻壊変

放射性同位元素がβ⁻線(ベータマイナス)を出しながら,他の原子に変わることを**β⁻壊変**という。β⁻線,β⁻壊変は,単に**β線**,**β壊変**ということもある。β⁻線は電子である。電荷と質量数の保存により,**親核種と質量数が等しく,原子番号が1だけ大きい娘核種が生じる**。

β⁻壊変は**中性子過剰**の核が起こしやすい。中性子の1個が陽子に変わることで,より安定な状態に近付こうとする。

> **例**
> 質量数14の炭素(C)がβ⁻壊変を起こして質量数14の窒素(N)が生じる。
>
> $$^{14}_{6}\text{C} \rightarrow {}^{14}_{7}\text{N} + \beta^{-} + \bar{\nu} \quad (\bar{\nu}:\text{反ニュートリノ})$$

✵ $β^+$壊変

　放射性同位元素が$β^+$線を出しながら他の原子に変わることを$β^+$壊変という。$β^+$線は電子の反物質，陽電子である。電荷と質量数の保存により，**親核種と質量数が等しく，原子番号が1だけ小さい娘核種が生じる**。

　$β^+$壊変は**中性子不足**の核が起こしやすい。陽子の1個が中性子に変わることで，より安定な状態に近付こうとする。

> **例**
> 質量数11の炭素(C)が$β^+$壊変を起こして質量数11のホウ素(B)を生じる。
> $$^{11}_{6}\text{C} \rightarrow {}^{11}_{5}\text{B} + β^+ + ν \quad (ν：ニュートリノ)$$

✵ 軌道電子捕獲

　中性子不足の核が，軌道電子を捉えることにより，陽子が1個減り，中性子が1個増えることがある。これを**軌道電子捕獲**という。軌道電子捕獲においては，$β^+$壊変と同様，**親核種と質量数が等しく，原子番号が1だけ小さい娘核種が生じる**。

> **例**
> 質量数40のカリウム(K)は$β^-$壊変を起こして質量数40のカルシウム(Ca)になる場合(89%)と，軌道電子捕獲を起こして質量数40のアルゴン(Ar)になる場合(11%)がある。
> $$^{40}_{19}\text{K} \rightarrow {}^{40}_{20}\text{Ca} + β^- + \bar{ν} \quad (β^-壊変，89\%)$$
> $$^{40}_{19}\text{K} \rightarrow {}^{40}_{18}\text{Ar} \quad (軌道電子捕獲，11\%)$$

✵ $γ$線の放出

　$α$壊変，$β^-$壊変，$β^+$壊変，軌道電子捕獲によって生じた娘核種が励起状態の場合がある。励起状態の娘核種は，余剰なエネルギーを電磁波の形で放出して基底状態に移る。この電磁波を**$γ$線**という。

> **例**
> カリウム40(^{40}K)が軌道電子捕獲によってアルゴン40(^{40}Ar)になる際，引き続いて1.498MeVの$γ$線が放出される。

✵ 放射能

　放射性同位元素が放射線を放出する性質や，どれだけ放出するかを量的に表現したものを**放射能**という。放射性同位元素がどれだけ放射線を放出するかは，単位**Bq**を用いて，**1秒間に放射線を出す回数(壊変する回数)**で表す。1秒間にA回壊変する放射性物質の放射能はABqである。

補足

● $β^+$壊変と軌道電子捕獲

　$β^+$壊変と軌道電子捕獲はいずれも中性子不足の核が起こしやすい壊変で，競合する場合がある。ただし，$β^+$壊変は親核種と娘核種のエネルギーの差が1.022MeV，すなわち電子の静止質量の2倍より大きい場合に限られる。$β^+$壊変で放出される陽電子は，電子の反物質であり，通常，私たちの世界には存在しない。電子とともに「無」から作られる必要がある。そして，無から物質を生み出すためには，その静止質量($E=mc^2$)に相当するエネルギーが必要である。

● 特性X線とオージェ電子の放出

　軌道電子捕獲によって，内側のエネルギーが低い軌道に空きが生じる。そのため，外側のエネルギーが高い軌道から電子が遷移する。その差に相当するエネルギーが電磁波(**特性X線**)として放出される場合と，さらに外側の電子が受け取って放出される場合がある。後者を**オージェ電子**という。

もう1つの放射能の単位としてCi(キュリー)がある。1Ciは単体ラジウム1gの放射能と定義され、1Ci＝3.7×10¹⁰Bqの関係がある。さまざまな物理単位をMKSA(メートル、キログラム、秒、アンペア)を基準としたものに統一しようという流れのなかで、Bqが主に用いられるようになった。Ciの名残りとして、放射性同位元素の販売単位が37MBq、111MBq、9.25MBqなど37の倍数になっていることがある。

Point

放射能はそのときに存在する放射性同位元素の原子の数Nに比例する。
その比例定数λを壊変定数(崩壊定数)という。

$$A = \lambda N \quad \cdots\cdots ①$$

補足

●ベクレルとキュリー

放射能の単位Bqは、フランスの物理学者Antoine Henri Becquerel(アントワーヌ アンリ ベクレル)(1852～1908年)にちなむ。ベクレルは1896年にウラン鉱石から放射線が出ていることを発見し、1903年にノーベル物理学賞を受賞した。人間が手を加えなくても自然界に放射線を出す物質があることの発見で、言い方を変えれば、RöntgenによるX線の発見(1895年)以前から人類はもとより、地球上のすべての生物は知らないうちに放射線を浴びていたことを発見したともいえる。

また、もう1つの放射能の単位としてCi(キュリー)がある。これは、フランスのPierre Curie(ピエール キュリー)(1859～1906年)、Maria Curie(マリー キュリー)(1867～1934年)夫妻にちなむ。キュリー夫妻は、放射性物質としてポロニウム、ラジウムを発見し、ベクレルとともに1903年にノーベル物理学賞を受賞し、マリー・キュリーは1911年にもノーベル化学賞を受賞した。

補足

●連続スペクトルと線スペクトル

エネルギーがある範囲に連続的に分布することを**連続スペクトル**といい、エネルギーがある一定の値をとることを**線スペクトル**という。β^-線、β^+線は同時に放出される反ニュートリノ、ニュートリノとの間でエネルギーを分け合うため、連続スペクトルとなる。γ線のエネルギーは励起状態と基底状態の間(励起状態間ということもありうる)のエネルギー準位差であるため、線スペクトルとなる(複数の線が現れることもある)。γ線を放出する核種(^{131}I、^{134}Cs、^{137}Csなど)が、β^-線のみを放出する核種(^{89}Sr、^{90}Srなど)に比べて同定しやすい一因である。

図1 放射線とコイン

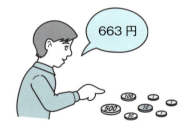
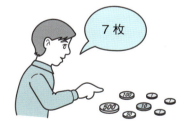

放射線にはα線、β線、γ線などさまざまな種類があり、同じ種類の放射線でもエネルギーの高いものと低いものがある。放射線の人体影響の程度は、受け取るエネルギー〔「5 放射線量と単位」(p.17)〕によって変わるが、放射能ではエネルギーは考慮しない。お金がいくらあるかを数えるときに、コインの枚数だけを勘定しているようなものである。放射能についても、「どの放射性同位元素が何ベクレル」と言わなければ、果たしてどの程度の影響があるかはわからないのである。

補足

●**放射性物質はホタルか？**

よく放射性物質はホタルに例えられる。ホタルが出す光が放射線というわけである。この例えは一般の人にわかりやすい面もあるが，放射性物質とホタルの間には決定的な違いがある。ホタルは何度も光るが，放射性物質は一生の最後に1回しか光らない。むしろ，1回しか火がつかないマッチに似ているのではないだろうか。

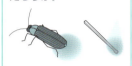

※ 半減期

放射性同位元素が放出する放射線の強さ，つまり放射性同位元素が1秒間に出す放射線の数（**放射能**）は時間とともに，指数関数的に減少する性質がある。放射能が半分になる時間を半減期という。半減期の2倍の時間が経過すると，さらに半分，つまり4分の1となる。

> **Point**
>
> 最初の放射能をA_0，半減期Tを，時間tにおける放射能をAで表すと，
> $$A = A_0 \left(\frac{1}{2}\right)^{\frac{t}{T}} \quad \cdots\cdots ②$$

式①と②は深くかかわっている。同じことを表していると考えてもよい。

ある放射性同位元素が1秒間にA回放射線を出すということは，その放射性同位元素が1秒間にA個だけ減るということである。これを数式で書くと，

$$A = -\frac{dN}{dt} \quad \cdots\cdots ③$$

①，③より

$$\frac{dN}{dt} = -\lambda N$$

この微分方程式を解くと，最初の原子の数をN_0として，

$$N = N_0 e^{-\lambda t}$$

つまり

$$A = A_0 e^{-\lambda t}$$

これを②と見比べると，

$$\left(\frac{1}{2}\right)^{\frac{t}{T}} = e^{-\lambda t}$$

両辺対数をとると，

$$-\frac{t}{T}\log_e 2 = -\lambda t$$
$$\therefore \lambda T = \log_e 2 = 0.693$$

03 放射線の発生②
放射線発生装置，中性子源

松本義久

はじめに

本章の「1 原子の構造」(p.2)や「2 放射線の発生① 放射性同位元素の壊変」(p.6)で放射性同位元素がどのようにして，放射線（α線，β線，γ線）を出すかを学んだ。放射線にはこの他に，X線，中性子線，電子線，陽子線，重粒子線などがある。ここでは，このような放射線を発生する装置，線源について学ぶ。

特性X線と制動X線

X線は1895年レントゲンによって発見された。X線は，γ線と同様，電磁波であり，**特性X線**，**制動X線**の2種類がある。

特性X線は，原子のまわりを飛び回っている軌道電子が励起状態から基底状態に遷移する際，そのエネルギー準位差に相当するエネルギーを電磁波の形で放出するものである（図1）。エネルギー準位差は決まった値をとるため，**特性X線は線スペクトル**となる。

制動X線は，高速の電子が原子核との相互作用で減速し，運動エネルギーを失う際，そのエネルギーを電磁波の形で放出するものである（図2）。失うエネルギーは最初の電子の運動エネルギーから0まで任意の値をとるので，**制動X線は連続スペクトル**となる。

図1 特性X線

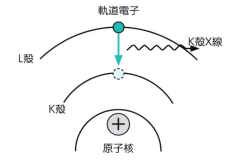

特性X線は軌道電子が励起状態から基底状態に移る際に放出される電磁波（光子）。エネルギー準位差分のエネルギーをもつ。

図2 制動X線

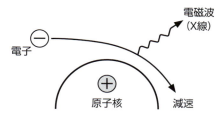

制動X線は電子が原子核の影響を受けて進行方向を変え，減速する際に放出される電磁波（光子）。運動エネルギーの損失に相当するエネルギーをもつ。

X線発生装置とスペクトル

図3はX線発生装置の概要を示したものである。熱などによって陰極から飛び出した電子が、電場で加速され、陽極であるターゲットに衝突する。このとき、電子が失った運動エネルギーが制動X線として放出される。また、電子がターゲットの原子の軌道電子を励起することによって、特性X線が発生する。

X線発生装置の陰極、陽極間の電位差をVとすると、電子は運動エネルギーeVになるまで加速される。制動X線のエネルギーは、0からeVまでの連続スペクトルとなる。X線発生装置で生じるX線のエネルギースペクトルはこれにターゲット原子の特性X線の線スペクトルが加わったものになる（図4）。

図3 X線発生装置の模式図

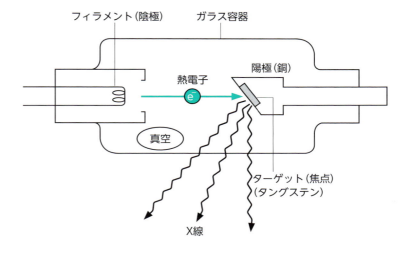

図4 X線のエネルギースペクトル

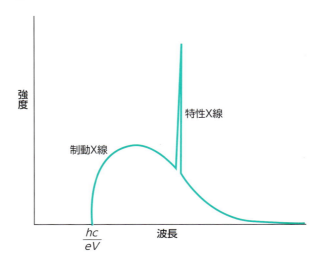

中性子線

中性子線は中性子の流れである。中性子は通常，陽子とともに原子核に存在する。単独の中性子は不安定で，半減期10分程度で壊変し，陽子と電子になる。

$$n \rightarrow p + \beta^- + \bar{\nu}$$

中性子源

主な中性子源として，**原子炉，カリホルニウム252（^{252}Cf），ラジウム-ベリリウム（Ra-Be）中性子線源，アメリシウム-ベリリウム（Am-Be）中性子線源**などがある。

原子炉では，ウラン235（^{235}U）に中性子を衝突させることにより，核分裂連鎖反応を引き起こし，中性子を生じさせる。

^{252}Cfは2.64年の半減期をもち，ほとんどはα壊変を起こすが，一部が自発核分裂を起こし，1分裂あたり平均3.76個の中性子を放出する。

Ra-Be中性子線源とAm-Be中性子線源はいずれもベリリウムにα線を衝突させ，下記の反応により中性子を発生させる。

$$^{9}_{4}Be + ^{4}_{2}He \rightarrow ^{12}_{6}C + ^{1}_{0}n$$

ラジウム226（^{226}Ra）とアメリシウム241（^{241}Am）はともにα線源として用いられる。

熱中性子，熱外中性子，高速中性子（速中性子）

中性子の運動エネルギーは1eV以下から10MeV以上の広い範囲にわたり，エネルギーによって物質との相互作用，生体への影響も大きく異なる。そこで，エネルギーによって**熱中性子，熱外中性子，高速中性子（速中性子）**に分ける。

熱中性子　　：周囲の媒質の温度Tと熱平衡にある中性子。$T=295K$（22℃）での平均エネルギーは約0.025eVである。
熱外中性子　：熱中性子よりもやや高いエネルギー（0.05eVまたは0.1eV以上）をもつ中性子。
高速中性子　：0.5MeV以上のエネルギーをもつ中性子。核反応で発生したものが多い。

補足

●原子炉でのウラン核分裂連鎖反応

^{235}Uは熱中性子によって核分裂を起こし，平均2.3個程度の中性子を放出する。この中性子が別の^{235}Uと反応して次の核分裂を起こす。このようにしてウランの核分裂の連鎖反応が起こる。原子炉では，発生した中性子のうち平均1個が他の^{235}Uと反応するように制御棒の位置を調節する。また，核分裂で発生する中性子は高速中性子であるため，水や黒鉛によって減速させ，熱中性子にする。

なお，天然のウランの99%以上は^{235}Uの同位体である^{238}Uであり，^{235}Uは約0.7%に過ぎない。この濃度では核分裂連鎖反応が進行しないため，^{235}Uを3〜5%に濃縮して用いている。

04 放射線の種類と性質

松本義久

はじめに

これまでに，放射線にはα線，β⁻線，β⁺線，γ線，X線，中性子線，陽子線，重粒子線などがあることや，これらの放射線がどのようにして放出されるかを学んだ。ここでは，これらの放射線がどのような性質をもつかを学ぶ。

放射線の定義

そもそも「放射線」とはどのようなものをいうのだろうか？　本書では，「**物質を電離するだけのエネルギーをもった粒子の流れ，あるいは電磁波**」という定義に従う。この定義に従う場合，「**電離放射線**〔あるいは**イオン化放射線**（ionizing radiation）〕」ということも多い。

電離

「電離」と似た意味の言葉として「イオン化」がある。「電離」とは，「**軌道電子にエネルギーを与えることにより，分子を陽イオンと陰イオン（または電子）に解離すること**」である。

励起

電離放射線のもう1つの作用は**励起**である。「励起」とは，「**軌道電子にエネルギーを与えることにより，エネルギー状態を上げて活性化状態にすること**」である。「活性化状態」とは，「エネルギーが上がったことにより，元の状態とは異なる状態に遷移しうる状態」ということである。

励起に必要なエネルギーは電離より小さい。太陽に含まれる紫外線では，励起が主な作用となる。そのため，紫外線は通常電離放射線には含めない。紫外線，赤外線，マイクロ波などを総称して**非電離放射線**という場合がある。

直接電離放射線と間接電離放射線

電離放射線は物質を電離する。その電離の仕方は2通りある。

α線，β線，陽子線，重粒子線など電荷をもつ放射線は，クーロン相互作用により直接原子，分子を電離する。このような放射線を**直接電離放射線**という。

一方，X線，γ線，中性子線は電荷をもたないため，クーロン相互作用を起こさない。X線，γ線の場合は，電子にエネルギーを与えて原子から解き放ち，その電子が電離を引き起こす。中性子の場合は，原子核との反応によって**反跳陽子**などの荷電粒子を生成し，その荷電粒子が電離を引き起こす。このような放射線を**間接電離放射線**という。

β^-線，電子線と物質の相互作用

電子が物質中を通過する際エネルギーを失うのは，クーロン相互作用による①原子の励起・電離，②制動X線の放出による。電子は質量が小さいため，原子との衝突によって進行方向が大きく曲げられる。そのため，**β^-線，電子線は物質中でジグザグの進路をとる**。

制動X線の放出は，β^-線，電子のエネルギーと，物質の原子番号の大きさに比例する。従って，リン32（^{32}P）から放出されるβ^-線のような高エネルギーβ^-線（最大1.71MeV）が鉛のような原子番号が大きい物質にあたると制動X線が放出されやすくなる。

β^+線と物質の相互作用

β^+線が物質中を通過する際，β^-線と同様に，クーロン相互作用による①原子の励起・電離，②制動X線の放出によってエネルギーを失う。運動エネルギーを失ったβ^+線，すなわち陽電子は直ちに電子と反応して消滅する。これを**電子対消滅**という。電子対消滅の際，電子と陽電子の質量が光子のエネルギーとなって，**180°方向に0.51MeVのエネルギーをもつ2個の光子が放出される**。これを**消滅放射線**という。この消滅放射線を利用したものが，陽電子断層撮影（PET：positron emission tomography）である。

陽子，α線，重粒子線などと物質の相互作用

陽子，α線，重粒子線などを重荷電粒子という。このなかで最も質量が小さい陽子でも質量は電子の1800倍以上である。重荷電粒子は，物質中を通過する際，クーロン相互作用によって，原子を電離または励起する。しかし，**重荷電粒子は質量が大きいため衝突によって進路が曲げられることはほとんどなく，物質中を直進する**。また，速度の減少とともにクーロン相互作用が増大し，電離を起こしやすくなる。電離を起こすと，エネルギーを失い，速度が減少する。そのため，重荷電粒子は停止直前に集中的に電離を起こす。これを**ブラッグ・ピーク**という。

γ線，X線と物質の相互作用

γ線，X線はともに光子（電磁波）である。光子が物質中を進む際，その数は**距離に対して指数関数的に減っていく**。光子の数が減少することを**減弱**といい，光子の数が半分になる物質の厚さを**半価層**という。**減弱は主に，光電効果，コンプトン効果（またはコンプトン散乱），電子対生成によって起こる**。

光電効果

光子がそのエネルギーのすべてを原子の軌道電子に与えて，原子から飛び出させる現象を**光電効果**という。光電効果によって飛び出した電子の運動エネルギーは，γ線，X線のエネルギーから軌道電子と原子核の間の結合エネルギーを引いたものである。後者を**仕事関数**ともいう。

補足

光電効果による減弱は，γ線，X線のエネルギーが小さいほど（ほぼ7/2乗に比例），また，物質の原子番号が大きいほど（ほぼ5乗に比例）起こりやすい。

ただし，エネルギーがK殻電子と原子核の間の結合エネルギーより小さくなると，K殻電子に対する光電効果はなくなり，L殻より外の電子に対する効果のみとなる。そのため，K殻電子と原子核の間の結合エネルギーにおいて光電効果による減弱が不連続的に変化する。これをK吸収端という。同様に，L吸収端などもある。

光子の振動数をv，プランク定数をh，仕事関数をWとすると，飛び出した電子の運動エネルギーE_eは，

$$E_e = hv - W$$

で表される。

✳ コンプトン効果（コンプトン散乱）

> **補足**
> コンプトン効果による減弱はほぼ原子番号に比例する。

光子がそのエネルギーの一部を電子に与えて，自らはより振動数が小さい（従ってエネルギーが小さい）光子となって散乱される現象を**コンプトン効果**という。

電子と相互作用する前の光子の波長をλ，相互作用した後の光子の波長をλ'，光子の散乱角（もとの進路と散乱後の進路のなす角）をφ，電子の静止質量をm_0，光速をc，プランク定数をhとすると，

$$\lambda' - \lambda = \frac{h}{m_0 c}(1 - \cos\varphi)$$

の関係がある。

✳ 電子対生成

> **補足**
> 電子対生成による減弱はほぼ原子番号の2乗に比例する。

1.02MeV（電子の静止質量の2倍）以上の光子が原子核の近くを通って，その強い電場の影響を受けると，**電子と陽電子を1個ずつ作って消滅**する。これを**電子対生成**という。

光子の振動数をv，プランク定数をh，電子の静止質量をm_0，光速をc，電子の運動エネルギーをE_{e^-}，陽電子の運動エネルギーをE_{e^+}とすると，

$$E_{e^-} + E_{e^+} = hv - 2m_0 c^2$$

の関係がある。

✳ 中性子と物質の相互作用

中性子は原子核と核反応，弾性散乱，非弾性散乱を起こす。

高速中性子は，弾性衝突を繰り返すことで，徐々に運動エネルギーを失い，最終的に熱中性子となる。弾性散乱では，中性子と衝突した原子核がはじき出される（図1）。これを反跳という。反跳原子核は電離を引き起こす。反跳原子

図1 中性子の弾性散乱のイメージ

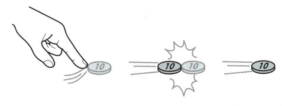

10円玉を2枚机の上に置く。一方の10円玉を指で弾いて，もう一方の10円玉に当てる。まっすぐに当たると，止まっていた10円玉が勢いよく弾き出され，指で弾いた10円玉はぴたりと止まる。こんな遊びをやったことはないだろうか。この動きは中性子と水素原子の弾性散乱に似ている。

核の運動エネルギーは衝突した原子核の質量が大きいほど小さくなるため，水素原子と衝突したときに最大となる。また，そのとき中性子の運動エネルギーの減少も最大となる。中性子を減速する物質を減速材というが，パラフィン，ポリエチレンなど水素を豊富に含む物質は減速効率がよい。

熱中性子の物質との相互作用は核反応が主となる。人体を構成する原子のなかでは，以下の水素，窒素との反応が重要である。

水素(^{1}H)との反応により，重水素(^{2}H)とγ線を生じる。

$$^1_1H + ^1_0n \rightarrow ^2_1H + \gamma \quad \text{あるいは} \quad ^1_1H(n, \gamma)^2_1H$$

熱中性子と窒素(^{14}N)との反応により炭素(^{14}C，放射性)と陽子(p)を生じる。

$$^{14}_7N + ^1_0n \rightarrow ^{14}_6C + ^1_1H \quad \text{あるいは} \quad ^{14}_7N(n, p)^{14}_6C$$

05 放射線量と単位

松本義久

はじめに

私たちは絶えず放射線を浴びながら生活している。一方，原爆，JCO事故でみられたように，大量の放射線を被ばくすると生命が脅かされる。放射線の影響の有無，程度は放射線の「量」によって決まる。ここでは，放射線の量をどのようにとらえ，どのような単位で表すかを学ぶ。

物理量，防護量，実用量

照射線量，吸収線量のように，純粋に物理学的に定義，測定可能な量を**物理量**という。等価線量，実効線量のように，防護に用いる目的で，物理量に重み付けなどを行った量を**防護量**という。

防護量は直接測定可能ではないことから，防護量に近く，防護量よりいくぶん大きく（過小評価にはならないように），さらに測定しやすい量として**実用量**が定められている。実用量については「8章 放射線防護と安全管理」に示す (p.291)。

照射線量

照射線量は**光子すなわちX線とγ線についてのみ**用いられ，**単位質量の空気に生じる電荷の量**として定義される。単位は**クーロン毎キログラム (C/kg)** である。以前はレントゲン (R) が用いられ，$1R = 2.58 \times 10^{-4}$ C/kg の関係がある。

> **Point**
> 質量dmの空気中にX線またはγ線が生じた電荷をdQとすると，
> 照射線量は $\dfrac{dQ}{dm}$ で与えられる。

吸収線量

吸収線量は，放射線の生物影響を考えるときに最も基本となる量であり，**放射線によって単位質量の物質に与えられるエネルギー**と定義される。単位は**Gy**（グレイ）で，$1Gy = 1J/kg$ である。以前はrad（ラド）が用いられることも多く，$1rad = 0.01Gy$ の関係がある。

> **Point**
> 質量dmの物質に$d\varepsilon$のエネルギーが与えられたとすると，
> 吸収線量は $\dfrac{d\varepsilon}{dm}$ で与えられる。

補足

●吸収線量と温度

吸収線量はエネルギーを質量で割ったものになる。これにはどういう意味があるだろうか？ エネルギーの単位といえば，J（ジュール）の他にcal（カロリー）を思いつくだろう。例えば，100gの水に100calの熱を与えると，1℃ (1K) だけ温度が上がるはずである。エネルギーを質量で割ったものは（正確にはそれを比熱で割ったものであるが），温度変化を示している。どれだけ「熱い」かが，放射線による影響の程度を示すのである。

では，放射線を浴びると体温が上昇するだろうか？ 理論的にはイエスである。しかし，どれだけかというと，治療をしなければ半分の人が亡くなる4Gyの放射線の場合で，$4 \times 0.24/1000 = 0.00096$ [℃] つまり1000分の1℃程度である。これではどんなに正確な体温計でも測るのは難しいだろう。

✳ 等価線量

　吸収線量が同じであっても，放射線の種類やエネルギーによって，生物効果の大きさは異なる。特に，ヒトの確率的影響に注目して重み付けした線量を**等価線量**という。**等価線量は吸収線量に放射線加重係数をかけることによって得られ**，単位は**Sv**（シーベルト）を用いる。

> **Point**
>
> ある組織・臓器Tにおける等価線量をH_T，吸収線量をD_T，放射線加重係数をW_Rとすると，
>
> $$H_T = W_R \cdot D_T$$
>
> で与えられる。放射線の種類が複数あるときは，放射線の種類ごとの吸収線量をD_{TR}として，
>
> $$H_T = \sum_R W_R D_{TR}$$
>
> となる。ここで，$\sum_R$は存在する放射線についての総和をとることを示す。

表1　ICRP勧告による放射線加重係数（W_R）

放射線の種類	放射線加重係数（W_R）
光子（γ線，X線）	1
電子，μ粒子	1
陽子，荷電π中間子	2
α粒子，核分裂片，重イオン	20
中性子	$2.5+18.2e^{-[\ln(E_n)]^2/6}$, $E_n < 1\,\text{MeV}$ $5.0+17.0e^{-[\ln(2E_n)]^2/6}$, $1\,\text{MeV} \leq E_n \leq 50\,\text{MeV}$ $2.5+3.25e^{-[\ln(0.04E_n)]^2/6}$, $E_n > 50\,\text{MeV}$

※ICRP：international commission on radiological protection，国際放射線防護委員会
〔ICRP Publication103（2007）より引用〕

✳ 実効線量

　放射線による影響の受けやすさは組織・臓器によって異なる。ヒトにおけるさまざまな組織・臓器の確率的影響（がんと遺伝性影響）の起こりやすさに応じて，**等価線量に重み付けをし，全身にわたって総和をとったものを実効線量**という。単位は**Sv**を用いる。

　重み付けするためにそれぞれの組織・臓器における等価線量にかける数を**組織加重係数**という。全身均等に被ばくした場合には，等価線量と実効線量が等しくなるよう，**組織加重係数の総和は1**になるように定められている。

> **Point**
>
> 実効線量Eは，組織・臓器Tにおける等価線量をH_T，組織加重係数W_Tとすると，
>
> $$E = \sum_T W_T H_T$$
>
> で与えられる。ここで，$\sum_T$は全身にわたって総和をとることを示す。

表2 ICRP勧告による組織加重係数（W_T）

組織・臓器	組織加重係数（W_T） 1990年	組織加重係数（W_T） 2007年	組織・臓器	組織加重係数（W_T） 1990年	組織加重係数（W_T） 2007年
骨髄（赤色）	0.12	0.12	食道	0.05	0.04
結腸	0.12	0.12	甲状腺	0.05	0.04
肺	0.12	0.12	皮膚	0.01	0.01
胃	0.12	0.12	骨表面	0.01	0.01
乳房	0.05	0.12	脳	-	0.01
生殖腺	0.20	0.08	唾液腺	-	0.01
膀胱	0.05	0.04	残りの臓器・組織	0.05	0.12
肝臓	0.05	0.04			
			合計	1.00	1.00

〔ICRP Publication 60（1990）およびICRP Publication103（2007）より引用〕

> **補足**
>
> ● グレイとシーベルト
>
> グレイの由来は，イギリスの物理学者Louis Harold Gray（1905～1965年）である。グレイは吸収線量を測定するためのBragg-Grayの式を導き，空洞原理を発見した。また，放射線の生体に対する影響について研究し，RBE（relative biological effectiveness：生物学的効果比）の概念を確立したほか，酸素効果の発見にも貢献した。さらに，グレイ研究所を設立し，多くの後進を育てたことからも，放射線生物学の生みの親の1人といえる。
>
> シーベルトの由来は，スウェーデンの物理学者Rolf Maximilian Sievert（1896～1966年）である。シーベルトは実業家の子として裕福な家庭に生まれ，私財で実験室を作り，研究を行ったという。国際放射線防護委員会（ICRP）の前身である国際X線およびラジウム防護委員会（IXRPC：international X-ray and radium protection committee），原子放射線の影響に関する国連科学委員会（UNSCEAR：united nations scientific committee on the effects of atomic radiation）の委員長を務めた。

線量率

放射線を連続的に照射，被ばくする場合，時間あたりの線量を**線量率**という。グレイ毎分（Gy/min），マイクロシーベルト毎時（μSv/h）などの単位で表す。線量率はいわば線量の微分値である。

預託等価線量と預託実効線量

　放射性同位元素が体内に取り込まれた場合，壊変してなくなるか，体外に排泄されるまで被ばくが続くことになる。また，放射性同位元素のなかには，体内の特定の組織・臓器に集積する性質を有するものがある。そこで，放射性同位元素を摂取後ある組織・臓器に与えられる等価線量の積分値を**預託等価線量**という。また，同様に実効線量の積分値を**預託実効線量**という。積算期間は，子供に対しては摂取時から70歳まで，成人に対しては50年である。

> **Point**
>
> ある組織・臓器Tで，時間tにおける等価線量率を$\dot{H}_T(t)$，摂取時をt_0，積算期間をτとすると，預託等価線量$H_T(\tau)$は
>
> $$H_T(\tau) = \int_{t_0}^{t_0+\tau} \dot{H}_T(t)\,dt$$
>
> と表される。同様に，預託実効線量$E(\tau)$は，時間tにおける実効線量率を$\dot{E}(t)$として，
>
> $$E(\tau) = \int_{t_0}^{t_0+\tau} \dot{E}(t)\,dt$$
>
> と表される。

06 天然放射性核種

片岡隆浩

はじめに

自然界には天然放射性核種が存在しており，われわれが地球上で生活するうえで自然放射線による被ばくは避けられない。環境にはどのような天然放射性核種が存在するのか，また，どのような特徴があるのかを理解することは，自然放射線による被ばくを理解するうえで重要である。1つの大きな特徴として，天然放射性核種には系列を作るものと作らないものが存在する。

> **例**
> 系列を作る核種：トリウム系列，ウラン系列，アクチニウム系列
> 系列を作らない核種：^{3}H，^{7}Be，^{10}Be，^{14}C，^{40}K，^{87}Rbなど
> このうち，^{3}H，^{7}Be，^{10}Be，^{14}Cは宇宙線や天然の放射性核種からの核反応によって生成される**天然誘導放射性核種**である。

系列を作る天然放射性核種

系列を作る天然放射性核種にはトリウム系列，ウラン系列，アクチニウム系列の3種類があり，それぞれの系列に含まれる核種の質量数は4n，4n+2，4n+3と表せる。それぞれ，α壊変やβ$^-$壊変を繰り返しながら最終的には安定同位体になる。これら壊変系列のなかでラドン（トリウム系列：$^{220}_{86}$Rn，ウラン系列：$^{222}_{86}$Rn，アクチニウム系列：$^{219}_{86}$Rn）は唯一気体である。

表1 壊変系列を作る核種のまとめ

	質量数	α壊変	β$^-$壊変	最初の元素	最終の元素
トリウム系列	4n	6回	4回	$^{232}_{90}$Th	$^{208}_{82}$Pb
ウラン系列	4n+2	8回	6回	$^{238}_{92}$U	$^{206}_{82}$Pb
アクチニウム系列	4n+3	7回	4回	$^{235}_{92}$U	$^{207}_{82}$Pb

> **Point**
> ● 原子番号92までは天然に存在するが，超ウラン元素はすべて人工的に作られた核種である。
> ● 放射性核種は原子番号81以上に多い。

図1 トリウム系列の壊変系列

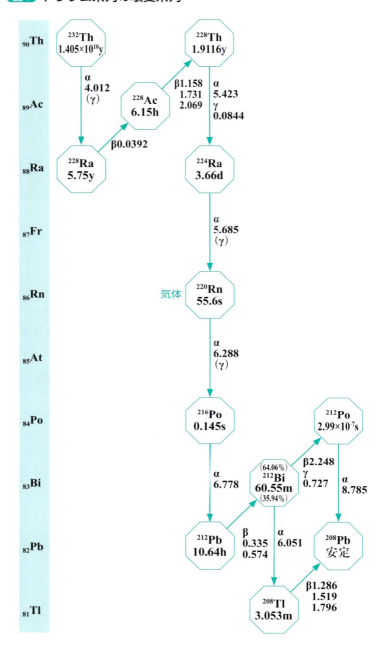

(日本アイソトープ協会 編：アイソトープ手帳 11版，日本アイソトープ協会，2011．より改変引用)

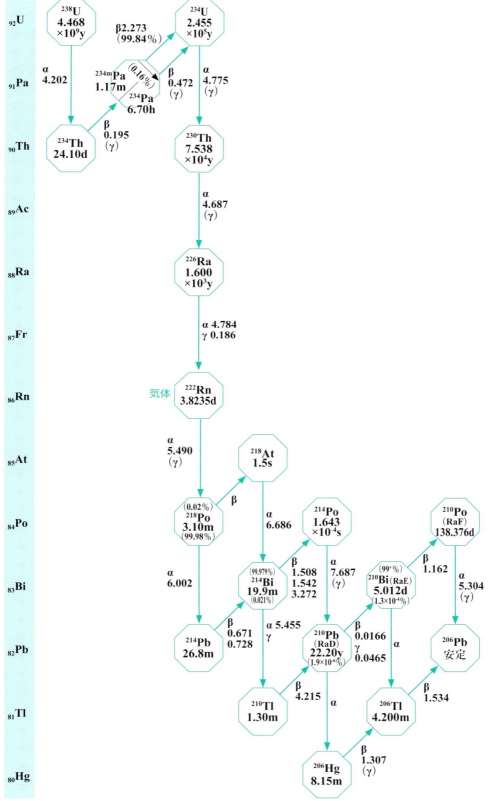

図2 ウラン系列の壊変系列

(日本アイソトープ協会 編：アイソトープ手帳11版，日本アイソトープ協会，2011．より改変引用)

図3 アクチニウム系列の壊変系列

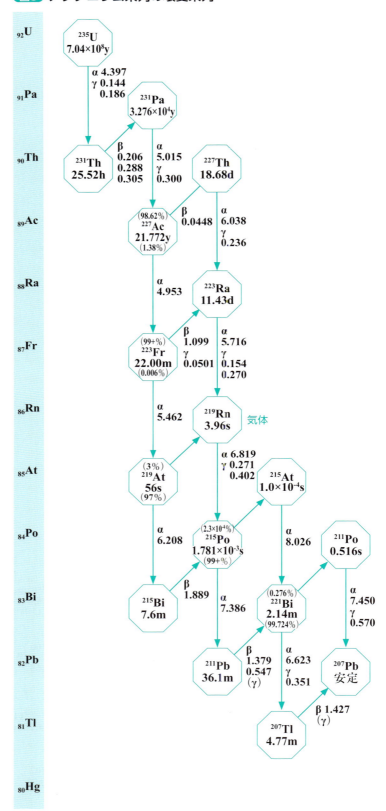

（日本アイソトープ協会 編：アイソトープ手帳 11版，日本アイソトープ協会，2011．より改変引用）

系列を作らない天然放射性核種

系列を作らない天然放射性核種のなかでも，代表的な核種について解説する。これら系列を作らない核種の半減期は，非常に長いものも存在する。天然放射性核種には，地球ができたときから存在する核種と宇宙線などから生成される核種がある。

▪ トリチウム（^{3}H）

- 半減期は12.32年である。
- β^-壊変する。
- 低エネルギーβ線（18.6keV）を放出する。
- ^{6}Li（n, α）^{3}H反応により生成される。
- ^{3}Hの測定には液体シンチレーションカウンタが適している。

図4 トリチウム壊変

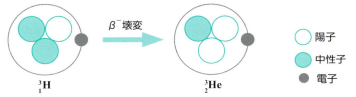

▪ 炭素14（^{14}C）

- 半減期は5730年である。
- β^-壊変する。
- 低エネルギーβ線（157keV）を放出する。
- 年代測定に用いられる。
- ^{14}Cは一次宇宙線や二次宇宙線による核反応によって生成される。

$$^{14}N + n \rightarrow {}^{14}C + p$$

- 安定同位体である^{12}Cまたは^{13}Cと，^{14}Cの割合が一定である場合，動植物が外界から炭素の取り込みを停止すると，上述の割合が変化する。これを用いて年代測定を行う。

▪ カリウム40（^{40}K）

- ^{40}Kはβ壊変（89%）して^{40}Caに，残りの11%はEC壊変してアルゴン^{40}Arになる。
- ^{40}Kは半減期が非常に長く，岩石などに含まれる^{40}Kと^{40}Arその存在量から年代測定が可能である（カリウム－アルゴン法）。
- 半減期は1.251×10^9年である。
- ^{40}Kの天然存在度は0.012%である。
- 体内に存在し，内部被ばくの原因となっている。

◎ 参考文献
- 日本アイソトープ協会 編：アイソトープ手帳 11版，日本アイソトープ協会，2011．
- 海老原 充：現代放射化学，化学同人，2005．
- 藤田保健衛生大学医療科学部放射線学科 編：診療放射線技師国家試験完全マスター 2009 年版，オーム社，2008．

07 人工放射性核種

片岡隆浩

はじめに

人工放射性核種とは原子炉，加速器などを用いた核反応により作られた放射性核種のことをいう。人工放射性核種は原子力発電や核実験による核分裂で生成された核種が主となる。特に，環境中に存在する人工放射性核種のほとんどが核実験に由来し，これらの核分裂生成物は約100種類ある。本項目では，人工放射性核種について解説する。

核分裂

人工放射線の生成に重要な役割を果たす核分裂については十分に理解しておく必要がある。核分裂とは，質量数の大きい原子核が2つ以上の破片に分裂することをいう。核分裂は自発核分裂と誘導核分裂に分類できる。誘導核分裂の模式図を図1に示す。例えば，^{235}Uが中性子を吸収すると2つの核分裂片に割れる。これと同時に中性子を放出し，連鎖して核分裂が起こる。熱中性子による^{235}Uの核分裂では，平均2.5個の中性子が放出される。

図1 誘導核分裂の例

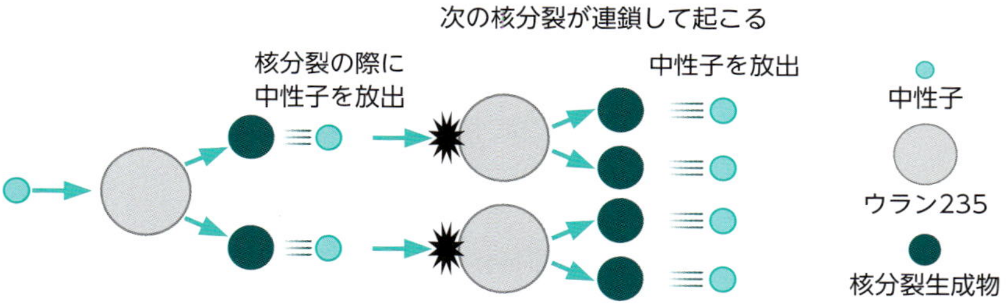

補足

●原子力発電所の燃料と核爆弾では^{235}Uの濃度がまったく違う！

原子力発電所の燃料では，^{235}Uの濃度が3〜5%程度だが，^{235}Uを使用した核爆弾では^{235}Uの濃度は100%に近い。1回の核分裂で2.5個の中性子が放出されるが，^{235}Uの濃度が高い核爆弾の場合，この放出された中性子が他の物質に吸収されないため，核反応を制御することができなくなる。そのため，一瞬にして大きなエネルギーを作り出すことができる。

核分裂によりどんな核種が生成されるのか

^{235}Uの場合，質量数が95または140付近の核種に分裂する割合が高く，質量数が118付近ではその割合が小さい。この割合のことを核分裂収率という（図2）。

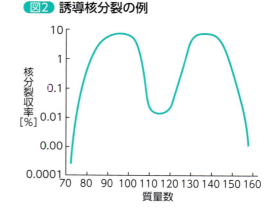

図2 誘導核分裂の例

☀ 系列を作る人工放射性核種

　4n+1で表せるネプツニウム系列は地球が創生されたときには存在していたとされるが，半減期が短いため現在は存在しない消滅天然放射性核種であり，人工放射性核種に分類されるため注意が必要である。

表1 壊変系列を作る核種

	質量数	α壊変	β⁻壊変	最初の元素	最終の元素
ネプツニウム系列	4n+1	8回	4回	$^{237}_{93}$Np	$^{205}_{81}$Tl

図3 ネプツニウム系列の壊変系列

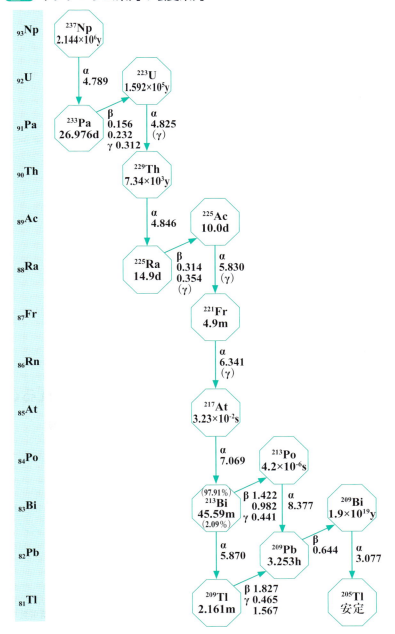

(日本アイソトープ協会 編：アイソトープ手帳 11版, 日本アイソトープ協会, 2011. より引用)

代表的な人工放射性核種とその特徴

■ リン32（^{32}P）
- 半減期は14.2日である。
- β^-壊変し，そのβ線のエネルギーは1.711MeVである。
- ^{32}S(n, p)^{32}P反応により産生される。

■ コバルト60（^{60}Co）
- 半減期は5.27年である。
- β^-壊変により^{60}Ni（安定元素）になる。
- ^{59}Co(n, γ)^{60}Co反応により原子炉でつくられる。
- γ線のエネルギーは1.173MeVと1.333MeVである。

■ ストロンチウム90（^{90}Sr）
- 半減期は28.7年である。
- β^-壊変により^{90}Yになる。

■ セシウム137（^{137}Cs）
- 半減期は30.1年である。
- β^-壊変により^{137m}Ba（95%）と^{137}Ba（5%）になる。
- 主なγ線のエネルギーは0.662MeVである。
- ウランの核分裂生成物として得られる。

■ ヨウ素131（^{131}I）
- 半減期は8.02日である。
- ^{131}Teのβ^-壊変により得られる。
- ^{131}Iは原子炉で生成される。

図4　^{131}Iの壊変図式

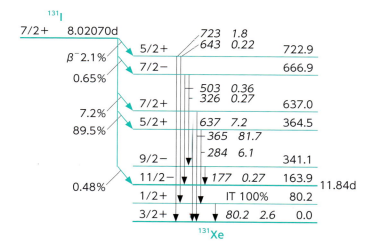

（日本アイソトープ協会 編：アイソトープ手帳11版，日本アイソトープ協会，2011．より引用）

◎参考文献
- 柴田徳思 編：放射線概論 第1種放射線試験受験用テキスト 第8版，通商産業研究社，2013．
- 藤田保健衛生大学医療科学部放射線学科 編：診療放射線技師国家試験完全マスター 2009年版，オーム社，2008．
- 日本アイソトープ協会 編：アイソトープ手帳11版，日本アイソトープ協会，2011．

08 自然放射線被ばく

片岡隆浩

はじめに

自然界からの被ばくは世界平均で2.4mSv/年といわれている。それらの被ばくには土壌，大気，食べ物，宇宙線からの放射線が寄与している。本項目では，それぞれの被ばくの特徴について解説する。

土壌からの被ばく

本章「6 天然放射性核種」(p.21)で解説したように，土壌には放射性物質が含まれている。これらの土壌からの被ばくは地域によって大きく異なる。日本では，土壌から受ける放射線の量は0.41mSv/年といわれているが，世界のなかには土壌からの被ばくの多い地域が存在する。特に土壌からの放射線の高い地域を図1に示す。これらの地域に居住している人もおり，低線量率放射線の長期照射による健康影響の研究報告例があるが，今のところ有害であったという報告はない。

図1 土壌から受ける放射線量の高い地域

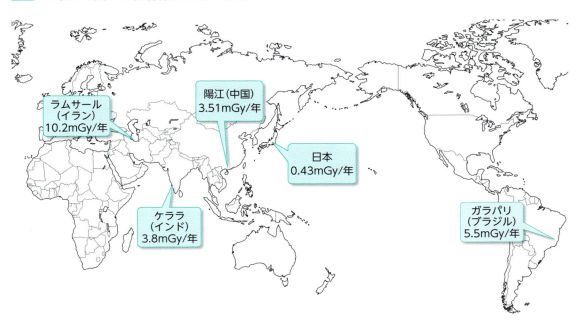

大気からの被ばく

大気にはラドン(放射性の気体)が含まれており、ラドンを吸入することで被ばくする。日本では、大気中のラドン濃度は約10〜20Bq/m³である。ラドンから受ける年間の被ばく(世界平均)は1.3mSv/年であり、自然放射線被ばくのなかで最も大きな割合を占める。ラドンは肺がん誘発因子ともいわれている。

> Point
>
> 【ラドンの特徴】
> - ウラン系列のラドン(^{222}Rn)とトリウム系列のラドン(^{220}Rn)が存在する。慣例として、^{222}Rnをラドン、^{220}Rnをトロンという。
> - ラドン、トロンはα線を放出する。
> - ラドンとトロンの半減期はそれぞれ3.8日、55.6秒である。
> - ラドンの親核種は^{226}Raであり、その半減期は1600年である。
> - ラドンは化学的に不活性な希ガスである。

食べ物からの被ばく

食べ物のなかにも放射性核種が含んでいるものがあり、それらを摂取することにより体内に放射性核種を取り込んでいる。食べ物を摂取することによる被ばくは0.33mSv/年と見積もられている。そのなかで、代表的な核種である^{40}Kが各食品にどの程度含まれているのかを図2に示す。

図2 食べ物に含まれるカリウム40の放射能

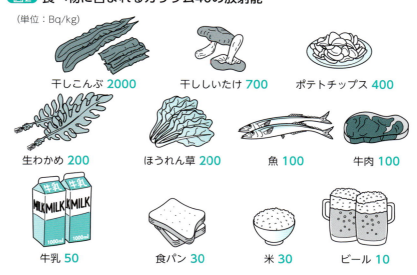

(単位：Bq/kg)

干しこんぶ 2000　干ししいたけ 700　ポテトチップス 400
生わかめ 200　ほうれん草 200　魚 100　牛肉 100
牛乳 50　食パン 30　米 30　ビール 10

(電気事業連合会：原子力・エネルギー図面集, 2015. より引用)

体内にも放射性核種が含まれている。体重が60kgの日本人をモデルケースとした場合，体内には図3のような核種が含まれていると考えられ，被ばくの原因となっている。

図3 体内に含まれる放射性核種（体重60kgの日本人の場合）

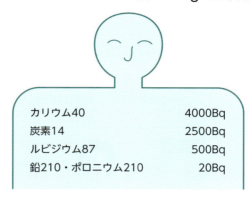

（電気事業連合会：原子力・エネルギー図面集，2015．より引用）

宇宙線からの被ばく

宇宙線からの被ばくは0.36mSv/年と見積もられている。宇宙線は一次宇宙線と二次宇宙線に分類される。一次宇宙線とは宇宙から地球に飛来するもの，二次宇宙線とは一次宇宙線が大気中の元素と核反応して生じるものをいう。

図4 一次宇宙線と二次宇宙線

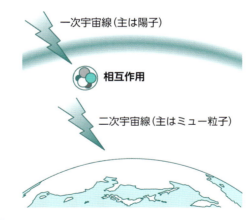

> **Point**
>
> 【一次宇宙線の特徴】
> - エネルギーは高い（10^{20}eVに及ぶものもある）。
> - 陽子が主である。
>
> 【二次宇宙線の特徴】
> - 一次宇宙線と大気中の元素との相互作用により生じる。
> - 地表での宇宙線由来の粒子の75%がミュー粒子である。

図5　自然放射線被ばくのまとめ

宇宙	大気
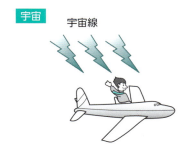 上空では宇宙線による被ばくが多い	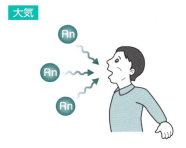 空気中のラドン(Rn)を吸入することによる被ばく
食べ物	土壌
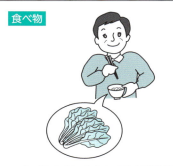 食べ物の中に含まれる放射性物質を摂取することによる被ばく	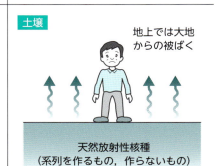 地上では大地からの被ばく 天然放射性核種（系列を作るもの，作らないもの）

◎参考文献
- 海老原　充：現代放射化学，化学同人，2005．
- 西臺武弘：放射線医学物理学 第3版増補，文光堂，2011．
- 電気事業連合会：原子力・エネルギー図面集，2015．

09 人工放射線被ばく

片岡隆浩

はじめに

　人工放射線被ばくには，環境中に放出された人工的に作られた放射性核種からの被ばくや医療被ばくなどがある。特に，日本の医療被ばくは他の国に比べて受ける線量が高いことが知られている。また，同一の検査でも医療機関が異なれば患者の被ばく線量が異なることが知られており，診療放射線技師は患者の医療被ばくの低減に重要な役割を果たすと考えられる。本項目では，人工放射線被ばくについて解説する。

医療被ばくの考え方

　国際放射線防護委員会（ICRP：international commission on radiological protection）は，医学における放射線の利用は正当化されるべきとしているが，その原則は以下の3つのレベルにおいて適用される。
・患者に害よりも便益を多く与えること。
・放射線医学的手法が診断あるいは治療を一般に向上させるか否か，あるいは被ばくした個人について必要な情報を提供するかどうかを判断すること。
・個々の患者への放射線医学的手法を適用すること。

医療被ばくの最適化と診断参考レベル

　医療被ばく研究情報ネットワークが設立され，医療被ばくの最適化を目的とした診断参考レベル（DRL：diagnostic reference level）が設定された。これは，患者の線量と医療目的のバランスを管理することを目的として用いられている。

表1 成人CTの診断参考レベル

（$CTDI_{vol}$：CT線量指標，DLP：線量長さ積）

	$CTDI_{vol}$ [mGy]	DLP [mGy·cm]
頭部単純ルーチン	85	1350
胸部1相	15	550
胸部〜骨盤1相	18	1300
上腹部〜骨盤1相	20	1000
肝臓ダイナミック	15	1800
冠動脈	90	1400

（医療放射線防護連絡協議会 ほか：最新の国内実態調査結果に基づく診断参考レベルの設定，2015．より引用）

表2 小児CTの診断参考レベル

	1歳未満		1〜5歳		6〜10歳	
	CTDI$_{vol}$	DLP	CTDI$_{vol}$	DLP	CTDI$_{vol}$	DLP
頭部	38	500	47	660	60	850
胸部	11(5.5)	210(105)	14(7)	300(150)	15(7.5)	410(205)
腹部	11(5.5)	220(110)	16(8)	400(200)	17(8.5)	530(265)

16cmファントムによる値を示し，括弧内は32cmファントムによる値を示す。
(医療放射線防護連絡協議会 ほか：最新の国内実態調査結果に基づく診断参考レベルの設定，2015．より引用)

表3 一般撮影の診断参考レベル

撮影部位	入射表面線量 [mGy]	撮影部位	入射表面線量 [mGy]
頭部正面	3.0	骨盤	3.0
頭部側面	2.0	大腿部	2.0
頸椎	0.9	足関節	0.2
胸椎正面	3.0	前腕部	0.2
胸椎側面	6.0	グースマン法	6.0
胸部正面	0.3	マルチウス法	7.0
腹部	3.0	乳児胸部	0.2
腰椎正面	4.0	幼児胸部	0.2
腰椎側面	11.0	乳児股関節	0.2

(医療放射線防護連絡協議会 ほか：最新の国内実態調査結果に基づく診断参考レベルの設定，2015．より引用)

表4 口内法X線撮影の診断参考レベル

撮影部位	PED [mGy]※		撮影部位	PED [mGy]※	
	成人	小児		成人	小児
上顎			下顎		
前歯部	1.3	0.9	前歯部	1.1	0.7
犬歯部	1.6	1.0	犬歯部	1.1	0.9
小臼歯部	1.7	1.1	小臼歯部	1.2	0.9
大臼歯部	2.3	1.3	大臼歯部	1.8	1.1

※PED (patient entrance dose：患者入射線量) は患者の背面散乱を含まないコーン先端自由空中空気カーマ

(医療放射線防護連絡協議会 ほか：最新の国内実態調査結果に基づく診断参考レベルの設定，2015．より引用)

表5 核医学検査の診断参考レベル

検査および放射性薬剤	DRL [MBq]	検査および放射性薬剤	DRL [MBq]
骨：^{99m}Tc-MDP	950	心筋脂肪酸代謝：^{123}I-BMIPP	130
骨：^{99m}Tc-HMDP	950	心交感神経機能：^{123}I-MIBG	130
骨髄：^{111}In-Cl	120	心プール：^{99m}Tc-HSA	1000
脳血流：^{99m}Tc-HM-PAO（安静あるいは負荷1回のみ）	800	心プール：^{99m}Tc-HSA-D	1000
脳血流：^{99m}Tc-HM-PAO（安静＋負荷）	1200	心筋梗塞：^{99m}Tc-PYP	800
脳血流：^{99m}Tc-ECD（安静あるいは負荷1回のみ）	800	唾液腺：^{99m}Tc-pertechnetate	370
脳血流：^{99m}Tc-ECD（安静＋負荷）	1100	メッケル憩室：^{99m}Tc-pertechnetate	500
脳血流：^{123}I-IMP（安静あるいは負荷1回のみ）	200	消化管出血：^{99m}Tc-HSA-D	1040
脳血流：^{123}I-IMP（安静＋負荷）	300	腎静態：^{99m}Tc-DMSA	210
脳疾患：イオマゼニル（^{123}I）	200	腎動態：^{99m}Tc-MAG3	400
ドパミントランスポータ：イオフルパン（^{123}I）	190	腎動態：^{99m}Tc-DTPA	400
脳槽・脊髄腔：^{111}In-DTPA	70	副腎皮質：^{131}I-アドステロール	44
甲状腺摂取率：^{123}I-NaI	10	副腎髄質：^{131}I-MIBG	45
甲状腺：^{99m}Tc-pertechnetate	300	副腎髄質：^{123}I-MIBG	130
副甲状腺：^{201}Tl-Cl	120	腫瘍：^{201}Tl-Cl	180
副甲状腺：^{99m}Tc-pertechnetate	300	腫瘍・炎症：^{67}Ga-citrate	200
副甲状腺：^{99m}Tc-MIBI	800	リンパ管：^{99m}Tc-HSA-D（保険適応外）	950
肺換気：^{81m}Kr-ガス	200	センチネルリンパ節：^{99m}Tc-Snコロイド	120
肺換気：^{133}Xe-ガス	480	センチネルリンパ節：^{99m}Tc-phytate	120
肺血流：^{99m}Tc-MAA	260	RIアンギオグラフィ：^{99m}Tc-HSA-D	1000
RIベノグラフィ：^{99m}Tc-MAA	500	腫瘍検査：院内製造された^{18}F-FDG	240
肝・脾：^{99m}Tc-phytate	200	腫瘍検査：デリバリーされた^{18}F-FDG	240
肝機能：^{99m}Tc-GSA	260	脳検査：院内製造された^{18}F-FDG	240
肝胆道：^{99m}Tc-PMT	260	脳検査：デリバリーされた^{18}F-FDG	240
肝・脾：^{99m}Tc-Snコロイド	180	^{15}O-CO$_2$ガス：2D	8000
心筋血流：^{201}Tl-Cl	180	^{15}O-O$_2$ガス：2D	6000
心筋血流：^{99m}Tc-tetrofosmin（安静あるいは負荷1回のみ）	900	^{15}O-COガス：2D	3000
心筋血流：^{99m}Tc-tetrofosmin（安静＋負荷）	1200	^{15}O-CO$_2$ガス：3D	2900
		^{15}O-O$_2$ガス：3D	7000
心筋血流：^{99m}Tc-MIBI（安静あるいは負荷1回のみ）	900	^{15}O-COガス：3D	7500
		心臓検査：院内製造された^{18}F-FDG	240
		心臓検査：デリバリーされた^{18}F-FDG	240
心筋血流：^{99m}Tc-MIBI（安静＋負荷）	1200	心臓検査：^{13}N-NH$_3$	720

（医療放射線防護連絡協議会 ほか：最新の国内実態調査結果に基づく診断参考レベルの設定，2015．より引用）

核実験による人工放射性核種のフォールアウト

　1960年代，大気圏での核実験により多くの人工放射性物質が環境中に放出された。この影響により，東京でも核分裂生成物である^{137}Csのフォールアウトが観測された。大気圏での核実験が中止されて以降，フォールアウトは減少していることがわかる。一方，日本人成人男子の体内の^{137}Cs量も1960年代以降減少しているが，チェルノブイリの原発事故後に一時的に^{137}Csの濃度が高くなっている。

図1 核実験に伴う^{137}Csのフォールアウトと体内の^{137}Csの放射能

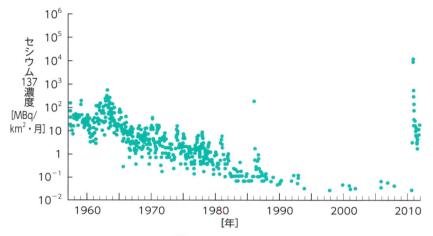

a　東京都における月間下降物中の^{137}Csの経年変化（気象研究所調べ）

〔環境省ホームページ掲載データ
(http://www.env.go.jp/chemi/rhm/kisoshiryo/attach/201510mat1-01-71.pdf)より引用〕

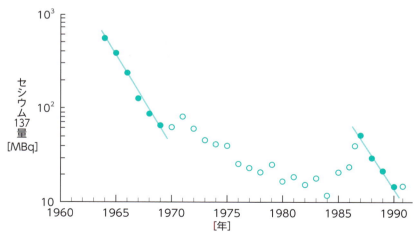

b　日本人成人男子の体内^{137}Cs量（Health Physics 71：320-325，1996.）

〔環境省ホームページ掲載データ
(http://www.env.go.jp/chemi/rhm/kisoshiryo/attach/201510mat1-01-71.pdf)より引用〕

✳︎ 福島第一原子力発電所の事故による放射線の影響

　2011年3月11日の福島第一原子力発電所の事故により，環境中に人工放射性核種が大量に放出された。これら放射性核種の影響を考える際に，物理学的半減期とその集積臓器を考慮することが必要である。例えば，事故に放出された ^{131}I は甲状腺に集積しやすいため，甲状腺がんのリスクを考慮しなければならない。しかし，^{131}I は物理学的半減期が短いため減衰が早く，事故直後の被ばくに注意しなければならない。一方で，^{137}Cs は物理学的半減期が比較的長く，長期にわたり健康影響に注意を払う必要がある。

◎参考文献
- 日本放射線技師会 編：放射線量適正化のための医療被曝ガイドライン，文光堂，2009.
- 国際放射線防護委員会2007年勧告，日本アイソトープ協会，2009.
- 環境省「放射線による健康影響等に関する統一的な基礎資料（平成27年度版）」(http://www.env.go.jp/chemi/rhm/kisoshiryo/attach/201510mat1-01-71.pdf)

まとめのチェック

□□	1	原子番号，質量数とは何か。	▶▶ 1 ある原子の原子核にある陽子の数を原子番号という。また，陽子の数（原子番号）と中性子の数の和を質量数という。
□□	2	元素，核種，同位体とは何か。	▶▶ 2 元素とは原子を陽子の数（原子番号）によって区別したもの。核種とは原子を陽子数と中性子数の両方によって区別したもの。同位体とは，異なる核種であるが，元素が同じものである（陽子数は中性子数が異なるものといってもよい）。
□□	3	α線，β^-線，β^+線はどのような粒子の流れか。	▶▶ 3 それぞれ，ヘリウムの原子核，電子，陽電子の流れである。
□□	4	放射能とは何か。また，その単位は何か。	▶▶ 4 放射能とは放射性同位元素がどれだけ放射線を放出するかを表す量である。単位はBq（ベクレル）で，1秒あたりの壊変数である。
□□	5	特性X線，制動X線はどのようにして放出されるか。	▶▶ 5 特性X線は軌道電子が励起状態から基底状態に遷移する際に放出され，制動X線は高速の電子が原子核との相互作用で減速し，運動エネルギーを失う際に放出される。
□□	6	電離，励起とは何か。	▶▶ 6 電離とは軌道電子にエネルギーを与えることにより，分子を陽イオンと陰イオン（または電子）に解離することである。励起とは軌道電子にエネルギーを与えることにより，エネルギー状態を上げて活性化状態，すなわち，元の状態とは異なる状態に遷移しうる状態にすることである。
□□	7	β^-線，α線は物質中をどのように進むか。	▶▶ 7 β^-線は原子との衝突によって進行方向が大きく曲げられるため，ジグザグに進む。α線は質量が大きいため，衝突によって進路が曲げられることはほとんどなく，物質中を直進する。
□□	8	消滅放射線とは何か。	▶▶ 8 β^+線は陽電子であり，電子と反応して消滅する。このとき，電子と陽電子の質量が光子のエネルギーとなって，180°方向に0.51MeVのエネルギーをもつ2つの光子が放出される。これを消滅放射線という。

☐☐	9	γ線，X線は物質中でどのように減弱するか。	▶▶ 9	光電効果，コンプトン効果（散乱），電子対生成（ただし，光子エネルギーが1.02MeV以上のとき）によって，距離に従って指数関数的に減弱する。
☐☐	10	照射線量，吸収線量とは何か。また，それぞれの単位は何か。	▶▶ 10	照射線量は光子，すなわち，X線とγ線についてのみ用いられ，単位質量の空気に生じる電荷の量として定義され，単位はクーロン毎キログラム（C/kg）である。吸収線量は放射線によって単位質量の物質に与えられるエネルギーと定義され，単位はGy（グレイ）である。
☐☐	11	等価線量，実効線量の求め方を説明せよ。	▶▶ 11	等価線量を求めるには，吸収線量に放射線の種類，エネルギーによって決められた放射線加重係数を乗じる。実効線量を求めるには，まず，さまざまな臓器・組織ごとの等価線量にその臓器・組織に対して決められた組織加重係数を乗じ，次にすべての臓器・組織について総和をとる。
☐☐	12	ウランの同位体（^{238}U，^{235}U，^{234}U）の存在比を答えよ。	▶▶ 12	^{238}U：99.2745％，^{235}U：0.7200％，^{234}U：0.0055％である。
☐☐	13	陽子数または中性子が2，8，20，28，50，82，126のとき，原子核は安定する。この数字のことを何というか。	▶▶ 13	魔法数という。トリウム系列，ウラン系列，アクチニウム系列のなかで安定元素であるPbは原子番号（陽子数）が82である。
☐☐	14	^{90}Sr，^{125}I，^{131}I，^{134}Cs，^{137}Csのうち，物理学的半減期が最も長い核種はどれか。	▶▶ 14	^{137}Csが最も長い（^{90}Sr：28.79年，^{125}I：59.4日，^{131}I：8.0207日，^{134}Cs：2.0648年，^{137}Cs：30.1671年）。
☐☐	15	東京，ニューヨークを飛行機で往復した場合の被ばく線量は何mSvか。	▶▶ 15	0.1mSvである。
☐☐	16	職業被ばくと公衆被ばくの線量限度を答えよ。	▶▶ 16	職業被ばく：100mSv/5年（ただし50mSv/年を超えない），公衆被ばく：1mSv/年である。

2章 人体を構成する細胞，分子

01 細胞の基本構造と細胞内小器官

堤 香織

✳ はじめに

生物は大きく原核生物と真核生物に分けることができるが，それらはともに「細胞」という単位から構成されている．原核生物と真核生物の大きな違いは，細胞に「核」があるかないかであるが，真核生物は原核生物と比べて約1000倍の体積をもつ細胞から構成されているほか，より複雑な生命維持システムをもっている．その特徴の1つが細胞質に存在する細胞内小器官（オルガネラ）であり，それぞれの小器官（ミトコンドリア，小胞体，ゴルジ装置，リソソーム，ペルオキシソームなど）が多種多様に働いている．ヒトは，直径約10〜30μmの細胞が約37兆個集まった真核生物である．

図1 原核生物と真核生物の細胞構造

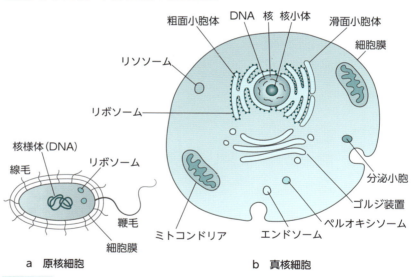

a 原核細胞　　b 真核細胞

Point

- **細胞膜**：細胞を取り囲み，細胞内外を隔てている生体膜．
- **核**：細胞内小器官の1つ．DNA（deoxyribonucleic acid：デオキシリボ核酸）が存在し遺伝子転写を行う．
- **ミトコンドリア**：細胞内小器官の1つ．電子伝達系を利用してATP（adenosine triphosphate：アデノシン三リン酸）の生成を行う．
- **小胞体**：細胞内小器官の1つ．主に脂質とタンパク質の生合成を行う．
- **ゴルジ装置**：細胞内小器官の1つ．タンパク質の糖鎖修飾と貯蔵を行う．
- **リソソーム**：細胞内小器官の1つ．細胞内高分子を単量体に分解して再生利用する．
- **ペルオキシソーム**：細胞内小器官の1つ．有害分子の解毒を行う．

✳ 細胞膜

細胞質の内外は**リン脂質二重層**[*1]（図2）という厚さ5〜10nmの特徴的な生体膜によって隔離されている。リン脂質二重層にはさまざまなタンパク質が浮かんでいて，細胞膜を自由に動き回ることができる。リン脂質には分子中に**頭部**とよばれる親水性部分と**尾部**とよばれる脂肪酸の疎水性部分があり，リン脂質二重層では，疎水面が内側に向き合った構造をとる。細胞膜は，細胞内外の分子が無秩序に細胞内に流出あるいは流入するのを防ぐだけでなく，水などの単純拡散や細胞膜状に浮いている**膜受容体**[*2]による情報伝達のサポート，チャネルタンパクによるアミノ酸，糖，イオンなどの膜内外への輸送などの働きがある。また，細胞膜は細胞接着分子によって隣り合う細胞どうしを結合するという重要な役割ももつ。

図2 膜受容体とリン脂質二重層

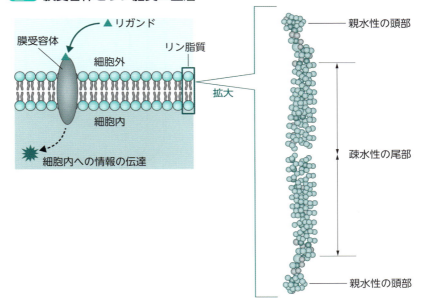

✳ 核

核は真核生物に特有の構造体で，大きさは直径約5μmである。DNAの複製と**遺伝子の転写**[*3]制御という生体にとって最も重要な働きをもつ。核は核を覆う核膜と核小体，クロマチンから構成され，核小体にはタンパク質とリボソームRNA（ribonucleic acid：リボ核酸）が存在する。クロマチンとはDNAとタンパク質の複合体のことで，DNAはその中で**ヒストンタンパク質**[*4]にきれいに巻き付いた構造をとり，これを**ヌクレオソーム**という。通常，核は1つの細胞に1つしか存在しないが，分裂の盛んな細胞では，分裂途中の細胞が多く存在し，核がまるで2つ存在するかのようにみられる。筋細胞は多数の**前駆細胞**[*5]が融合して形成されることから複数の核をもつ。また，がん細胞には複数の核をもつものが多くみられることが知られている。

用語アラカルト

*1 リン脂質二重層
親水性のリン酸（頭部）を外側に疎水性の脂肪酸（尾部）を内側として形成される脂質の二重層。

*2 膜受容体
細胞膜中に浮いているタンパク質で，膜外からのシグナル（リガンド）を受け取って細胞内に伝達する。

*3 遺伝子の転写
DNAから相補的なmRNA（messenger RNA：伝令RNA）が合成されること。

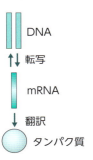

*4 ヒストンタンパク質
主に細胞核内に存在する塩基性のタンパク質。ヌクレオソームを構成する。

*5 前駆細胞
成熟細胞の前駆体。前駆細胞は分化して成熟細胞となる。

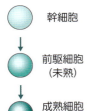

ミトコンドリア

ミトコンドリアは大きさ約1μmで外膜，内膜，膜間腔，マトリックスから構成される。内膜は内側に櫛のように陥入した**クリステ**とよばれる特徴的な形をもつ。主な機能は，**アデノシン三リン酸（ATP）**の生成である。ミトコンドリア内膜には**電子伝達系**[*6]とよばれる酵素複合体が存在し，マトリックス内のH^+を膜間腔に汲み出してプロトン濃度勾配が作られる。ATPはこのプロトン勾配を利用してアデノシン二リン酸（ADP：adenosine diphosphate）と無機リン酸（Pi）から生成される。これを**酸化的リン酸化**という。マトリックスに生成されたATPもまたプロトン濃度勾配によって細胞質に放出される（図3）。

> **用語アラカルト**
>
> *6　電子伝達系
> ミトコンドリア内膜のプロトン濃度勾配を利用して電子を伝達し，ATPを生成する一連の酵素連鎖。

図3　ミトコンドリアの構造とエネルギー生産機構

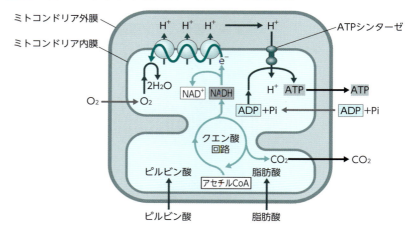

（中村桂子 監訳：THE CELL 細胞の分子生物学 第5版，ニュートンプレス，2010. より改変引用）

小胞体

小胞体は核膜近くに存在し，ルーメンとよばれる複雑な構造の中で主に脂質と膜タンパク質や分泌タンパク質の生合成を行っている。小胞体表面にタンパク質合成のためのリボソームが結合しているものを粗面小胞体といい，結合していないものを滑面小胞体という。つまり，粗面小胞体の主な機能がタンパク質合成で，滑面小胞体の主な機能が脂質の合成ということになる。滑面小胞体

図4　小胞体によるタンパク質輸送システム

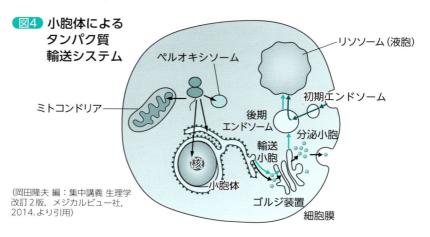

（岡田隆夫 編：集中講義 生理学 改訂2版，メジカルビュー社，2014.より引用）

にはカルシウムの貯蔵という役割もある．小胞体で合成されたタンパク質は，**エクソサイトーシス**[*7]によって小さな小胞体として切り離されて，ゴルジ装置に運ばれて次の修飾を受けることになる（図4）．

ゴルジ装置

ゴルジ装置（ゴルジ体）は，小胞体から送られてきた分泌タンパク質や細胞外タンパク質に糖鎖を付加するなどの修飾をし，それらを貯蔵する器官である．さらには，タンパク質を機能別に選定して細胞外に送り出す配送センターのような役割も果たしている．ゴルジ装置はシス，メディア，トランスの3部構造をとり，小胞体からのタンパク質の受け入れ窓口側をシス，配送センター側をトランスという．また，運搬には分泌小胞や**エンドソーム**[*8]（図5）といった小胞状の形態をとる．修飾に利用する糖自体もゴルジ装置で合成される．

図5 エンドソーム

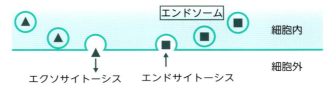

リソソーム

ゴルジ装置から分離した小器官であるリソソームの内部はpH5.0と酸性に保たれていて，多くの加水分解酵素を含んでいる．ここでは，タンパク質や多糖類，核酸，脂質のような高分子が単量体（モノマー）に分解される．細胞内で古くなったミトコンドリアなどの細胞内小器官もまたリソソームで分解されてリサイクルされることが知られている．これを**オートファジー（自食作用）**といい，この小胞のことをオートファゴソームとよぶ．

ペルオキシソーム

一重の膜に囲まれる小器官で，酸化酵素による過酸化水素の産生とカタラーゼによる過酸化水素の分解，長鎖脂肪酸分子の分解（β酸化）を主たる機能とする．つまり，ペルオキシソームでは有害分子の解毒を行うことができる．肝臓では，ペルオキシソームのカタラーゼ活性によってエタノールがアセトアルデヒドに分解される．

用語アラカルト

*7 エクソサイトーシス
分泌小胞が細胞膜に融合して，小胞の内容物を細胞外に放出する機構．

*8 エンドソーム
細胞膜が陥没することによって細胞外から細胞内に取り込まれた小胞状の輸送体．また，この現象をエンドサイトーシスという．

補足

●ミトコンドリアの由来―ヒトの遠い祖先には酸素は毒だった？
ミトコンドリアはmtDNAとよばれる自前の環状のDNAをもち，あたかも1つの生命体のようにもみえる．この理由として，ミトコンドリアの起源を好気性の真正細菌とする説が現在最も有力である（細胞内共生説）．地球に生命が誕生した40億年前，生命は亜硝酸や硫黄化合物などをエネルギーとしていた．それが，地上に太陽の光が到達するようになってから光合成を行う生命体が多く繁殖し始める．地球上は徐々に酸素で満たされるようになり，嫌気性の真核生物は生きながらえるために，好気性細菌を捕食して酸素下でも生活できるようになったのである．これがヒトの遠い遠い祖先にあたるといわれている．ちなみに，mtDNAには母方のmtDNAしか受け継がれない．

参考文献

・田宮信雄 ほか訳：ヴォート 生化学（上）第4版，東京化学同人，2012.
・田宮信雄 ほか訳：ヴォート 生化学（下）第4版，東京化学同人，2013.
・中村桂子 監訳：THE CELL 細胞の分子生物学 第5版，ニュートンプレス，2010.
・Bianconi E et al.：An estimation of the number of cells in the human body. Ann Hum Biol, 40(6)：463-471，2013.
・石川哲也 ほか：ペルオキシソームの機能とペルオキシソーム病，岡山医学会雑誌，116（3）：235-244，2005.
・林 純一：ブルーバックス ミトコンドリア・ミステリー，講談社，2002.
・岡田隆夫 編：集中講義 生理学 改訂2版，メジカルビュー社，2014.

02 生体を構成する分子

堤 香織

はじめに

ヒトの生体を構成する分子のなかで最も多いのは水であり，約70%を占める（図1）。水以外の残り約30%は，**タンパク質**，**脂質**，**糖質**，**核酸**などの有機化合物とわずかな無機リン酸，金属イオンなどで構成される。これらは生体のあらゆる器官，組織，細胞に存在し，機能に応じてさまざまな分子が配置され互いに連携をとりながら生命活動を行っている。ここでは個々の分子の基本的な構造と特徴について説明する。

図1 ヒトの体組成

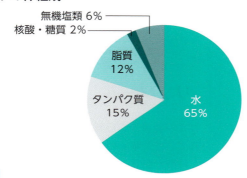

Point

- **タンパク質**：アミノ酸がペプチド結合で多数に連結したポリペプチド。
- **脂質**：生体内に存在する「有機溶媒に溶けて水に溶けない物質」の総称。
- **糖質**：単糖を基本単位として，単糖が数個から多数共有結合したものの総称。
- **核酸**：ヌクレオチドが直鎖状に結合した高分子。

用語アラカルト

*1 シグナル伝達
細胞内シグナル伝達ともいい，細胞膜上や細胞質中の因子が次々とシグナルを伝達しながら情報を受け渡していくこと。

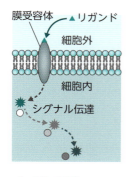

*2 アセチル化
有機化合物にアセチル基（-COCH₃）が付加すること。

タンパク質

生体の構成成分として水の次に多いのがタンパク質である。タンパク質はアミノ酸どうしがペプチド結合で結合した高分子化合物で，①代謝反応の触媒（酵素），②分子輸送，③細胞内**シグナル伝達***1，④細胞構造の維持，⑤免疫応答，⑥栄養素の貯蔵，⑦筋の収縮などその機能は広くに及ぶ。細胞が細胞として活動するための機能を司っているのが各種タンパク質であるといっても過言ではない。タンパク質の機能は構成単位であるアミノ酸の配列だけでなく，**アセチル化***2やリン酸化，糖鎖の付加（グリコシル化），脂質の付加といった化学修飾（翻訳後修飾）の種類によっても特徴づけられる。タンパク質の糖鎖修飾を行うのはゴルジ装置であり，タンパク質の立体構造はとても重要な役割を果たしているが，それについては本章「4 タンパク質の構造」（p.53）を参照のこと。

表1 タンパク質の翻訳後修飾

翻訳後修飾の種類	アセチル化	リン酸化	メチル化	ユビキチン化[*3]（図2）	糖鎖付加	脂質付加
代表的な例	ヒストンアセチル化による遺伝子発現促進	タンパク質の活性化や細胞内シグナル伝達	ヒストンメチル化による遺伝子発現抑制	タンパク質の分解シグナルの付与	膜糖タンパク質による他の細胞や分子の認識	細胞内タンパク質の局在制御

用語アラカルト

*3 ユビキチン化
76個のアミノ酸からなるユビキチンタンパク質が結合すること。ユビキチン化されたタンパク質は分解標的の目印となる。

図2 タンパク質のユビキチン化

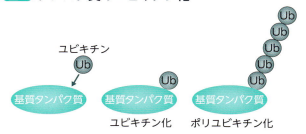

脂質

　脂質とは，生体から単離された有機溶媒に溶けて水に溶けない物質の総称であり生体内では，細胞膜だけでなく細胞内輸送体の単層生体膜や脂肪細胞中の脂肪滴として，あるいはタンパク質と結合するなどさまざまな形で生体内に存在している。単純脂質，複合脂質，誘導脂質の3つに分別することができ，リン脂質や糖脂質は複合脂質に含まれる。ほとんどの脂質は脂肪酸を構成成分とするが，生体に存在する脂肪酸の炭素の数は偶数のみである。

表2 脂質の分類と構造

分類	種類	構造
単純脂質	アシルグリセロール（中性脂肪） コレステロールエステル ロウ	グリセロール／脂肪酸
複合脂質	リン脂質 糖脂質 スルホ脂質	リン酸／グリセロール／脂肪酸（リン脂質）
誘導脂質	脂肪酸 ステロイド 高級アルコール[*4]	（コレステロール）

用語アラカルト

*4 高級アルコール
1分子中の炭素数が6個以上のアルコールのこと。

✱ 糖質

　生体を構成する水以外の分子のなかでタンパク質，脂質に次いで多いのが糖質である。糖質の基本単位は単糖で，**単糖が数個共有結合したものをオリゴ糖**，多数共有結合したものを**多糖**という。単糖には，主にグルコース（ブドウ糖），ガラクトース，フルクトース（果糖），二糖類には，マルトース，スクロース，ラクトース，多糖にはデンプン，グリコーゲンなどがある。糖質は糖鎖としてタンパクや脂質と結合して細胞表面でアンテナのように働き，免疫反応や生理活性分子の活性化に情報伝達分子としての役割を果たす。これを糖鎖シグナルという。また，がんの診断に用いられる腫瘍マーカーの多くも糖鎖である。ヒトは炭水化物などの糖質をエネルギー源として摂取しているが，マラソンなどの激しい運動によって貯蔵していたグリコーゲンや脂肪が解糖されてエネルギーが枯渇すると，その分解産物である乳酸やグリセロール，アミノ酸は肝臓内でグルコースに再生される。これを糖新生という。

✱ 核酸

　核酸はヌクレオチドが直鎖状に結合した高分子であり，遺伝情報をコードするRNAやDNAもそれぞれ，リボ核酸，デオキシリボ核酸という核酸である。これらについては本章「3 核酸（DNA，RNA）の構造」（p.49）でより詳しく説明する。

◎参考文献
- 田宮信雄 ほか訳：ヴォート 生化学（上）第4版，東京化学同人，2012.
- 田宮信雄 ほか訳：ヴォート 生化学（下）第4版，東京化学同人，2013.
- 中村桂子 監訳：THE CELL 細胞の分子生物学 第5版，ニュートンプレス，2010.

03 核酸（DNA，RNA）の構造

堤　香織

はじめに

核酸は，ヌクレオチドが直鎖状に結合した分子で，**五炭糖**[*1]と**リン酸**と**塩基**[*2]からなる。鎖の結合箇所は五炭糖にあり，3位と5位で3',5'-リン酸ジ**エステル結合**[*3]することによって連なっている。五炭糖の部分がデオキシリボースのものをDNA（図1），リボースのものをRNAという。

図1　デオキシリボ核酸（DNA）の構造

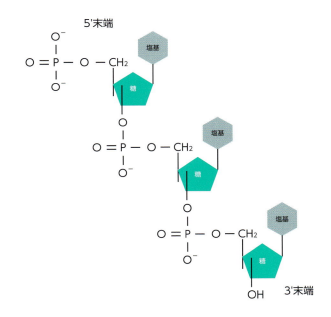

用語アラカルト

*1　五炭糖
炭素原子を5個含む単糖のこと。

*2　塩基
核酸の構成成分としての「塩基」は，酸性，塩基性という意味で用いる「塩基」と区別し，「核酸塩基」ともいう。

*3　エステル結合
酸とアルコールが脱水反応して生じるR-COO-R'で表される結合のこと。

> **Point**
> - 塩基：核酸の構成要素の1つ。DNAはアデニン（A），グアニン（G），シトシン（C），チミン（T），RNAはアデニン（A），グアニン（G），シトシン（C），ウラシル（U）の4種類の塩基をもつ。
> - 二重らせん構造：2本のDNAが互いに相補的なヌクレオチドで結合して形成するらせん状の構造のこと。
> - ヌクレオソーム：クロマチンの基本構造。二本鎖のDNAはヒストンタンパク質に巻き付いてコンパクトにまとまった構造をとる。
> - RNAの種類：mRNA，tRNA，rRNA，miRNAなどがある。

塩基

基本構成単位のうち塩基はとても重要な役割をもっている。しかし，その種類はDNA，RNAともわずか4種類ずつである（図2）。DNAの場合は，**アデニン（A），グアニン（G），シトシン（C），チミン（T）**，RNAではチミンではなく**ウラシル（U）**となる。つまり，DNAもRNAも，4種類の塩基の違いによる4種類の基本構造をもっており，これらがさまざまな組み合わせで結合することによって無数の種類のDNA分子，RNA分子をつくっている。プリン環[*4]をもつアデニン，グアニンをプリンヌクレオチド，ピリミジン環[*5]をもつチミン，シトシン，ウラシルをピリミジンヌクレオチドという。

> **用語アラカルト**
> [*4] プリン環
> [*5] ピリミジン環
> 核酸塩基の基本骨格となっている化学構造のこと。
> プリン環　ピリミジン環

図2 DNAとRNAを構成する塩基

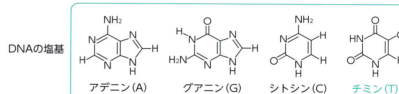

DNAの二重らせん構造

DNAは核内で2本の「相補的な」ヌクレオチドが結合した二本鎖構造をとる（図3）。「相補的な」とは，上述した塩基が決まった塩基どうしでのみ水素結合することから説明できる。**アデニンはチミンとのみ，グアニンはシトシンとのみ結合する**。しかも，アデニンとチミンは2つの水素結合で結合するのに対し，グアニンとシトシンは3つの水素結合で結合することから，A-T結合よりもG-C結合のほうが安定である。

図3 DNAの二重らせん構造

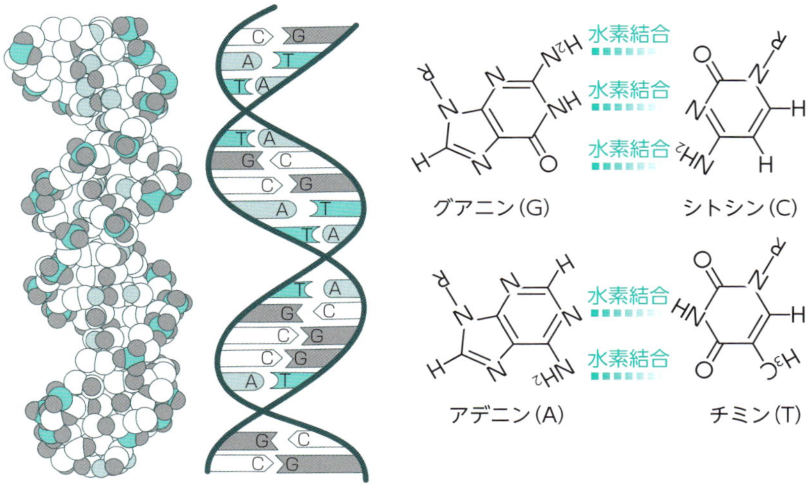

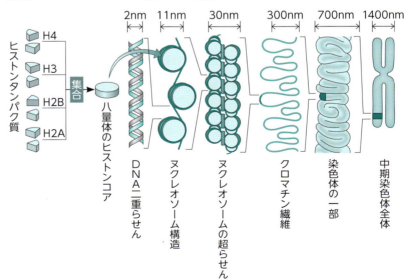

(左図は岡田隆夫 編:集中講義 生理学 改訂2版, メジカルビュー社, 2014. より引用)

　相補的に結合したDNAは直径は20Å, 1巻きが34Å, 10塩基対で一周するらせん状の構造をとる。このDNAの「二重らせん構造」は，1953年にWatsonとCrickによって提唱された。核酸のヌクレオチド配列を核酸の一次構造といい，これは遺伝情報そのものである。二重らせん構造のことを核酸の二次構造という。

ヌクレオソーム

　長さ約2mのヒトのDNAは細胞核内にコンパクトに収納されているが，それを可能としているのが**ヌクレオソーム**とよばれる構造である（図4）。ヌクレオソームの芯は，4種類の**ヒストンタンパク質**H2A，H2B，H3，H4から構成され（**八量体***6），この芯に二本鎖のDNAが1.75回巻き付いている。この構造体を

用語アラカルト

*6　八量体
8個の分子（サブユニット）がまとまって形成された1つの機能分子。サブユニット2分子であれば二量体，その分子が異なるものであればヘテロ二量体，同じであればホモ二量体という。

図4 ヌクレオソームの構造と染色体

最小単位とすることで，DNAは核内に収納されるのである．ヒストンタンパク質H2AのサブタイプH2AXは放射線によるDNA二本鎖切断によってリン酸化されることがわかっている．

RNAの種類と構造

RNAには主にmRNA，tRNA，rRNAの3つの種類があり，それぞれ，タンパク質の設計図，アミノ酸の運搬，タンパク質の合成といった役割をもっている．また，RNAはDNAと違って一本鎖で存在するが，いずれのRNAも特有の立体構造をとる（図5）．特にmRNAのヘアピンループ構造やステム構造は転写の終結や調節に重要な役割を果たしている．また，近年はタンパク質の遺伝情報を含まないノンコーディングRNA（ncRNA）にも役割があることがわかってきた．約20塩基のmiRNA（microRNA）とよばれる短いncRNAは，mRNAの翻訳[*7]を転写後レベルで制御しており，がんや心疾患，代謝性疾患などにも関係し，生体のホメオスタシスの維持と深く関連していることがわかった．

> **用語アラカルト**
>
> *7 翻訳
> mRNAを鋳型としてタンパク質が合成されること．

図5 RNAの二次構造

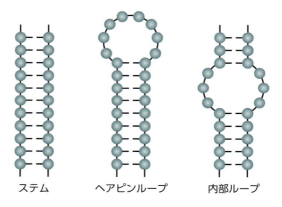

ステム　　ヘアピンループ　　内部ループ

◎参考文献

- 田宮信雄 ほか訳：ヴォート 生化学（上）第4版，東京化学同人，2012．
- 田宮信雄 ほか訳：ヴォート 生化学（下）第4版，東京化学同人，2013．
- 中村桂子 監訳：THE CELL 細胞の分子生物学 第5版，ニュートンプレス，2010．
- 西澤和久 訳：一目でわかる医科生化学，メディカル・サイエンス・インターナショナル，2007．
- 岡田隆夫 編：集中講義 生理学 改訂2版，メジカルビュー社，2014．
- 新飯田俊平：新たな核酸創薬への期待 ―マイクロRNA 研究の最近の動向―，Science & Technology Trends July・August，2011．

04 タンパク質の構造

堤　香織

はじめに

本章「2 生体を構成する分子」(p.46)でも述べたとおり，タンパク質は細胞の構成成分のうち水に次いで2番目に多く，各細胞の機能を司る重要な役割を果たしている．それにはタンパク質の構成単位であるアミノ酸の配列やその立体構造がキー要素となっている（図1）．タンパク質はこれらの相互の組み合わせによって，実に巧妙に特異的な働きをこなすことができる．

図1 タンパク質の高次構造

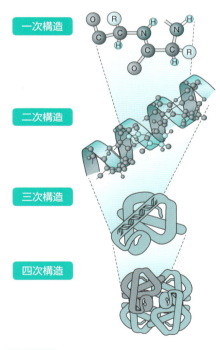

一次構造

二次構造

三次構造

四次構造

H₂N-Met-Leu-Ile-Ala…．
アミノ酸配列

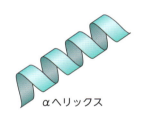

αヘリックス

全体の形

複合体

> **Point**
> - タンパク質の**一次構造**：アミノ酸配列のこと．
> - タンパク質の**二次構造**：一次構造の規則的な折れ曲がり構造．
> - タンパク質の**三次構造**：二次構造の組み合わせによって形成される高次構造．
> - タンパク質の**四次構造**：三次構造をもつタンパク質が複数会合した機能的な構造．多量体．
> - **αヘリックス**：ポリペプチド鎖によって形成されるらせん状の二次構造．
> - **βシート**：ポリペプチド鎖によって形成される板状の二次構造．
> - **Da**（ダルトン）：タンパク質の質量を表す単位．

用語アラカルト

＊1 アミノ基
＊2 カルボキシル基
-NH₂の形をもつ基をアミノ基，-COOHの形をもつ基をカルボキシル基という。いずれもアミノ酸には必ず含まれる。

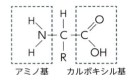

＊3 S-S結合
硫黄同士が-S-S-のように共有結合すること。-SH基をもつ2分子のアミノ酸はジスルフィド結合してR-S-S-Rのように結合する。

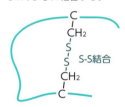

用語アラカルト

＊4 ファンデルワールス力
電荷をもたない分子間に働く引力または反発力のこと。

一次構造

タンパク質はアミノ酸とアミノ酸がペプチド結合によって結合したポリペプチドである（図2）。そのアミノ酸の並び方（アミノ酸配列）のことをタンパク質の一次構造という。多くのタンパク質は次に述べる二次構造や三次構造をとって存在しているが，低分子のタンパク質のなかには一次構造のみをとるヒモ状のタンパク質もある。タンパク質の両末端には必ずアミノ基＊1（N末端）とカルボキシル基＊2（C末端）がある。S-S結合＊3（ジスルフィド結合）も一次構造に含まれる。

図2 ペプチド結合

アミノ酸1 ＋ アミノ酸2 → ペプチド結合

二次構造

タンパク質の基本構造が折れ曲がる構造を二次構造という。つまり紐状の一次構造がらせん状のヘリックス構造〔αヘリックス（らせん）〕や板状のシート構造（βシート）のような立体構造（コンホメーション）をとることをいう（図3）。ヘリックス構造をとるかシート構造をとるかは連結するペプチド結合の結合角度や結合強度，近くに存在する分子の種類によって決まり，ポリペプチド鎖内，ポリペプチド鎖間の水素結合やファンデルワールス力＊4によって化学的・エネルギー的に安定な構造をとっている。二次構造を相互に維持している結合は共有結合よりも弱いため，pHや熱，界面活性剤などによって簡単に構造が崩れる。

図3 αヘリックス，βシートの構造

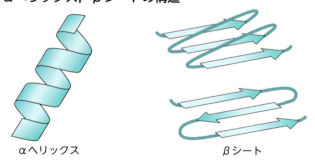

αヘリックス　　βシート

三次構造

二次構造のさまざまな配置によって形成された高次構造のことを三次構造という。この高次構造も，ファンデルワールス力や水素結合，疎水力，ジスルフィド結合によって維持されている。また，三次構造では，アミノ酸40〜350残基からなるドメイン＊5とよばれるまとまった構造単位をもち，それらはそれぞれ異なる機能をもつ。

用語アラカルト

＊5 ドメイン
タンパク質の立体構造の中にみられる構造的あるいは機能的な集合単位のこと。

図4 ヒト血清アルブミンの立体構造

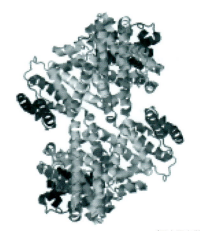

〔日本蛋白質構造データバンク(PDBj)より引用〕

四次構造

　酵素などのタンパク質は，三次構造をもついくつかのタンパク質が会合したユニットを形成することで機能をもつことが多い．このとき，個々のタンパク質のことを**サブユニット**という．いくつかのサブユニットから形成されるタンパク質のことを多量体タンパク質といい，各サブユニットはα，βなどのギリシャ文字で表されることが多い．同一のαサブユニットが2個会合したタンパク質のことをホモダイマー（ホモ二量体），αサブユニットとβサブユニットが1つずつ会合しているタンパク質は，ヘテロダイマー（ヘテロ二量体）などとよぶ（図5）．細胞核の中でDNAを巻き付けてコンパクトに収納しているヒストンタンパク質は八量体である．さらに，タンパク質相互も結合することによって機能が活性化することが多く，活性型，不活性型を決めるうえでも立体的な構造が重要である．

図5 ホモ二量体とヘテロ二量体

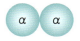 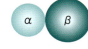

ホモ二量体　　ヘテロ二量体

Da（ダルトン）

　タンパク質の質量はDa（ダルトン）で表される．Daとは，^{12}C原子の質量の1/12を1として定義される相対的な質量単位である．

◎参考文献
- 田宮信雄 ほか訳：ヴォート 生化学（上）第4版，東京化学同人，2012．
- 田宮信雄 ほか訳：ヴォート 生化学（下）第4版，東京化学同人，2013．
- 中村桂子 監訳：THE CELL 細胞の分子生物学 第5版，ニュートンプレス，2010．

05 DNAからRNA, タンパク質へ（転写, 翻訳）

島田幹男, 松本義久

はじめに

DNAは生命の設計図であるがそれだけでは生命活動を行うことはできない。建物に例えてDNAを設計図とするなら、完成する建築物はタンパク質である。DNAの遺伝情報は一度RNAに転写され、そこからタンパク質に翻訳される。そして細胞内の必要な場所にタンパク質が供給され、はじめて生命活動が成り立つ。

このDNA-RNA-タンパク質の流れをセントラルドグマ（中心的原理）とよぶ（図1）。その名のとおり、この流れはまさに生命活動の中心といっても過言ではない。

このシステムはヒトのみならず原核生物[*1]である大腸菌や真核生物[*2]の酵母から哺乳類まですべての生物に備わっている。ただ、原核生物と真核生物では大まかなシステムは同じであるが、細部が少し異なっている。真核生物は細胞内に核が存在するために原核生物より複雑なつくりになっているのである。本項目ではDNAからRNA、RNAからタンパク質といった流れに分けて詳しく説明する（図2）。

用語アラカルト

*1 原核生物
大腸菌など、細胞内に核をもたない生物。すべて単細胞生物で微生物に分類される。真核生物と比較して構造がシンプルである。

*2 真核生物
細胞内に核をもつ生物。単細胞生物では酵母などが該当する。ヒトなどの多細胞生物はすべて真核生物である。

Point

- DNAからRNA：転写（DNAの情報を鋳型としてRNAとして写し取る）
- RNAからタンパク質：翻訳（RNAの情報を基にタンパク質を合成する）

図1 セントラルドグマの流れ

セントラルドグマ
DNA → RNA → タンパク質
　　転写　　翻訳

DNAは生命の設計図である。まず鋳型としてRNAに転写される。そこからRNAを仮の鋳型としてタンパク質に翻訳される。

図2 細胞内でのDNAからタンパク質が産生されるまでの流れ

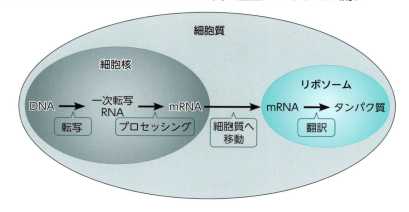

DNAからRNAへ

　DNAの情報をRNAに写すことを転写（transfer）という。DNAは遺伝子の設計図であるがそれぞれの遺伝子は基本的に1セットしかない。そのため，これを基に1つずつタンパク質をつくるのは効率がよくない。そこで，一度DNAを鋳型としてRNAを写し取る作業が行われる。この際，必要に応じた量のRNA分子が仮の鋳型として産生される。最終的に目的のタンパク質が大量に必要であればこの時点で大量のRNAが産生されるのである（図3）。

DNAとRNAの違い

　DNAはデオキシリボ核酸であるがRNAはリボ核酸であり，よく似てはいるが分子全体として異なっている。DNAがATGCの四塩基であるのに対してRNAはAUGCの四塩基で構成されており，転写されるときはそれぞれA-A，T-U，G-G，C-Cに対応している。また，DNAが二本鎖であるのに対してRNAは一本鎖である。

①RNAの合成

　真核生物では鋳型となるDNAが核内にあるため，RNAは核内で合成される。RNAの合成はRNAポリメラーゼ（合成酵素）によってDNAを鋳型として行われる。

　原核生物ではRNAポリメラーゼは1種類しかないが，真核生物では3種類のRNAポリメラーゼ（RNAポリメラーゼⅠ，Ⅱ，Ⅲ）がみつかっている。このうち，遺伝子の転写をするRNAポリメラーゼはRNAポリメラーゼⅡである。

図3　DNAがタンパク質になるまでの調節

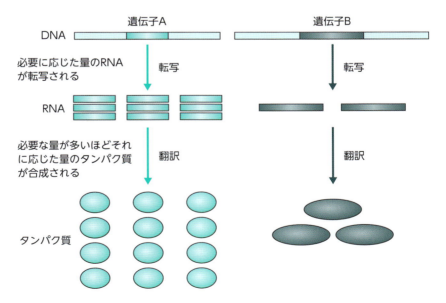

DNAからRNAが転写され，タンパク質に翻訳されるまでを示す。遺伝子によって産生される量は異なる。

用語アラカルト

*3 リボソームRNA
リボソームとは細胞内のタンパク質を合成する工場にあたる。リボソームRNAはリボソームを構成する因子の1つ。

*4 トランスファーRNA
リボソームのなかでmRNAとタンパク質の構成因子であるアミノ酸を橋渡しする存在。

*5 メッセンジャーRNA
遺伝情報があるDNAから転写されたRNA産物。タンパク質になるための情報が入っている。

*6 エキソン，イントロン
真核生物のDNAは非常に複雑で1つの遺伝子は細切れになりその間に意味をなさないDNA配列が挟み込まれている。細切れになった遺伝子の部位をエキソン，その間に挟まっている意味をなさないDNA配列をイントロンという。

②RNAの成熟

RNAはリボソームRNA*3(rRNA)やトランスファーRNA*4(tRNA)などそれ自体が最終的な産物である場合があるが，そういった例外を除けば，基本的には遺伝子としての機能を担うにはまずメッセンジャーRNA*5(mRNA)となってからタンパク質に翻訳される必要がある。

真核生物では，DNAからRNAに転写された直後は一次転写産物といい，機能的にはまだ不完全である。一次転写産物は以下に示すようなさまざまな修飾を受けなければならない。この過程をRNAのプロセッシングという（図4）。

③RNAキャップの付加とポリアデニン（ポリA）の付加

一次転写産物であるRNAは最初に5'末端側にメチル化グアニンを含む核酸が付加される。この反応はRNAの合成が開始した時点で直ちに行われる。次にRNAの転写が終了すると3'末端に数百以上のアデニンが付加される。「ポリ」は複数を意味し，この反応をポリアデニル化という。RNAキャップやポリAの付加は，RNAの安定性を高めると同時に，タンパク質合成のための目印になると考えられる。

④RNAのスプライジング

DNAに存在する遺伝子は，真核生物ではタンパク質に必要なエキソン*6部位と不要なイントロン*6部位が混在した状態で存在する。RNAがDNAから写し取られた直後，RNAはイントロンを含んだままである。このままでは不必要なイントロン部位も翻訳を受けてしまうため，エキソンだけを残し，イントロンを切り取る過程を経なければならない。これをスプライジングという。

ちなみに放射線などによってDNAに損傷が起こった場合，仮に突然変異が残ったままだとしても，それがイントロン部位であれば大きな影響はないと考えられている。

図4 細胞核におけるRNAの転写とプロセッシングの模式図

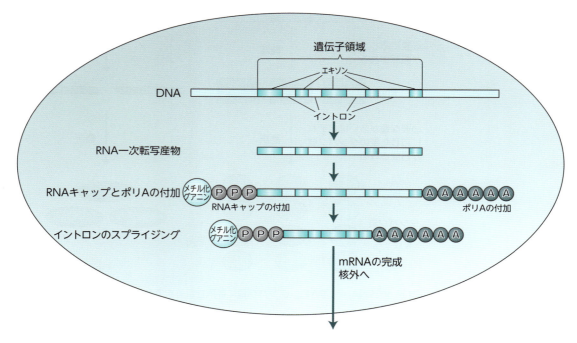

✵ RNAからタンパク質へ

遺伝情報であるDNA，RNAは一種の言語であるため遺伝暗号という。DNAおよびRNAが4種類の塩基から成り立っているのに対し，タンパク質は20種類のアミノ酸から成り立っている。DNAおよびRNAは3文字で1つのアミノ酸に置き換わる。それぞれ4種類の塩基（AUGC）があり，3文字なので4×4×4で最大64通りに変換でき，20種類のアミノ酸に十分に対応できる。3文字のRNAの言語をコドンといい，RNAとアミノ酸の対応表をコドン表という（表1）。

1つのアミノ酸に対して数種類のコドンがあてはまることがある。ちなみにタンパク質は20種類のアミノ酸の配列からできているが，小さいものは数十，大きいものでは数千とサイズはタンパク質によってさまざまである。

①タンパク質の合成

核内でプロセッシングを受けたmRNAは核外へと移動し，タンパク質合成の鋳型となるため細胞内小器官であるリボソームへ移る。リボソームは細胞質

表1 コドン表

アミノ酸	略号	シンボル	コドン
アスパラギン酸	Asp	D	GAC, GAU
グルタミン酸	Glu	E	GAA, GAG
アルギニン	Arg	R	AGA, AGG, CGA, CGC, CGG, CGU
リジン	Lys	K	AAA, AAG
ヒスチジン	His	H	CAC, CAU
アスパラギン	Asn	N	AAC, AAU
グルタミン	Gln	Q	CAA, CAG
セリン	Ser	S	AGC, AGU, UCA, UCC, UCG, UCU
スレオニン	Thr	T	ACA, ACC, ACG, ACU
チロシン	Tyr	Y	UAC, UAU
アラニン	Ala	A	GCA, GCC, GCG, GCU
グリシン	Gly	G	GGA, GGC, GGG, GGU
バリン	Val	V	GUA, GUC, GUG, GUU
ロイシン	Leu	L	UUA, UUG, CUA, CUC, CUG, CUU
イソロイシン	Ile	I	AUA, AUC, AUU
プロリン	Pro	P	CCA, CCC, CCG, CCU
フェニルアラニン	Phe	F	UUC, UUU
メチオニン	Met	M	AUG
トリプトファン	Trp	W	UGG
システイン	Cys	C	UGU, UGC
終止コドン			UAA, UAG, UGA

> **用語アラカルト**
>
> *7 粗面小胞体
> リボソームが局在する細胞内小器官。核の周囲を囲むように存在する。

の**粗面小胞体**[*7]に位置している（図5）。リボソームは巨大タンパク質複合体でタンパク質とrRNAから構成されている。mRNAはリボソームでタンパク質へと変換される。これを翻訳（translation）という。

②mRNAからタンパク質へ

転写されたmRNAは直接タンパク質の元となるアミノ酸へ翻訳される訳ではない。まず，tRNAがmRNAを認識しなければならない。リボソームにおいてmRNAはtRNAを介してアミノ酸に置き換わっていくのである。mRNAから翻訳が開始される場合，最初は必ずATGから始まり，これはアミノ酸ではメチオニンになる。よってタンパク質が合成された直後はメチオニンが結合しているが，これはその後除去される。また，UAA，UAG，UGA配列はtRNAによって認識されないために，この配列がくると翻訳は停止する。

図5 細胞内におけるリボソームの局在

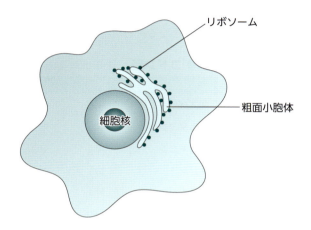

タンパク質合成の場であるリボソームは細胞核の外にある粗面小胞体に局在する。

06 遺伝子発現の調節機構，転写制御とタンパク質分解

島田幹男，松本義久

はじめに

　ここまででRNAの合成とプロセッシングを経てタンパク質の発現に至る過程を紹介してきた。本項目では，遺伝子発現の調節機構について紹介する。細胞のなかには大量に発現されるタンパク質もあれば少量しか発現しないタンパク質もある。例えば日常生活ではペンやノートはよく使うためたくさん必要であるが，時計などは1つあれば十分であり，壊れない限り捨てることはない。それと同様にタンパク質も消耗品のように大量に生産され，消費されるものもあれば1回産生されれば十分なものもある。そのため，細胞内では遺伝子発現の調節はさまざまな因子によって厳密に制御を受けている（図1）。

Point

【遺伝子制御における重要なステップ】

- 染色体DNAの構造：染色体DNAは細かく折りたたまれ細胞核内にセットされている。
- RNAポリメラーゼによる転写：RNAポリメラーゼがDNAに結合しRNAを合成することが遺伝子制御において重要である。
- プロモーターによる制御：RNAの合成はプロモーターとよばれるDNA配列によって制御されている。
- ターミネーターによる転写の終了：RNAの合成はターミネーターというDNA配列を合図に終了する。
- 転写因子よる制御：転写因子がプロモーター領域に結合することによりRNAの合成は制御されている。
- タンパク質の分解：不必要になったタンパク質は定期的に分解されている。
- タンパク質のユビキチン化：分解されるタンパク質はポリユビキチン化され，それを目印にプロテアソームによって分解される。

図1 タンパク質の調整

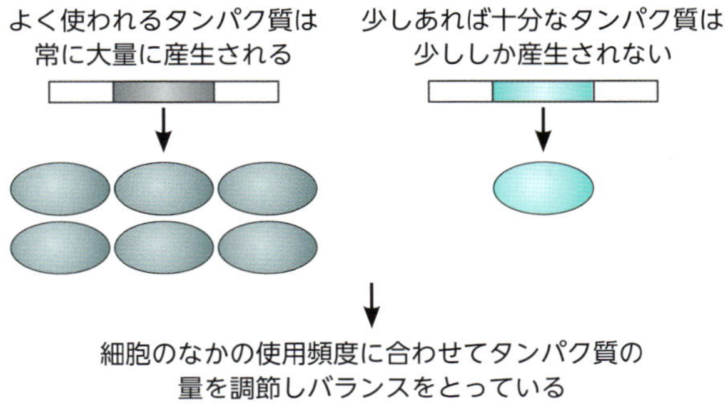

よく使われるタンパク質は常に大量に産生される

少しあれば十分なタンパク質は少ししか産生されない

細胞のなかの使用頻度に合わせてタンパク質の量を調節しバランスをとっている

遺伝子の発現調節により細胞内のタンパク質量は調節されている。必要に応じた量のタンパク質が産生されることにより細胞内のバランスがとられている。

細胞内における染色体DNAの構造

まず，細胞の核内においてDNAはどんな状態で存在するかを想像してみてほしい。試験管内では二本鎖を形成し，ひも状にゆらゆら浮かんでいる状態を思い浮かべる人が多いであろう。しかし，細胞の核内では驚くほど規則的かつ厳密に折りたたまれて収まっているのである。DNAはヒストンというタンパク質を2回半取り巻く形が最小単位であり，それらをヌクレオソームという。ヒストンを取り巻いているDNAの長さがおよそ150bp（塩基対）[*1]で次のヒストンまでが50bpであるため，1つのヌクレオソームは合計200bpになる。また，DNAがヒストンに巻き付いた状態でさらにコンパクトに折りたたまれた状態をクロマチンという。真核細胞では，これらのDNAとタンパク質が共存する状態で染色体として核内に収まっているのである（図2）。

> **用語アラカルト**
>
> *1　bp（塩基対）
> bpはbase pair（ベースペア）のことであり，baseは塩基，pairは対を指す。DNAは通常二本鎖であり，対になっている。

図2　DNAが染色体として凝縮されている様子の模式図

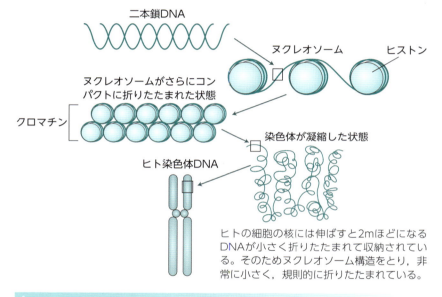

ヒトの細胞の核には伸ばすと2mほどになるDNAが小さく折りたたまれて収納されている。そのためヌクレオソーム構造をとり，非常に小さく，規則的に折りたたまれている。

ヘテロクロマチンとユークロマチン

先述したようにDNAとタンパク質の複合体がコンパクトに折りたたまれた状態をクロマチンというが，強く凝縮して折りたたまれた状態を特に**ヘテロクロマチン**といい，緩く折りたたまれた状態を**ユークロマチン**という。ユークロマチンはDNAが緩く露出しているために転写が起こりやすい状態にある。放射線は一般的に強く凝縮したヘテロクロマチンより緩いユークロマチンのほうに損傷を与えやすいと考えられている。

RNAポリメラーゼによる転写の制御機構

DNAは二本鎖構造であるため，これが一本鎖にほどけるところからRNAの合成が始まる。ほどけたDNAの遺伝子部位にRNAが相補的に合成されていく（図3）。1つの染色体DNAは1億塩基対を超えるものがあるが，RNAはそれに比べるとはるかに小さい。ほとんどが数千塩基以下のサイズである。

図3 原核生物（微生物）における遺伝子発現の調節

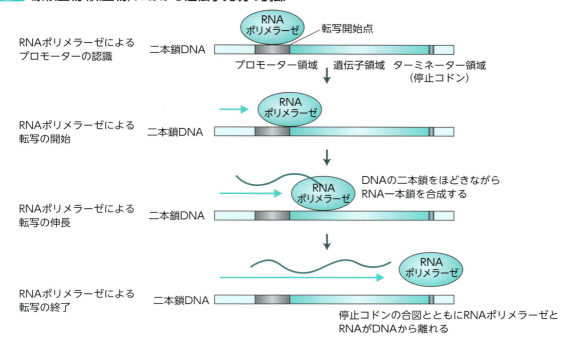

プロモーター配列が遺伝子領域のすぐ上流にある。RNAを合成するRNAポリメラーゼはDNA上のプロモーター領域を認識後，転写を開始する。遺伝子部位の転写を終了後，RNAポリメラーゼはターミネーター配列（停止コドン）の認識とともにDNAから離れる。

プロモーターによる制御

　先述したようにDNAは常にヒストンタンパク質に巻き付いた構造をとっているが，DNA自体にもタンパク質として発現する遺伝情報が含まれているほか，その遺伝子の発現を制御する情報も含まれているのである。そのうちの1つがプロモーター配列である。通常遺伝情報の上流に一定のプロモーター配列が存在し，RNAポリメラーゼがDNA上を滑るように走っていき，プロモーター配列に出くわすと強く結合するのである。プロモーター配列には転写開始の合図の配列が含まれているため，RNAポリメラーゼは合図を認識するとDNAの二本鎖をほどき転写を開始する。

　真核生物ではプロモーター配列は遺伝子から離れていることが多く，その領域はDNAのなかでもT（チミン），A（アデニン）のTATA配列があることからTATA box（タタボックス）とよばれている。

ターミネーターによる転写の終了

> **用語アラカルト**
> *2 ターミネーター配列
> 停止コドンともいう。

　遺伝情報の上流にプロモーター配列があるように，終了地点にはターミネーター配列[*2]があり，RNAポリメラーゼはそれを認識すると転写を終了し，DNAの鋳型と新しく合成したRNA鎖をはずす。

転写因子による制御

　真核生物の遺伝子の発現にはプロモーター配列のほか，転写因子が重要であ

る。転写因子はタンパク質でプロモーター配列と相互作用することにより遺伝子の発現のオンオフを決定する。転写因子にはさまざまな種類があり、一連の仕事をする遺伝子群の調節をする（図4）。例えば細胞周期でDNAを複製する必要が生じたとき、DNA複製の仕組みは複雑で1つや2つのタンパク質では行えない。10以上のタンパク質が同時に関与するので、1つの転写因子タンパク質がそれらすべての修復タンパク質の転写を開始せよと命令を出す。

図4 真核生物における遺伝子発現調節

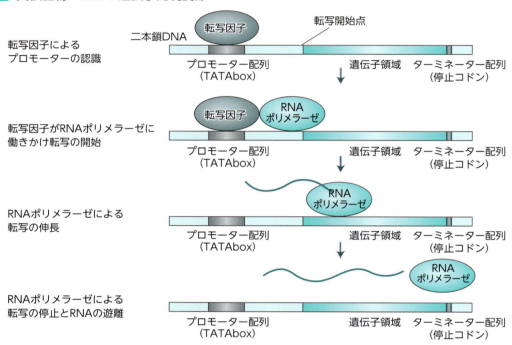

プロモーター配列が遺伝子領域から離れている。真核生物の転写は原核生物より複雑である。転写開始点から離れた領域にあるプロモーター配列（TATAbox）に転写因子が結合し、それを合図にRNAポリメラーゼが転写を開始する。転写の終了はターミネーター配列（停止コドン）をRNAポリメラーゼが認識してDNAから離れていく。

タンパク質の分解

DNAからRNAを経てタンパク質が合成されるまで、複雑に制御されることはこれまでに紹介してきたが、一度合成されたタンパク質はどうなるのであろうか。タンパク質の寿命はさまざまで、数カ月～数年も細胞内で働き続けるものもあれば、1回の細胞分裂ごとに分解されてなくなるものもある。タンパク質は量が多ければよいというものではなく、必要なときに必要な量だけ存在することが大切である。

そのタンパク質の分解であるが、その役目を担うのはタンパク質分解酵素（プロテアーゼ）[3]とタンパク質分解装置（プロテアソーム）[4]である。プロテアーゼが1つのタンパク質から成り立つのに対し、プロテアソームは巨大なタンパク質の複合体である。タンパク質の複合体がタンパク質自体を分解するというのはおかしいと思うかもしれないが、細胞内のほとんどの作業はタンパク質が行っている。

用語アラカルト

[3] タンパク質分解酵素（プロテアーゼ）
アミノ酸はペプチド結合によって結合しているが、それを加水分解により切断する酵素。

[4] タンパク質分解装置（プロテアソーム）
巨大なタンパク質複合体。蓋つきの円筒状の形状をしており、蓋つきのゴミ箱を想像させる。まさに不要になったタンパク質を分解する構造をしている。

✳ タンパク質のユビキチン化

　分解されるタンパク質は目印としてユビキチンというタンパク質が付加される。ユビキチン化はタンパク質の分解だけでなく，さまざまな分子シグナルの制御に関与するが，タンパク質分解の目印としてのユビキチン化は特にポリユビキチン化といい，数十個のユビキチンが付加される（図5）。

図5 プロテアソーム構造

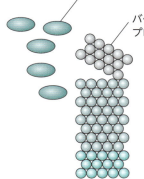

プロテアソームはバケツのような構造をしており，ユビキチン化されたタンパク質を回収し分解する。プロテアソームは主に細胞質でタンパク質の分解を行う。

07 細胞増殖，細胞分裂，細胞周期

島田幹男，松本義久

はじめに

ヒトを含めた多細胞生物では細胞が分裂することで個体としての体を形作り，大きくすることができる。受精した時点では1つの細胞でもそれが生体になるまでに数多くの分裂を繰り返す（図1）。例えば，ヒトでは成人時では約60兆個の細胞から成り立っているため，受精卵から何万回も分裂する必要がある。

また，身体の中の細胞は，幼児期はもちろんのこと臓器によっては成体となっても活発に分裂を繰り返している。放射線に対する感受性もよく増殖している細胞かそうでないかで変わってくる。これら細胞増殖の仕組みを理解するためにも，細胞分裂や細胞周期の仕組みを理解することが大切である。

Point
- 細胞周期：細胞が分裂して次に分裂するまでの周期のこと。
- 細胞増殖：細胞が分裂して増えていくこと。
- 細胞分裂：細胞が2つの細胞に分裂すること。

図1 細胞が増殖するサイクル

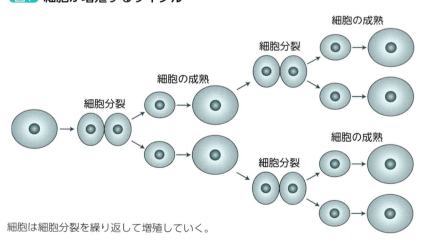

細胞は細胞分裂を繰り返して増殖していく。

細胞増殖とがん化

細胞はただ無秩序に増殖するのではなくそのサイクルは厳密に制御されている。単細胞生物では周りの栄養量や，空間的に増殖できるスペースがあるかによって増殖が調節されるが，多細胞生物では臓器によって，または時期によって増殖するかどうかの情報が遺伝的に組み込まれている。これらが破綻すると細胞が無秩序に増殖し続けるがん細胞へと変化してしまう。

例えば，目で見えるような皮膚の外側の細胞はほとんど細胞分裂を起こさないが，紫外線を浴びて皮膚細胞のDNAに損傷が入りこれが修復されないと，細胞増殖サイクルに異常が生じる。するとその部位だけが異常なスピードで増殖を始めてしまう。この現象を細胞のがん化という。このように細胞増殖の制御は多細胞生物にとっては非常に重要であるため，複雑な分子メカニズムによって制御されている。ここでは細胞が増殖するときの仕組みを解説する。

細胞周期

1つの細胞が2つに分裂する際の周期を細胞周期（cell cycle）という（表1）。細胞分裂（mitosis: M期）を起点として間期（gap phase: G_1期），DNA合成期（DNA synthesis: S期）そしてもう一度間期（gap phase: G_2期）を経て再び細胞分裂が行われる（図2）。

表1 細胞周期

細胞分裂	M期
DNA複製	S期
間期1	G_1期
間期2	G_2期

図2 細胞周期の模式図

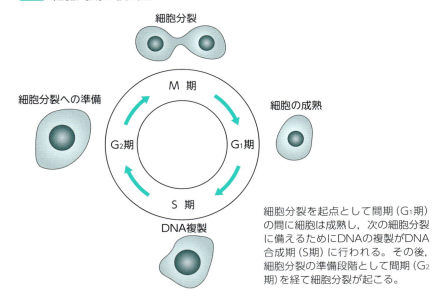

細胞分裂を起点として間期（G_1期）の間に細胞は成熟し，次の細胞分裂に備えるためにDNAの複製がDNA合成期（S期）に行われる。その後，細胞分裂の準備段階として間期（G_2期）を経て細胞分裂が起こる。

DNA複製

細胞が分裂する際は事前に1つの細胞の中に2つ分の細胞の中身（細胞内小器官）が準備されなければならない。そのなかで最も重要なのは遺伝情報が詰まっているDNAである。DNAの複製はG_1期が終了した後に始まり，DNAポリメラーゼ（合成酵素）によって行われる。

✳ 細胞分裂

　細胞分裂では細胞を2つの方向に同じ強さで引っ張らなければならない。核外の中心体から微小管が伸びて染色体と結合し，それぞれの娘細胞へ染色体を分配する(図3)。細胞分裂は表2のようにさらに細かく分類することができる。

図3 細胞分裂期の各段階の模式図

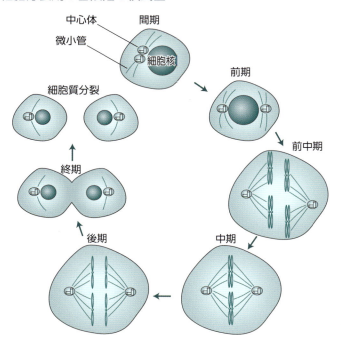

細胞分裂は細かく段階が分かれており，正確に染色体が分配されるよう制御されている。

表2 細胞分裂の過程

前期	中心体が分離し，両極に移動する
前中期	核膜の崩壊と染色体の凝縮と微小管への結合
中期	染色体が整列する
後期	染色体の分配
終期	染色体の凝縮と核膜の再構成
細胞質分裂	細胞質が分裂する

✳ 細胞周期の時間

　細胞周期は細胞の種類や生物種によってさまざまである。原核生物である大腸菌は20分に1回のペースで細胞分裂するが，ヒトの細胞は20〜24時間で1回のペースで分裂する。一方で，最終分化した細胞，例えばニューロンや心筋細胞は細胞分裂を行わず静止している。

G₀期

　細胞は常に分裂をしている訳ではない。子供から大人に成長する過程では細胞分裂が活発であるが，一度成人してしまえば分裂する細胞は限られてくる。実は多くの細胞はG_0期，すなわち休止期とよばれる状態にある。この時期の細胞はDNA合成や細胞分裂を行わない。ただし，分裂しないというだけで細胞自体は生きて活発に活動している。

細胞周期にかかわるタンパク質

　細胞周期を制御しているのは数多くのタンパク質である。それぞれの細胞周期で特異的なタンパク質が細かい調節を行っているが，特に重要なタンパク質はサイクリン-CDKの複合体である。CDKはリン酸化酵素で細胞周期にかかわるタンパク質をリン酸化することで制御している。

　サイクリンはA，B，C，D，EとありCDKは1，2，3，4，6とあるが，サイクリンとCDKが細胞周期に応じたペアとなり細胞周期を回すエンジンとなる（表3）。

表3　サイクリンCDK複合体と細胞周期における活性時期

サイクリンCDK複合体	活性時期
サイクリンA-CDK1/2	S/G_2期
サイクリンB-CDK1	M期
サイクリンC-CDK3	G_0/G_1期
サイクリンD-CDK4/6	G_1期
サイクリンE-CDK2	G_1/S期

08 細胞骨格と細胞運動

島田幹男，松本義久

はじめに

細胞は何千種類ものタンパク質で構成されており，かつ主成分は水である。そのため，そのままでは細胞の形を維持するのが難しい。そこで細胞は，細胞骨格という管状のタンパク質群によって内側から補強する構造をもっている。細胞骨格は骨格的な役割をするが，決して骨のように硬くなく，むしろ筋肉のように動的でしなやかであり，まさに骨と筋肉の両方の役割をもっているといえる。

細胞骨格は微小管，中間径フィラメント，アクチンフィラメントの3つに大別できる。それぞれがさらに細かく分類でき，機能面では単純に細胞を内側から支えているのではなく，細胞の生存に必須な役割を担っている（図1）。また，最近では微小管形成の中心となる中心体が放射線応答に関連することも明らかになってきており，放射線生物学を学ぶうえでも重要である。

用語アラカルト

＊1　中心体

細胞核に隣接する細胞内小器官の1つ。γ-チューブリンなどの中心体関連タンパク質から構成され，2つの中心小体を中心体周辺物質が覆う構造をとっている。DNA合成期に中心体も複製されて2つになり，細胞分裂の際に細胞を両極に引っ張る起点となる。がん細胞などでは過剰に複製された中心体がみつかることがあり，細胞のがん化との関係が示唆されている。放射線を照射すると過剰に複製することが知られており，放射線生物学とも関係が深い。

＊2　α-チューブリン，β-チューブリン

微小管を構成するタンパク質。α-チューブリンとβ-チューブリンは交互に並んで伸長し，α-チューブリンが先端のほうをマイナス端，β-チューブリンが先端のほうをプラス端という。マイナス端の方が中心体に結合し，プラス端は細胞内に伸びている。

Point

- 微小管：細胞の形作りや細胞分裂を行う。
- 中間径フィラメント：細胞の強度やしなやかさを保つ。
- アクチンフィラメント：細胞の形作りや細胞運動を行う。

図1　微小管，中間径フィラメント，アクチンフィラメントが細胞内に広がる様子

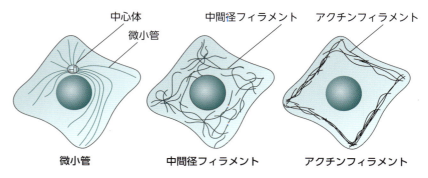

それぞれが細胞内に広がり，骨格として細胞を形作っている。

微小管（microtubule）

微小管は動物細胞では**中心体**[＊1]（centrosome）という細胞内小器官を起点に細胞質に張り巡らされるように伸びている。微小管は**α-チューブリン**[＊2]と**β-チューブリン**[＊2]タンパク質から構成されており，これらのタンパク質が中心体から交互に並んでいる。微小管はさまざまな役割をもち，間期の細胞では細

胞の形作りのために必要であり，細胞分裂の際には染色体をそれぞれの娘細胞へ引っ張る役割をもつ．また，上皮細胞などでは繊毛として機能する(表1)．

■細胞骨格としての微小管

通常は中心体を起点に細胞質に張り巡らされ，細胞の形作りに貢献している．

■細胞分裂期の微小管

細胞分裂する際に，2つに複製した中心体から微小管が伸長し，それぞれの娘細胞の側に染色体を引っ張る．

■繊毛としての微小管

繊毛は精子細胞では泳ぐ原動力になり，上皮細胞では周りの環境をキャッチするセンサーの役目を担う．非常に運動能力に富んだ細胞内器官である．

■中心体と放射線応答

中心体は，細胞分裂前は2つ存在し，細胞分裂の際に染色体をそれぞれの細胞へ引っ張る元となる(図2)．放射線を細胞に照射すると中心体が過剰に複製する現象がみられる．過剰な中心体は染色体を多方向に引っ張るため，細胞死や染色体異常の原因となる．

表1 微小管の細胞内での役割とそれぞれの細胞の種類

役割	細胞の状況	細胞の種類
細胞内の形作り	間期	すべての細胞
紡錘体形成	細胞分裂期	すべての細胞
繊毛	休止期	上皮細胞など

図2 中心体の構造

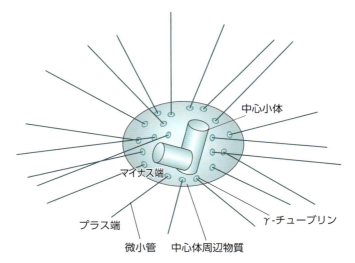

中心体は2つの中心小体とそれをとりまく中心体周辺物質からなる．中心体周辺物質にはγ-チューブリンタンパク質が存在し，それを起点にα-チューブリンとβ-チューブリンからなる微小管が伸長する．

中間径フィラメント (intermediate filament)

中間径フィラメントの名前は，最初に発見されたときに細いアクチンフィラメントと太いミオシンフィラメントの中間の太さだったことに由来する。中間径フィラメントの特徴は強くて丈夫なことである。細胞外からの圧力や引っ張る力に対して強く，細胞が崩れないようにする役割がある。

中間径フィラメントは細胞内だけでなく細胞どうしを結合する際にも重要である。細胞内に張り巡らされた中間径フィラメントはそのままデスモソームという細胞間結合を通じて細胞どうしを繋いでいる(図3)。

細胞質にある中間径フィラメントはケラチンフィラメント，ビメンチン，ニューロフィラメントなどに分けられる。また，細胞核の内側から核の骨格となるフィラメントとして核ラミンがある(表2)。

図3 中間径フィラメントの役割

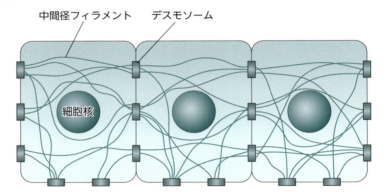

中間径フィラメントが細胞どうしを繋ぐ。外からの力を細胞に加えても中間径フィラメントが細胞どうしを結合しているため，バラバラにならずにすむ。

表2 中間径フィラメントの分類

種類	細胞内での局在	細胞の種類
ケラチンフィラメント	細胞質	上皮細胞
ビメンチン	細胞質	筋細胞，神経細胞など
ニューロフィラメント	細胞質	神経細胞
核ラミン	核	すべての細胞

アクチンフィラメント

ヒトやマウスなどの動物細胞を顕微鏡で観察すると静止しているように見えるが，1時間ごとに細胞を撮影すると頻繁に動いていることがわかる。アクチンフィラメントはそういった細胞運動に重要な役割をもつ細胞骨格である。アクチンフィラメントを構成しているアクチンタンパク質は細胞内で非常にたくさん存在し，細胞内タンパク質の5％を占めるといわれている。

アクチンフィラメントにはさまざまな種類のタンパク質が結合し，どんなタンパク質が結合するかでその機能が変化する。例えてみると，アクチンフィラメント自体は買ったばかりのパソコンのようなもので計算ソフトを入れると計

算ができるようになり，ワープロソフトを入れるとワープロの機能が付加されるようなものである。

■筋肉としてのアクチンフィラメント

アクチンフィラメントは細胞運動に必須であるためアクチンフィラメントがないと細胞は動くことができない。その際アクチンはミオシンという筋肉タンパク質とともに繊維の束を形成する。これをアクトミオシンといい，細胞の筋肉的な役割を担い収縮運動を行う。

例えば，細胞分裂において細胞どうしがちぎれる際，収縮運動によりくびれができ，細胞は2つに分かれる。これはアクチンとミオシン（アクトミオシン）が収縮環を形成することにより行われる（図4）。

■運動器官としてのアクチンフィラメント

アクチンフィラメントは細胞膜を押す力をもち，この作用により細胞運動を可能にする。

図4 収縮環の形成

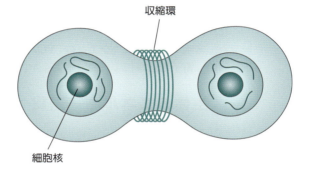

アクチンはミオシンとともに収縮環という繊維の束を形成し細胞分裂のくびれを作る。

エネルギー代謝

はじめに

　生命活動を営むためにはエネルギーが必要である。私たち人間は，必要なエネルギーを食物から得ている。しかし，食物そのものが直接エネルギーになるわけではない。食物に含まれる糖質，脂質などを酸素と反応させ，いわばその燃焼熱を利用している。例えばグルコースの場合，次の反応が起こる。

$$C_6H_{12}O_6 + 6O_2 \rightarrow 6CO_2 + 6H_2O$$

　糖質や脂質は空気中でも燃やすことができるが，そのとき発生した熱はすぐに拡散してなくなってしまう。生物の場合は，必要なときに必要な場所でエネルギーが使えるようにしなければならない。以下に述べるように，エネルギーは**ATP**（adenosine triphosphate：アデノシン三リン酸）の形で蓄えられる。また，細胞では**解糖系**，**クエン酸**〔**TCA**：tricarboxylic acid（トリカルボン酸）〕**回路**，**電子伝達系**によって効率よくATPを産生している。

生体のエネルギー通貨：ATP

　ATPはRNA（ribonucleic acid：リボ核酸）の構成成分の1つであるとともに，エネルギー代謝についても重要な役割を担う。生体中でエネルギーを生み出すということは，ほとんどの場合ATPを合成することであり，エネルギーを消費するとはATPを分解することである（図1）。

　「ATPを合成する」とは，ばらばらの原子や水，二酸化炭素などからATPをつくることではなく，アデノシン二リン酸（adenosine diphosphate：ADP）にリン酸基を1個付加することである。一方，「ATPを分解する」とは，原子や水，二酸化炭素などにまでばらばらにすることではなく，ATPのリン酸基を1個取りはずしADPとしたり，2個取りはずしてアデノシン一リン酸（adenosine monophosphate：AMP）とすることである。リン酸基を付加する反応は脱水縮合反応であり，取りはずす反応は加水分解反応である。

　ATPの3つのリン酸基の間の結合は，「高エネルギーリン酸結合」といわれる。結合エネルギーが大きく，分解したときに大きな自由エネルギーが放出されるからである。ATPから1個リン酸基を取りはずす際には30.5kJ/mol（7.3 kcal/mol），2個取りはずす際には45.6kJ/mol（10.9kcal/mol）の自由エネルギーが放出される。細胞はこの自由エネルギーを他の自発的には進行しない反応を促すために用いている。

　ATPは私たちにとってのお金のような働きをしている。私たちは働いてその報酬をお金の形で受け取る。そして，お金を払うことによって必要なときに，必要なものを手に入れる。このことからATPは「生体のエネルギー通貨」といわれる。アデノシンの部分は分解されたりすることなく，繰り返し使われていることを考えると，お金よりも交通系のICカードに似ているといえるかもしれない。その場合，ATPの合成はチャージに当たる。

図1 ATPの合成と分解によるエネルギーの貯蔵と利用

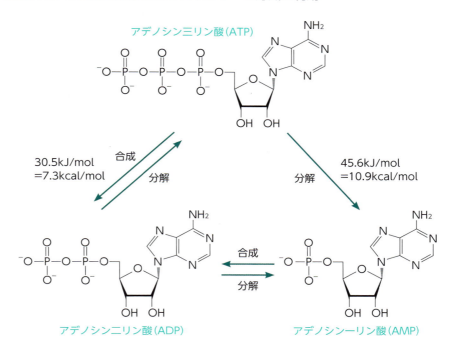

解糖系

　解糖系にはいくつかあり，私たちの体のなかで働くものは，特にEmbden-Meyerhof経路とよばれるものである。グルコースが部分的に分解されてピルビン酸になり，このピルビン酸が次のTCA回路に受け渡される。無酸素状態であれば，ピルビン酸から乳酸，エタノールにさらに代謝される。これを**発酵**という。

　解糖系は10段階の反応からなる（図2）。この過程で，最初に2分子のATPを消費し，後のほうで4分子のATPが産生されるので，差し引き2分子のATPが産生されることになる。また，NADH（nicotinamide adenine dinucleotide：ニコチンアミドアデニンジヌクレオチド）が2分子産生され，電子伝達系でATP産生にかかわる。これらを含めて考えると，解糖系の反応式は次のようになる。なお，ここでPiは無機リン酸（PO_4^{3-}）を表す。

$$C_6H_{12}O_6 + 2ADP + 2Pi + 2NAD^+ \rightarrow 2C_3H_4O_3 + 2ATP + 2NADH + 2H^+$$

図2 解糖系

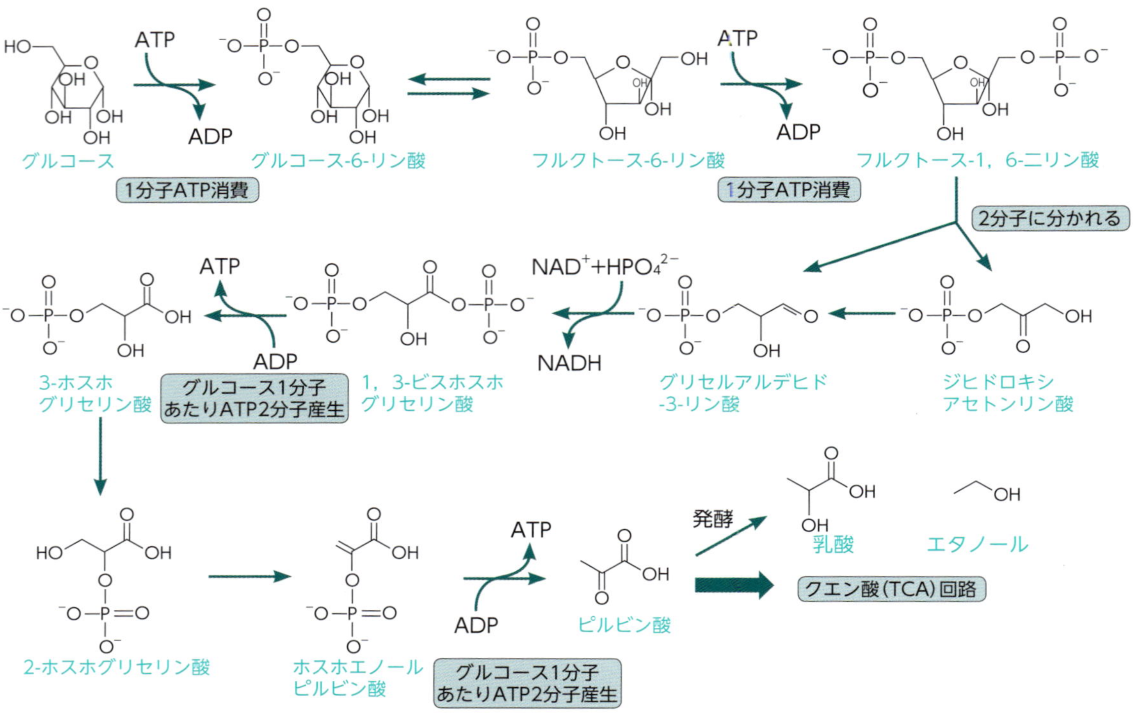

クエン酸(TCA)回路

　クエン酸回路は発見者の名前をとって，Crebs回路（クレブス）ともよばれる。TCAとはtricarboxylic acid，つまり，3価のカルボン酸である。回路の代わりにサイクルとよばれることもある。オキサロ酢酸にピルビン酸から2個の炭素原子が付加されてクエン酸となり，部分的に分解を受けて，再びオキサロ酢酸になる(図3)。クエン酸回路の反応はミトコンドリアのマトリックス(内膜の内側，基質ともいう)で行われる。また，オキサロ酢酸に付加する2個の炭素原子はグルコースなど糖質のみならず，脂質から供与される場合もある。

　全体的にみれば，ピルビン酸からまずCO_2が1分子取り除かれ，残ったアセチル基がオキサロ酢酸といったん結合し，クエン酸回路を1周回る間に分解されてCO_2が2分子放出される。ピルビン酸からアセチルCoAが生じる段階でNADHが1分子産生され，さらに1周回る間にNADHが3分子，GTPが1分子，$FADH_2$が1分子産生される。GTPは等量のATPになる。NADH，$FADH_2$は次の電子伝達系に引き渡される。クエン酸サイクルの反応式は次のようになる。

$$C_3H_4O_3 + NAD^+ + CoA\text{-}SH \rightarrow CoA\text{-}S\text{-}CO\text{-}CH_3 + CO_2 + NADH + H^+$$

$$CoA\text{-}S\text{-}CO\text{-}CH_3 + 3NAD^+ + FAD + GDP + Pi + 3H_2O$$
$$\rightarrow 2CO_2 + 3NADH + 3H^+ + FADH_2 + GTP + CoA\text{-}SH$$

FAD：flavin adenine dinucleotide，フラビンアデニンジヌクレオチド

図3 クエン酸(TCA)回路

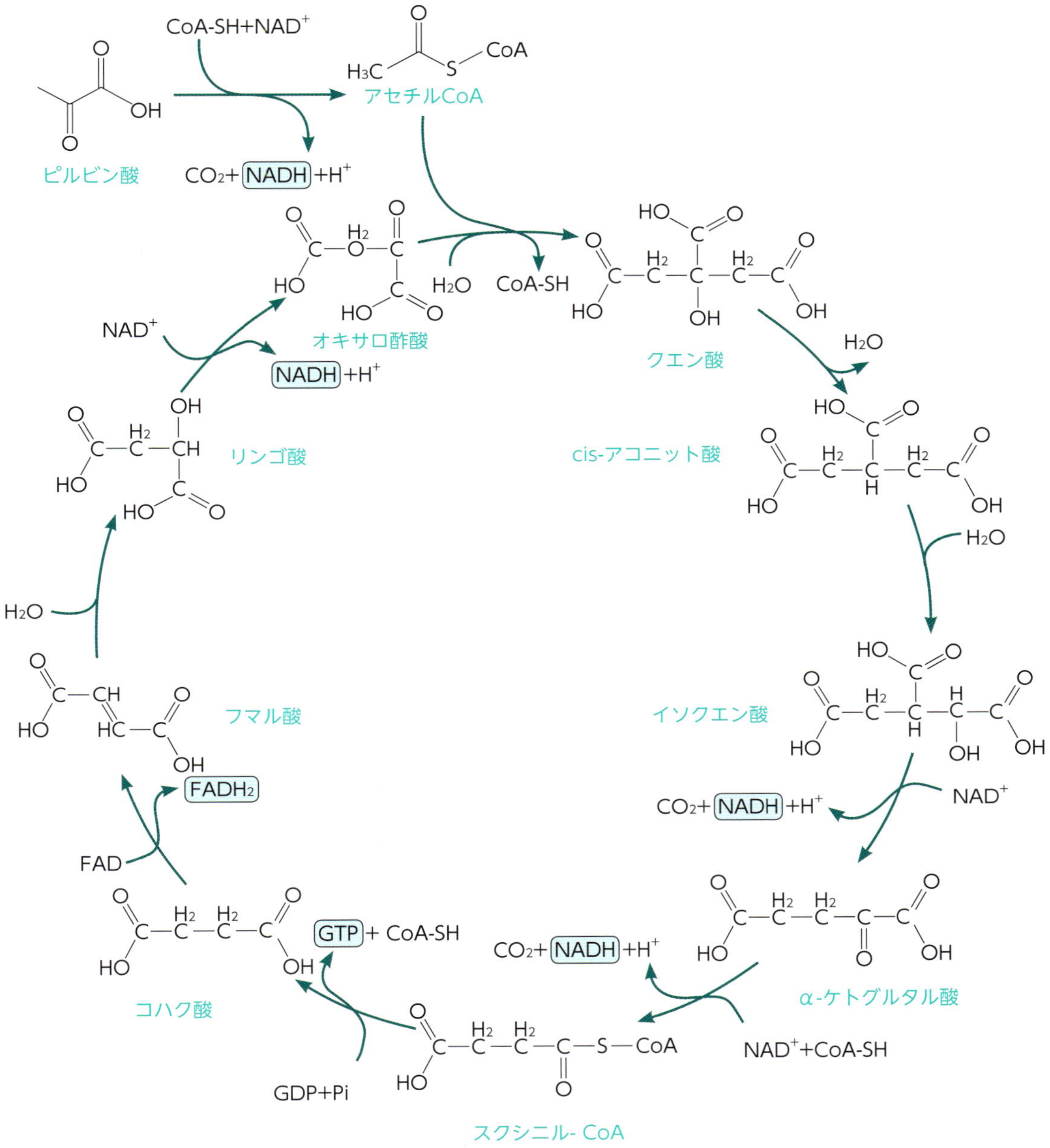

電子伝達系

　解糖系ではグルコース1分子あたりNADHが2分子生じる(図4)。ピルビン酸1個がクエン酸回路に入るときに1分子のNADHが生じ、さらに、クエン酸回路を1周回る間に3分子のNADHが生じる。グルコース1分子からピルビン酸は2分子生じるので、グルコース1分子あたり合計10分子のNADHが生じることになる。また、クエン酸回路1周あたりFADH$_2$が1分子、つまり最初のグルコース1分子あたり2分子生じることになる。NADH, FADH$_2$はそれぞれ補酵素

NAD$^+$，FADの還元型であり，間接的に酸素を還元して水を生成する。エネルギー代謝のなかで，ここに酸素がかかわる。

$$NADH + H^+ + \frac{1}{2}O_2 \rightarrow NAD^+ + H_2O$$

$$FADH_2 + \frac{1}{2}O_2 \rightarrow FAD + H_2O$$

グルコース1分子あたり6分子の酸素を消費し，6分子の水を生じることになる。

この反応の間にATPが合成される。一般的に，NADH1分子あたり3分子のATPが合成され，FADH$_2$1分子あたり2分子のATPが合成されると考えられている。従って，グルコース1分子あたり，全部で3×10＋2×2＝34分子のATPが電子伝達系において合成されると考えられる。解糖系では2分子，クエン酸サイクルでは2分子の計4分子であるから，電子伝達系によってATPの産生効率が大幅に上昇することになる。

NADH，FADH$_2$が酸化されてNAD$^+$，FADに戻る際，電子が2個ずつ生じる。この電子がより電子を受け取りやすい分子に順に渡され，最終的に酸素に渡され，酸素分子から水が生じる。このことからこの系は電子伝達系とよばれる。NADHの場合，複合体Ⅰ→ユビキノン→複合体Ⅲ→シトクロムc→複合体Ⅳ→酸素の順に渡される。一方，FADH$_2$の場合，複合体Ⅱからユビキノンに渡される。この過程は進みやすい反応であり，エネルギーが生み出される。このエネルギーを利用して，ミトコンドリアの内部から内膜と外膜の間の空間に水素イオン（プロトン）がくみ出される。複合体Ⅰ，Ⅲ，Ⅳにおいて2個の電子が渡されるのに伴い，それぞれ約4個の水素イオンがくみ出されるとされる。これによって，ミトコンドリア内膜の両側で水素イオンの濃度差が生じる。この水素イオンはミトコンドリア内膜に存在するATP合成酵素（F$_0$F$_1$ATPアーゼ）を通ってミトコンドリア内部に戻る。ATP合成酵素はその流れの力を利用して，ADPと無機リン酸からATPを合成する（図5）。

図4 補酵素NADとFAD

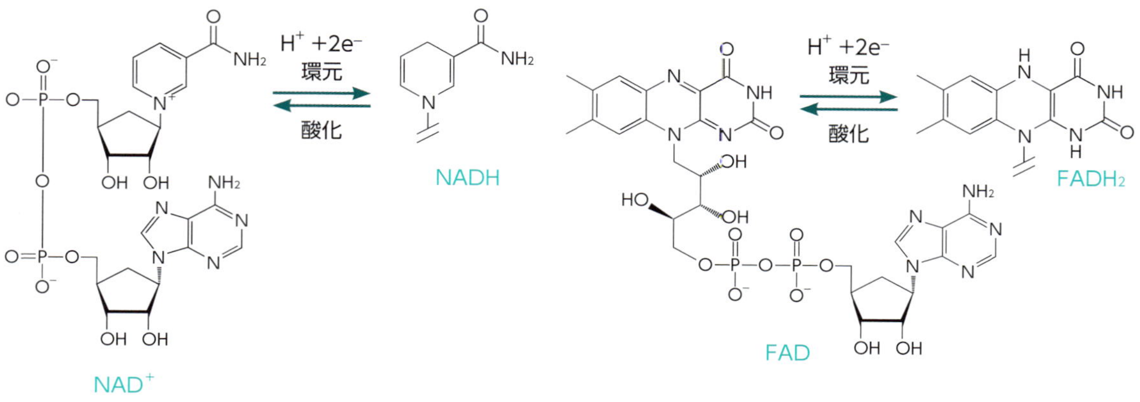

図5 電子伝達系

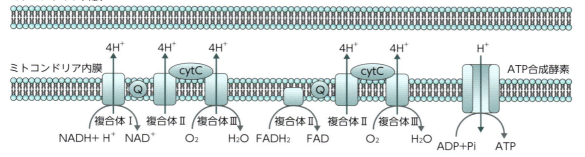

10 細胞外からのシグナル

松本義久, 島田幹男

はじめに

私たちの身体は多数, 多種類の細胞から成り立っていて, コミュニケーションを行いながら, 全体としての機能や恒常性を維持している。このような細胞間のコミュニケーションを担う物質にホルモンやサイトカインなどがある。

ホルモン

ホルモンは身体の中の内的, 外的状態に応じて, 特定の器官で合成, 分泌され, 特定の細胞に作用する物質である。ホルモンを分泌する器官を内分泌器という。ホルモンはペプチド・タンパク質ホルモン, アミンおよびアミン誘導体, ステロイドホルモンに分類できる。ペプチド・タンパク質ホルモンは遺伝子をもち, リボソームで合成される。以下に代表的なものを挙げる。

ペプチド・タンパク質ホルモン

- **インスリン, グルカゴン**：膵臓ランゲルハンス島 β 細胞, α 細胞でそれぞれ合成, 分泌される。インスリンは21個のアミノ酸からなるA鎖と30個のアミノ酸からなるB鎖が2つのジスルフィド結合で結び付いたもので, グルカゴンは29個のアミノ酸からなる。インスリンは糖消費促進, グリコーゲン合成促進により血中の糖濃度を抑制し, グルカゴンは逆にグリコーゲン分解促進により血中の糖濃度を増加させる。インスリンが欠乏すると糖尿病となる。
- **成長ホルモン**：脳下垂体前葉から分泌され, タンパク質の代謝, 血糖濃度上昇により成長を促進する。191個のアミノ酸からなる。
- **オキシトシン, バソプレッシン**：いずれも9個のアミノ酸からなり, うち2個だけが互いに異なる。オキシトシンは子宮筋の収縮, 乳汁の分泌を促進し, バソプレッシンは毛細血管の収縮を促す。

アミンおよびアミノ酸誘導体

- **甲状腺ホルモン**：トリヨードチロニン（T3）, チロキシン（T4）がある。いずれもタンパク質を構成するアミノ酸の1つであるチロシンがカップリングし, ヨウ素原子がそれぞれ3個, 4個結合したもので, 甲状腺でサイログロブリンというタンパク質から切り出されてつくられる。ヒトでは代謝を促進し, 両生類では変態, 鳥類では季節ごとの換羽を促す。これらを合成するため, ヨウ素は体内に取り込まれると甲状腺に蓄積する傾向がある。原子力災害などにおいて, ヨウ素131に注意を要するのはこのためである。
- **ノルアドレナリン, アドレナリン**：チロシンからL-ジヒドロキシフェニルアラニン（L-DOPA）, ドーパミンを経てつくられる（図1）。いずれも副腎髄質から分泌され, 交感神経の働きを促進し, 心臓拍動や血圧を上昇させる。

補足

インスリンは初めてアミノ酸配列が決定されたタンパク質であり, この功績によってイギリスのFrederick Sanger（フレデリック サンガー）がノーベル化学賞を受賞した（1958年）。なお, サンガーは1980年にDNAの塩基配列決定により2度目のノーベル化学賞を受賞している。

■ ステロイドホルモン（図2）
- 糖質コルチコイド，鉱質コルチコイド：副腎皮質において，コレステロールから合成され，分泌される。糖質コルチコイド（コルチゾール）はタンパク質の糖化を促進し，鉱質コルチコイド（アルドステロン）は腎臓においてナトリウムイオンの再吸収やカリウムイオンの排出を促進する。
- 雌性・雄性ホルモン：女性（雌）において卵巣から分泌される**エストロゲン**（エストロン，エストラジオール，エストリオール），プロゲステロン，男性（雄）において精巣から分泌されるテストステロン，アンドロゲン（アンドロステンジオンなど）がある。

図1 チロシンからつくられるホルモン

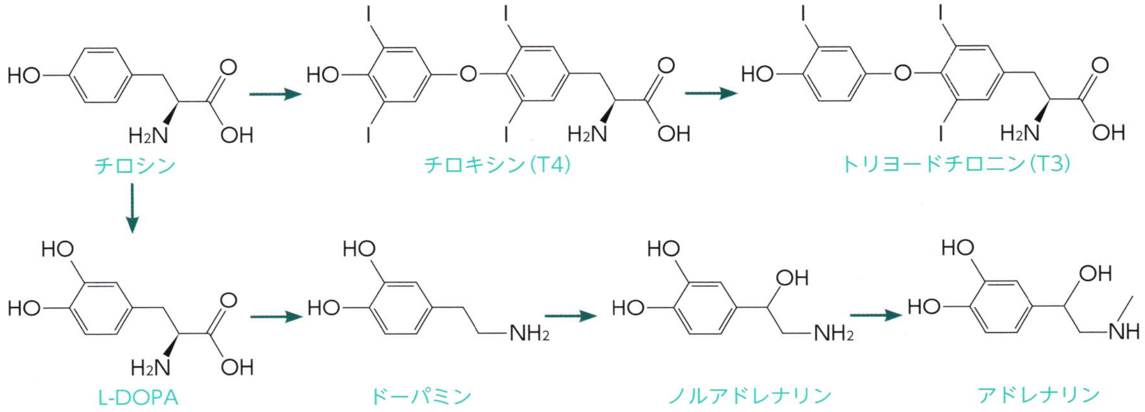

図2 ステロイドホルモンの構造

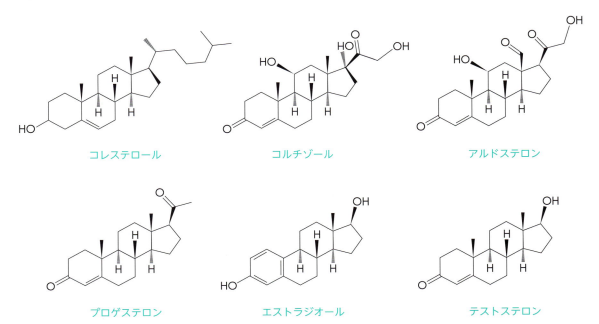

サイトカイン

　細胞の増殖，分化，細胞死などを促す物質を**サイトカイン**という。ホルモンとサイトカインの区別は必ずしも明確ではないが，ホルモンは多くが低分子であるのに対し，サイトカインは分子量8,000〜30,000程度のタンパク質である。また，ホルモンほど分泌する器官が明確に決まっていないことが多い。サイトカインの代表的なものとして次のようなものがある。

▪細胞の増殖，成長を促すサイトカイン

　細胞増殖を促すサイトカインに**上皮細胞増殖因子**（epidermal growth factor：**EGF**），**線維芽細胞増殖因子**（fibroblast growth factor：**FGF**），血小板由来増殖因子（platelet-derived growth factor：PDGF），肝細胞増殖因子（hepatocyte growth factor：HGF），**インスリン様増殖因子**（insulin-like growth factor：**IGF**）などがある。また，神経栄養因子（nerve growth factor：NGF）は細胞増殖ではなく，神経細胞の成熟，突起の成長などを促す。いずれも標的細胞の表面にあるチロシンキナーゼ活性をもつ受容体に結合し，キナーゼカスケードによって細胞内に情報を伝える。

▪細胞死を誘発するサイトカイン

　腫瘍壊死因子（tumor necrosis facftor：TNF），Fasリガンド（Fas-L）などがある。いずれも3量体を形成し，標的細胞の表面にあるデスドメインをもつ受容体に結合し，カスパーゼによって細胞内に情報を伝える。

▪免疫能を調節するサイトカイン

　インターロイキン，インターフェロン，ケモカインに分類されるが，一部重複する。インターロイキンは白血球から分泌され，免疫機能の調節を行うタンパク質で，IL-1をはじめとして約30種類が知られる。インターフェロンは病原体，腫瘍細胞などに反応して免疫を惹起するために細胞が分泌するタンパク質で，IFN-α1をはじめとして約20種類が知られる。ケモカインは白血球の遊走を引き起こすタンパク質で，ジスルフィド結合を形成するシステインの位置関係からCC，CXC，C，CX3Cに分類され，約50種類が知られている。インターロイキン，インターフェロンの受容体はチロシンキナーゼ活性をもつものやチロシンキナーゼと結合するものが多いが，ケモカインの受容体は7回膜貫通型のGタンパク質共役型である。

▪発生過程で細胞間の統制をとり，正しい形態形成を行うサイトカイン

　TGF-β/Wntファミリー，Hedgehog（ヘッジホッグ）ファミリーなどがある。TGF-β/Wntの場合，標的細胞表面の7回膜貫通型の受容体（Frizzled）に結合し，ヘッジホッグの場合は12回膜貫通型の受容体（Patched）に結合する。これらは，タンパク質の切断，翻訳後修飾などによって細胞内に情報を伝える。

細胞内情報伝達

松本義久, 島田幹男

はじめに

前項目で細胞はホルモンやサイトカインなど細胞外からくる分子によって制御されていることを学んだ。ここでは、受容体で受け取られた情報が細胞内でどのように伝達されるかを学ぶ。

ホルモンおよびサイトカインの受容

ホルモンおよびサイトカインのシグナルを標的細胞が受容する方法は大きく分けて2通りある（図1）。ホルモンやサイトカインの多くはタンパク質（さらに糖鎖修飾を受けているものもある）であったり、水溶性であったりして、細胞膜を通過できない。そこで、細胞膜表面にあるそれぞれのホルモン、サイトカインに特異的な受容体に結合する。受容体にホルモンやサイトカインが結合すると受容体分子の内部構造に変化が起こり、細胞膜の内側に情報が伝えられる。引き続き、いくつかの分子がリレー方式で核に情報を伝え、最終的に転写因子が活性化して、細胞の生理機能や状態の変化を生じる遺伝子の転写を促進する。

一方、ホルモンのなかで、ステロイドホルモンなど低分子で脂溶性のものは細胞膜を通過することができ、細胞質でそれぞれのホルモンに特異的な水溶性の受容体分子（**ステロイドホルモン受容体**）と結合する。ステロイドホルモン受容体はホルモンが結合すると、構造変化を起こし、核へ移行する。そして直接、特定のDNA配列に結合し、近傍の遺伝子の転写を促進する。つまり、ステロ

図1 ホルモン・サイトカインのシグナルが受容される仕組み

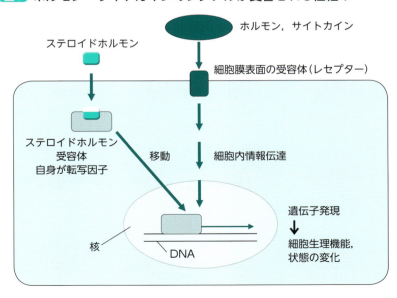

イドホルモン受容体は，それ自身が転写因子であり，ホルモンの結合によって機能のオン，オフが切り換えられる。

標的細胞がホルモンやサイトカインに応答するためには，受容体が必要である。それぞれのホルモンやサイトカインに特異的な受容体を発現している細胞が，標的細胞となるということでもある。

Gタンパク質共役型受容体からのシグナル伝達

Gタンパク質共役型受容体（G protein-coupled receptor：GPCR）は**7回膜貫通型受容体**ともいう。ヒトでは約800種類あり，におい，光の受容体や神経伝達物質の受容体などがある。ホルモンのなかではアドレナリンの受容体がこのタイプである。

細胞内領域では**三量体Gタンパク質**と結合している。Gタンパク質とはグアニンヌクレオチド結合タンパク質のことであり，三量体とはα，β，γの3つのサブユニットから構成されるということである。通常，αサブユニットにGDPが結合した状態で，受容体，$\beta\gamma$二量体と結合している。受容体の細胞外部分にリガンド（ホルモン，サイトカイン，神経伝達物質など）が結合すると，αサブユニットのGDPがはずれて，GTPが結合する。これが活性化状態で，活性化したαサブユニットは，受容体および$\beta\gamma$サブユニットから離れ，次の分子に情報を伝える。その後，αサブユニットは自身のもつGTPアーゼ（加水分解酵素）によってGTPを加水分解し，GDPとして，元の状態に戻る。

αサブユニットは20種類以上あり，その種類ごとに異なる分子に情報を伝える。その代表的なものとして**アデニル酸シクラーゼ**と**ホスホリパーゼC**がある。

αサブユニットのなかには，アデニル酸シクラーゼ活性を上昇させるGαs（またはGs）と，逆にこれを抑制するGαi（またはGi）がある。アデニル酸シクラーゼはATPのリン酸基をくるりと巻いて3'-水酸基との間でエステル結合を形成させ，**サイクリックAMP**（**cAMP**）を生成する。cAMPは**プロテインキナーゼA**（**PKA**：protein kinase A）を活性化する。PKAは糖，脂質などの代謝にかかわるタンパク質をリン酸化し，その機能を調節する。

ホスホリパーゼCはαサブユニットのうちGqによって活性化され，ホスファチジルイノシトール-4,5-二リン酸（PIP2）を加水分解し，**ジアシルグリセロール**（**DAG**：diacylglycerol）と**イノシトール-1,4,5-三リン酸**（IP3）を生成する。IP3は小胞体にある受容体に結合し，小胞体からの**カルシウム**放出を促す。DAGはカルシウムとともに**プロテインキナーゼC**（**PKC**）を活性化する。PKCには10種類以上があり，多くのタンパク質をリン酸化する。そのなかには細胞増殖およびがんにかかわるものもある。PKCを活性化する12-O-テトラデカノイルホルボールエステル-13-アセテート（TPA：12-O-tetradecanoylphorbol-13-acetate）は発がんプロモーターとして知られ，一方，PKC阻害による抗がん剤開発も行われている。

cAMPやIP3，カルシウムなどを**セカンドメッセンジャー**という。

Point

図2 Gタンパク質共役型受容体からのシグナル伝達

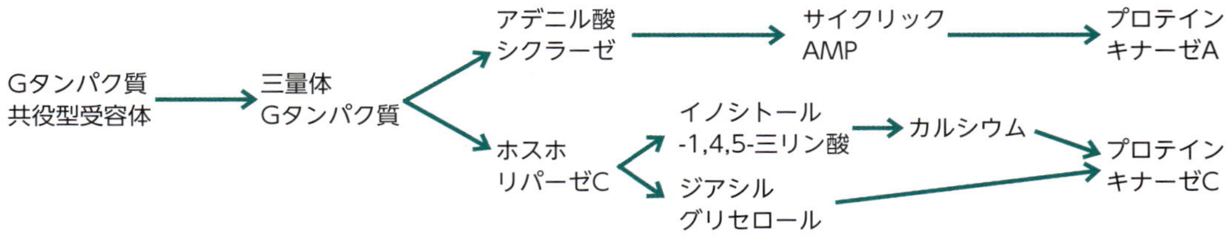

Gタンパク質共役型受容体 → 三量体Gタンパク質 → アデニル酸シクラーゼ → サイクリックAMP → プロテインキナーゼA

三量体Gタンパク質 → ホスホリパーゼC → イノシトール-1,4,5-三リン酸 → カルシウム → プロテインキナーゼC

ホスホリパーゼC → ジアシルグリセロール → プロテインキナーゼC

チロシンキナーゼ型受容体からのシグナル伝達

受容体型チロシンキナーゼともいう。前項目で学んだ増殖因子やインスリンの受容体がこのタイプである。細胞外にリガンドが結合すると細胞内にあるチロシンキナーゼが活性化し,自分自身のチロシン残基をリン酸化する。これを**自己リン酸化**という。すると,リン酸化チロシン特異的結合ドメインであるSH2ドメインをもつタンパク質が結合する。そのなかの代表的なものとしてGrb2がある。Grb2はそのSH3ドメインを介して,Sosと結合する。Grb2のようにタンパク質どうしの相互作用を媒介するタンパク質をアダプタータンパク質,足場タンパク質などということがある。Sosはグアニンヌクレオチド交換タンパク質で,**Ras**に作用する。Rasは**低分子量Gタンパク質**であり,通常はGDPに結合しているが,SosによってGDPとGTPの交換が行われ,活性型となる。活性型となったRasはタンパク質リン酸化酵素である**Raf**を活性化する。やがて,RasはGTPを加水分解してGDPとし,元の状態にもどる。Rafは他のタンパク質リン酸化酵素**MAPキナーゼキナーゼ(MAPKK)**を活性化する。これゆえにRafはMAPキナーゼキナーゼキナーゼ(MAPKKK)ともよばれる。MAPKKはやはりタンパク質リン酸化酵素である**MAPキナーゼ**(MAPKあるいはextracellular signal regulated kinaseの略でERKともいう)を活性化する。つまり,Raf→MAPKK→MAPKとリン酸化酵素3つの間をリレー方式で情報が受け渡されることになる。MAPKは核に移行し,細胞増殖にかかわる転写因子Fosなどをリン酸化し,活性化する。

この経路はMAPキナーゼ経路ともよばれ,細胞増殖,がんに深くかかわる。Ras,Fosは最初にみつかったがん遺伝子である。

補足

●MAPの意味は？

1980年代後半から90年代前半にかけてMAPキナーゼはいくつかの研究で別々に発見され,同じものであることがわかった。それぞれの流れを汲んで,MAPには複数の意味がある。まず,微小管結合タンパク質(Microtuble-associatedprotein)をリン酸化する酵素という意味。次に,増殖因子で活性化される(mitogen activated)という意味。そして,細胞分裂期に活性化する(M phase activated)という意味である。まるで和歌に出てくる掛詞のようである。

Point

図3 チロシンキナーゼ型受容体からのシグナル伝達

タンパク質リン酸化酵素	アダプタータンパク質	GTP/GDP交換タンパク質	Gタンパク質	タンパク質リン酸化酵素	
チロシンキナーゼ型受容体 →	Grb2 →	Sos →	Ras →	Raf → MAPKK → MAPK →	c-Fosなど

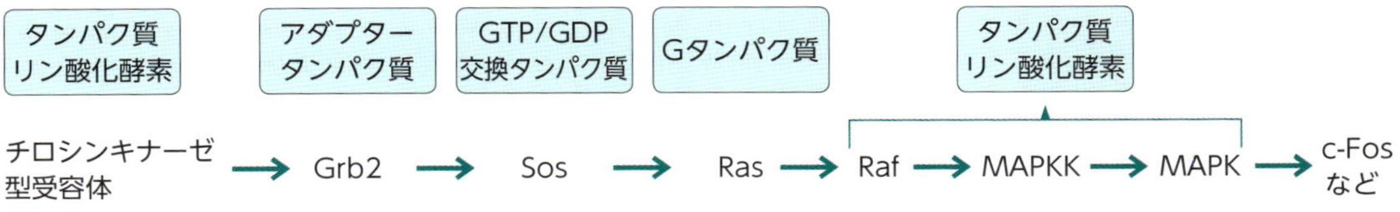

ストレス応答シグナル伝達

　MAPキナーゼとファミリーを構成する**JNK**（Jun N-terminal kinaseあるいはStress-activated protein kinaseでSAPK），**p38MAPK**などは放射線，紫外線，熱などのストレスの情報伝達に関与する（図4）。なお，JNKは細胞増殖などを制御するc-JunのN末端領域をリン酸化する酵素としてみつかった。活性化の仕組みもきわめて類似しており，3つのリン酸化酵素が順次活性化する。さらに，リン酸化部位は分子の中央付近でスレオニン-グルタミン酸-チロシンと並んだ配列のスレオニンとチロシンである。MAPキナーゼが増殖にかかわるのに対し，JNKやp38MAPKはアポトーシスやオートファジーなどにより深くかかわっている。

図4 MAPK，JNK，p38MAPKのシグナル伝達経路

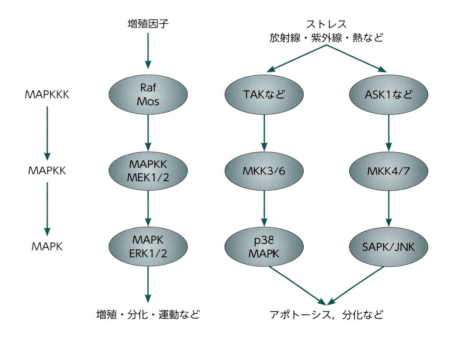

12 幹細胞，細胞分化

島田幹男，松本義久

はじめに

多細胞生物では受精を経て何万回もの細胞分裂を行い成長する。成長する過程で細胞は自分と同じ細胞だけでなく，さまざまな細胞へと変化していく。例えばヒトでは受精卵から神経や心臓，肝臓などの臓器，手や足などの細胞が作り出される。1つの細胞が分裂して2つになる際に異なる細胞になることを**細胞の分化**という。

発生初期では神経や心臓，肝臓など，さまざまな臓器を形成しなければならない。そのため，細胞はそれらの細胞に変化する能力をもつ。これを**分化全能性**という（図1）。

ES細胞（embryonic stem cell）は胎児期の幹細胞でほぼすべての細胞に分化する能力をもつ。分化が進めば進むほど，細胞の種類は細分化され，最終的には同じ細胞にしか分裂できなくなる。一方でES細胞のような幹細胞は他の細胞に分化するだけでなく，自分自身も複製する。これを**自己複製**という。

幹細胞は成長すると仕事が分業化していき，それぞれの臓器に特異的な幹細胞になる。例えば，神経系の細胞では神経幹細胞がニューロンやグリア細胞といった細胞へと最終分化する。

図1 幹細胞が自己複製と非対称分裂を行い分化していく様子

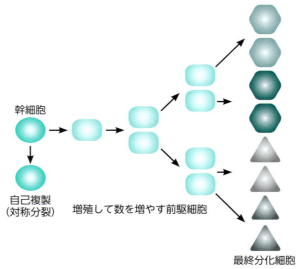

幹細胞から最終的に分化した細胞になる前に，まず前駆細胞という分化能をもつ細胞が大量に増殖する。前駆細胞が最終的に分化した細胞として供給される。

> Point
> ● 細胞の分化：自分とは異なる細胞に分裂すること(非対称分裂)。
> ● 幹細胞：何回でも細胞分裂することができ、細胞分化する能力をもつ。
> ● ES細胞：胎児から樹立した分化全能性をもつ細胞のこと。
> ● iPS細胞：体細胞から樹立できる分化全能性をもつ細胞のこと。

幹細胞

幹細胞は何度も分裂することができ、かつ自分以外の細胞に分化することができる細胞である。

対称分裂と非対称分裂

幹細胞の最大の特徴は非対称分裂するということである。分化が進んだ細胞は対称分裂、すなわち自分自身と同じ細胞にしか分裂できないが、幹細胞は他の細胞に分化することができる。これを非対称分裂という。

前述したように、例えば神経幹細胞がニューロンやグリア細胞になることは非対称分裂である。

ES細胞

ES細胞は胎児から樹立できる細胞で、生物学の研究ではヒトとマウスから得られたES細胞がよく使われる。ヒトの場合は倫理的な規定が難しいため、使用できる範囲が大きく限られる。そのため、マウスのES細胞がよく使われる。

ES細胞はほぼすべての細胞に分化できる分化全能性をもつため、再生医療などへの応用が期待されている。例えば、事故や病気などで特定の臓器を失ったとしても、ES細胞をその臓器に変化させれば臓器の再生ができる可能性がある。

iPS細胞

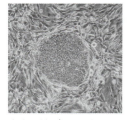

図2 ヒトiPS細胞

中央の塊がiPS細胞。iPS細胞は通常、フィーダー細胞とよばれる細胞をクッションとして、その上で育てる。

iPS細胞はほぼすべての細胞に分化できる分化全能性をもった細胞であるが、ES細胞との大きな違いは分化が進んだ細胞から人工的に作製できるという点である。例えば成人の皮膚から細胞を採取し、培養後、初期化に必要な因子を細胞に遺伝子導入することによりiPS細胞を作ることができる。できたiPS細胞は神経細胞や心筋細胞など、さまざまな細胞に分化することができ、再生医療への応用が期待されている。

幹細胞ニッチ

　幹細胞ニッチとは幹細胞が存在する微小環境のことを指す。臓器特異的な幹細胞ニッチがあり，幹細胞は幹細胞ニッチに存在しないと分化能を保てなくなることが最近の研究でわかってきている。

幹細胞と分化した細胞の放射線感受性

　放射線を細胞へ照射したときの一番のターゲットはDNAである。細胞増殖が盛んな細胞ほどDNAの複製も起こり，DNAの安定性を保つのが難しくなる。すなわち，細胞増殖が盛んな細胞や細胞分裂をする可能性が高い細胞ほど放射線の感受性[*1]が高くなる。そのため，幹細胞は放射線に対する感受性が高いといえる。一方で最終分化した細胞，例えば神経細胞であるニューロンや，心臓の細胞である心筋細胞などはそれ以上分裂しないため，放射線による感受性は低い。

幹細胞におけるDNA修復

　幹細胞は増殖が盛んなため，DNA複製も盛んに行われており，姉妹染色分体が存在する時間が長い。そのため，相同組換え修復の活性が高い。

用語アラカルト

*1　感受性

感受性とは影響の受けやすさ，放射線に対する感受性というときは細胞の死にやすさを指す。放射線感受性が高いといえば死にやすい，低いときは死ににくい，抵抗性が高いといえる。

13 細胞死

森田明典

はじめに

「生老病死」とは，仏教から生まれた言葉であり，人が避けることができず「思いどおりにならない」4つの出来事とされる。一方，生体を構成する個々の細胞においても当然ながら「生老病死」は付きまとう。とりわけ細胞生物学分野における「細胞死」の捉え方は，20世紀末から現在まで急激な変遷を遂げており，現在もその変遷過程にある。一昔前の生物学の教科書に細胞の自死に関する記述がなかったのは，われわれが細胞死の仕組みや生物学的意義を十分に理解できていなかったことによる。

しかしながら，放射線生物学の本質的命題は，**細胞に対する放射線の致死的作用と，一部の細胞がそこから回復する仕組み，および回復した細胞のその後を研究すること**にあり，放射線生物学者は古くより細胞死の分類や定義に取り組み，細胞死を理解するうえで重要な概念を生み出してきた。これについては「3章 分子・細胞レベルでの放射線影響」の「7 放射線による細胞死」（p.123）で詳述する。

本項目では，細胞死の一般的な意義について概説し，細胞の死が「思いどおりにならない」不慮の出来事として起こるものばかりではなく，**生体の恒常性や生命を維持するうえで必要な細胞死があること**を説明する。

プログラム細胞死

プログラム細胞死（programmed cell death）とは，発生生物学から生まれた生物学用語である。**発生**とは，**多細胞生物が受精卵などの始原細胞から胚や幼生を経て成体となるまでの過程**を指す。図1は，**指間形成**とよばれる発生過程である。指趾[*1]の形成では，指趾がにょきにょきと生えるのではなく，はじめにキャッチャーミットの形状をした手掌，足底が形成され，その後に不要な指間細胞が自身の死によって除去されることで形成される。このように**発生過程において器官形成期に特定の細胞が特定の時期に死ぬこと**を**プログラム細胞死**とよぶ。

また，プログラム細胞死の量を調節することによって，器官形成の造作を変化させることも可能である。図1では，陸上生活するニワトリは，指間細胞に多くのプログラム細胞死が生じて水かきがなくなるのに対し，水上生活の多いアヒルはプログラム細胞死が少なく，水かきが残ることを図示した。

器官形成期における形態形成の特徴として，先に多めに細胞を用意して（これを過形成という），指趾などの細かい造作を必要とする部位は，後にプログラム細胞死で除去するという方法がよくとられる。このようなやり方は，器官形成期の神経細胞のネットワーク形成などでも同様であり，プログラム細胞死の実行因子を実験的に遺伝子欠損させたマウスでは，ネットワーク形成に失敗した神経細胞をプログラム細胞死で除去できなくなり，マウス胎仔および新生仔に脳の過形成や頭蓋外脳瘤が観察される。

> **用語アラカルト**
>
> [*1] 指趾
> 手指（しゅし，てゆび）と趾（あしゆび）のこと。趾は，足趾（そくし，あしゆび）と書くこともある。

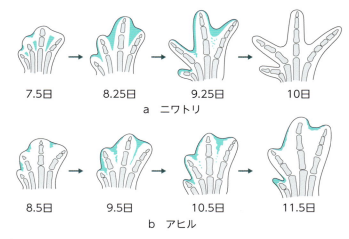

図1 指間形成期のプログラム細胞死の多寡によって水かきの有無が決まる

a ニワトリ

b アヒル

プログラム細胞死を緑色で示す。
aのニワトリでは多くの指間細胞でプログラム細胞死が起こるのに対し，水かきが必要なbのアヒルではプログラム細胞死の起こる部位や頻度が低下している。

(山田 武 ほか：アポトーシスの科学 プログラムされた細胞死，講談社，1994．より引用)

プログラム細胞死とアポトーシス

アポトーシス(apoptosis)は，「葉や花びらが散る」様子（英語でoff-falling）を表すギリシャ語apo-ptosisが語源であり，通常は2つ目のpを黙字として「アポトーシス」と発音する。「**細胞自滅**」や「**自死**」のほか，「**枯死**」と訳されることがあるのは語源に基づいたためである。1972年にKerr，Wyllie，Curieの3名の病理学者によって提唱された**多細胞生物の細胞の自殺機構の一種**である。彼らは，病的な**壊死**(necrosis：**ネクローシス**)とは明らかに異なる，生理的に制御された死であることを組織観察から見出した。その後，**カスパーゼ**などのアポトーシスの実行因子〔「5章 放射線影響から生体を守る仕組み」の「4 アポトーシス」(p.206)参照〕が同定されるまで20年以上を要したが，提唱されたアポトーシスの意義は現在も揺らいでいない。

多細胞生物におけるアポトーシスの意義は，生体に害を及ぼさないシステムで，①**不要になった細胞**や，②**有害となる異常細胞**を除去することにある。①については細胞の新陳代謝として，骨髄や腸上皮などでは絶えず**新しい細胞が幹細胞から供給**され，**古い細胞はアポトーシスによって除去**されている。上記の2組織は，感染からの防御を担う組織でもあるため，常に新陳代謝をし続けることでその健全性を保っているが，その代償として非常に放射線高感受性の組織でもある。

プログラム細胞死の多くがアポトーシスの機構によるものと考えられているため，**プログラム細胞死とアポトーシスはほぼ同じものとして扱われることも多いが**，ここではそれぞれの概念に基づいて2つの死が分類できることを例示したい。例えば，①の細胞の新陳代謝はプログラム細胞死とよばれる場合もあるが，発生を終えた成体においても細胞の新陳代謝は絶えず生じており，プログラム細胞死とよぶよりもアポトーシスとよぶのが妥当である。なお，皮膚の新陳代謝に関しては，**角化細胞**[*2]が死後も除去されずに表皮として機能するため，**角質化**(corinification)としてアポトーシスと区別されている。

↓用語アラカルト

＊2 角化細胞
英語ではkeratinocyteとよばれる。角質層を形成する前の，ケラチンという繊維状のタンパク質を大量に含む生細胞のこと。

> **用語アラカルト**
>
> *3 自己免疫疾患
>
> 生体には，病原体などの「自分の身体にはないもの」を「非自己」と認識して攻撃し，排除する防御網が備わっており，この仕組みを免疫とよぶ。自己免疫疾患は，この仕組みの異常によって「自己」と「非自己」の見分けがつかなくなり，本来は「自己」と認識されて攻撃されないはずの分子や細胞が攻撃されることにより発症する疾患の総称。

　次に有害細胞を除去する②は，「アポトーシス」とよばれる場合がほとんどである。②は生体の恒常性の維持にとってきわめて重要であり，その多寡は容易に疾患と結びつく。例えば，自身を攻撃する有害な免疫細胞がアポトーシス除去機能の低下によって排除できなかった場合は，<u>自己免疫疾患</u>*3 を引き起こす。また，細胞が前がん状態の悪性の細胞に変化してしまったとき，がん抑制因子が正常に機能せずにアポトーシスが起こりにくくなっている場合，悪性度の進行は飛躍的に高まり，**がん化のリスクが亢進**する。一方，3つ目として**アポトーシスが本来起きてはいけない細胞で起きてしまう場合**がある。これは②の細胞除去機構が高じて生じるもので，代表的な疾患としてはアルツハイマー病などの**神経変性疾患**が挙げられる。また，HIV-1感染による病的なT細胞アポトーシスの亢進では，**AIDS**（acquired immunodeficiency syndrome：**後天性免疫不全症候群**）に至る。

> **Point**
>
> 【アポトーシスの多寡が関連する疾患】
> ● アポトーシスの抑制：自己免疫疾患，がんなど
> ● アポトーシスの亢進：神経変性疾患，免疫不全症など

　先にも述べたように，**プログラム細胞死の多くはアポトーシスの機構によって遂行されている**。例を挙げると，図1で示した指間形成における水かきの消失である。アポトーシス実行経路において重要な位置を占めるBaxとBak〔「5章 放射線影響から生体を守る仕組み」の「4 アポトーシス」（p.206）参照〕を欠くと，指間細胞で生じるプログラム細胞死が起こらなくなることが明らかとなっている。脳の過形成が認められる遺伝子欠損マウスも，Apaf-1やカスパーゼ-9をコードする遺伝子を欠損させた結果であり，プログラム細胞死がアポトーシスの実行分子によって引き起こされていることを示す実験結果が多数報告されている。

アポトーシスとネクローシス

　ここまで生体における細胞死の一般的意義について説明した。プログラム細胞死やアポトーシスは，形態の形成や維持，不要になった細胞や有害細胞の除去などの恒常性の維持など，多彩な生命活動を維持するうえで必要不可欠な細胞死機構であり，多細胞生物にとって細胞の増殖や分化と同様に必要なシステムである。これら「制御された能動的な」細胞死と対をなす細胞死が**ネクローシス（壊死）**である。**ネクローシスは過度の物理的・病理的刺激によって引き起こされる**，本項目冒頭の「不慮の」細胞死に位置付けられる**「受動的な」細胞死**といえる。アポトーシスとネクローシスの違いを図2に示す。

図2 アポトーシスとネクローシスの違い

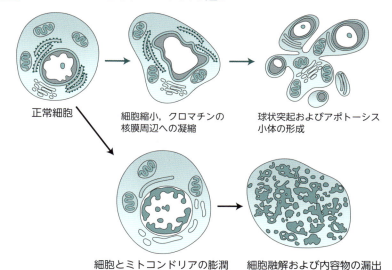

(Kerr, J.F.R.：TRENDS in Cell Biology 5, 55-57, 1995. より改変引用)

アポトーシスでは，隣接細胞やマクロファージなどによって速やかにアポトーシス小体が貪食される。ネクローシスでは，細胞内容物の漏出によって炎症反応が引き起こされることが特徴である。

まとめのチェック

☐☐	1	ミトコンドリアの主な機能を述べよ。	▶▶ 1	ミトコンドリア内膜のプロトン濃度勾配を利用した電子伝達系を利用してATPの生成を行うこと。
☐☐	2	細胞膜を構成する特徴的な構造について説明せよ。	▶▶ 2	細胞膜はリン脂質の親水性頭部を外側に疎水性尾部を内側としたリン脂質二重層とよばれる構造をもつ。
☐☐	3	ゴルジ装置の主な機能を述べよ。	▶▶ 3	小胞体から送られてきたタンパク質の糖鎖修飾とそれらを貯蔵する働きをもつ。
☐☐	4	タンパク質の定義を述べよ。	▶▶ 4	アミノ酸が鎖状にペプチド結合によって多数連結した高分子化合物のこと。
☐☐	5	核酸の構成単位について簡潔に述べよ。	▶▶ 5	核酸は糖とリン酸と塩基を基本骨格としたヌクレオチドが鎖状に結合した生体内高分子である。
☐☐	6	DNAとRNAを構成する塩基の種類をそれぞれ挙げよ。	▶▶ 6	DNAはアデニン(A)、シトシン(C)、グアニン(G)、チミン(T)、RNAはアデニン(A)、シトシン(C)、グアニン(G)、ウラシル(U)のそれぞれ4種類の塩基から構成される。
☐☐	7	ヌクレオソームとは何か述べよ。	▶▶ 7	コアとなるヒストンタンパク質に二本鎖DNAが巻き付いたクロマチンの基本構造のこと。
☐☐	8	RNAの種類を挙げよ。	▶▶ 8	設計図であるmRNA、アミノ酸を運搬するtRNA、タンパク質を合成するrRNA、翻訳の転写後調節にかかわる20塩基ほどのmRNAなどがある。
☐☐	9	タンパク質の一次構造、二次構造、三次構造、四次構造について説明せよ。	▶▶ 9	一次構造はタンパク質の基本構造であるアミノ酸配列を指し、二次構造は一次構造が規則的に折れ曲がって形成されたヘリックスやシート状の構造、三次構造は、二次構造の組み合わせによって形成される高次構造、四次構造は、タンパク質が複数会合した多量体のような機能的な集合構造のことをいう。
☐☐	10	タンパク質の分子量を示す単位について説明せよ。	▶▶ 10	タンパク質の分子量は、^{12}C原子の質量の1/12を1として定義されるダルトンという相対的質量単位によって表される。

☐☐	11	RNAのスプライシングについて説明せよ。	▶▶ 11	ゲノムDNAに存在する遺伝子はタンパク質合成に必要なエキソンと不必要なイントロンが混在した状態で存在する。遺伝子がDNAからRNAに転写された後，イントロンは切り出されてエキソンだけの状態になる。この切り出される過程をスプライシングという。
☐☐	12	メッセンジャーRNAとは何か。	▶▶ 12	遺伝子情報をもつDNAから転写されたRNA産物。タンパク質になるための情報が入っており，RNAキャップやポリアデニンの不可などの修飾がされる。
☐☐	13	ヘテロクロマチンとユークロマチンの違いを説明せよ。	▶▶ 13	ヘテロクロマチンはゲノムDNAが強く凝縮して折りたたまった状態であり，ユークロマチンは緩く折りたたまった状態を指す。
☐☐	14	プロモーター配列について説明せよ。	▶▶ 14	DNAの遺伝子配列の上流に存在する配列のこと。このDNA配列上にさまざまな転写因子が結合することにより遺伝子の発現調節がされる。
☐☐	15	細胞周期を細胞分裂期から列挙せよ。	▶▶ 15	細胞分裂期（M期），G_1期，DNA合成期（S期），G_2期。
☐☐	16	代表的な細胞骨格を3つ挙げよ。	▶▶ 16	微小管，中間径フィラメント，アクチンフィラメント。
☐☐	17	放射線による中心体への影響を説明せよ。	▶▶ 17	中心体は通常細胞内に1つないし2つ存在するが，放射線を照射すると3つ以上に増加することがある。これは中心体の複製サイクルに放射線が影響を与えたためで一般に中心体の過剰複製とよばれる。
☐☐	18	分化全能性とは何か。	▶▶ 18	ES細胞などがもつ能力で，さまざまな種類の細胞に分裂することができる性質のこと。
☐☐	19	ATPはエネルギー代謝のなかでどのような役割を担うか。	▶▶ 19	ATPは生体におけるエネルギー通貨の役割を担う。糖などの分解で生じたエネルギーを利用してADPからATPをつくることでエネルギーが蓄えられる。また，ATPの高エネルギーリン酸結合を加水分解することで得られるエネルギーを他の反応を進行させるために利用する。

まとめのチェック

☐☐ 20	細胞内でグルコースを二酸化炭素と水に分解し，その過程で生じたエネルギーを取り出す過程にかかわる3つの反応系，回路の名前は何か。また，これらは主にどこで行われるか。	▶▶ 20 解糖系，クエン酸(TCA)回路，電子伝達系。解糖系は細胞質，クエン酸回路はミトコンドリア基質，電子伝達系はミトコンドリア内膜で行われる。
☐☐ 21	細胞増殖を促進するサイトカインの例を挙げよ。	▶▶ 21 上皮細胞増殖因子(EGF：epidermal growth factor)，線維芽細胞増殖因子(FGF：fibroblast growth factor)，血小板由来増殖因子(PDGF：platelet-derived growth factor)など。
☐☐ 22	免疫機能を調節するサイトカインにはどのようなものがあるか。	▶▶ 22 インターロイキン，インターフェロン，ケモカイン(それぞれ約30種類，20種類，50種類ある)。
☐☐ 23	ステロイドホルモンのシグナルは標的細胞でどのようにして受容されるか。	▶▶ 23 ステロイドホルモンは脂溶性のため，細胞膜を透過し，細胞質にあるステロイドホルモン受容体に結合する。ホルモンが結合したステロイドホルモン受容体は核に移行し，特定のDNA配列に結合し，近傍の遺伝子の転写を促進する。
☐☐ 24	三量体Gタンパク質からプロテインキナーゼAにどのようにしてシグナルが伝えられるか。	▶▶ 24 三量体Gタンパク質により，アデニル酸シクラーゼ活性が調節を受ける(上昇する場合と抑制される場合がある)。アデニル酸シクラーゼによって生じた再クリックAMP(cAMP)がプロテインキナーゼAを活性化する。
☐☐ 25	三量体Gタンパク質からプロテインキナーゼCにどのようにしてシグナルが伝えられるか。	▶▶ 25 三量体Gタンパク質により，ホスホリパーゼCが活性化する。ホスホリパーゼCによってジアシルグリセロールとイノシトール-1,4,5-三リン酸(IP3)が生じる。IP3は小胞体にある受容体に結合し，これによってカルシウム放出が起こる。ジアシルグリセロールとカルシウムによってプロテインキナーゼCが活性化される。

☐☐	26	チロシンキナーゼ型受容体からのシグナルはどのようにして核に伝えられるか。	▶▶ 26	リガンドの受容体への結合→受容体のチロシン残基の自己リン酸化→Grb2の結合→Sosの結合→Rasの活性化→Raf1の活性化→MAPKKの活性化→MAPKの活性化→cFosなどのリン酸化。
☐☐	27	プログラム細胞死とはどのような細胞死か説明せよ。	▶▶ 27	発生過程において，器官形成期に特定の細胞が特定の時期に死ぬこと。
☐☐	28	生体を維持するうえで有害な細胞がアポトーシスによって除去できなかった場合，どのような疾患が起こるか。	▶▶ 28	がん，自己免疫疾患。

3章 分子・細胞レベルでの放射線影響

01 直接作用と間接作用

松本義久

直接作用と間接作用

溶液に放射線を照射した場合，放射線が直接**溶質**[*1]分子に当たり，**電離**[*2]，**励起**[*3]することを**直接作用**という。一方，放射線が**溶媒**[*4]分子に当たって，電離，励起し，それによって生じた**フリーラジカル**が溶質に化学反応を引き起こすことを**間接作用**という（図1）。

重量として生体の70%程度は水である。生体において，DNAや多くのタンパク質は水に溶けているとみなすことができる。つまり，DNAなどは溶質であり，水は溶媒とみなすことができる。放射線の生物作用においては，DNAの損傷や変化が重要となるので，DNAが電離・励起することを直接作用，水分子が電離・励起し，フリーラジカルがDNAに作用することを間接作用と考えてよい。

Point
- 直接作用：放射線がDNAを直接電離・励起する。
- 間接作用：放射線が水分子を電離・励起して生じたフリーラジカルがDNAに作用する。

用語アラカルト

*1 溶質
溶液において，液体に溶けている物質。食塩水の場合，食塩を指す。

*2 電離
軌道電子にエネルギーを与えることにより，分子を陽イオンと陰イオン（または電子）に解離すること。イオン化も同じ意味で用いられる。

*3 励起
軌道電子にエネルギーを与えることにより，エネルギー状態を上げて活性化状態にすること。なお，活性化状態とは，エネルギーが上がったことにより，元の状態とは異なる状態に遷移しうる状態である。

*4 溶媒
溶液において，溶質を溶かしている物質。食塩水の場合，水を指す。

図1 直接作用と間接作用

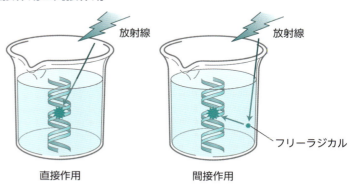

物理的過程・化学的過程・生物学的過程

放射線が物質に当たると，物質がエネルギーを吸収し，電離・励起される。この過程を**物理的過程**という。この過程に要する時間はきわめて短く10^{-15}秒（1フェムト秒，1 fs）程度かそれ以下とされる（図2）。次に，水分子の電離で生じた一次的な電子やイオンが，他の水分子と反応してさまざまなフリーラジカルが生じ，さらにフリーラジカルが拡散してDNAなどの生体高分子と反応する。この過程を**化学的過程**という。この時間もきわめて短く，10^{-15}〜10^{-6}秒（1μs）

程度とされる(図2)。化学的過程については、前半部分、つまりさまざまなフリーラジカルが生じるまでの過程と、後半部分、フリーラジカルが拡散し、生体高分子と反応するまでの過程を分けて考える場合がある。その場合、前半部分を**物理化学的過程**、後半部分を**化学的過程**という。物理化学的過程における時間は10^{-15}〜10^{-12}秒(1ps)程度とされる(図2)。

　DNAをはじめとした生体高分子に電離・励起あるいは化学反応によって損傷が生じ、さまざまな生物影響を引き起こす過程を**生物学的過程**という。生物学的過程は、生物影響の種類によっては数十年に及ぶ(図2)。生体高分子の損傷が生じ、その修復が行われる過程を**生化学的過程**、細胞・組織・個体レベルでの生物影響が現れる過程を生物学的過程と分ける場合もある。生化学的過程における時間は、10^{-12}〜10^{-6}秒あるいは数時間程度である(図2)。

　直接作用では、物理的過程から直ちに生化学的過程・生物学的過程につながる。一方、間接作用では、物理的過程から化学的過程を経て生物学的過程につながる。物理的過程・化学的過程は合わせても10^{-6}秒以下である。しかし、その後数十年にもわたる生物学的過程を左右する重要な時間でもある。

> Point
> - 物理的過程：分子によるエネルギー吸収、分子の電離・励起
> - 化学的過程：フリーラジカルの生成・拡散・生体高分子への作用
> - 生物学的過程：生体高分子の損傷・修復、細胞・組織・個体レベルの影響
> - 直接作用：物理的過程 → (生化学的過程・)生物学的過程
> - 間接作用：物理的過程 → (物理化学的過程・)化学的過程 → (生化学的過程・)生物学的過程

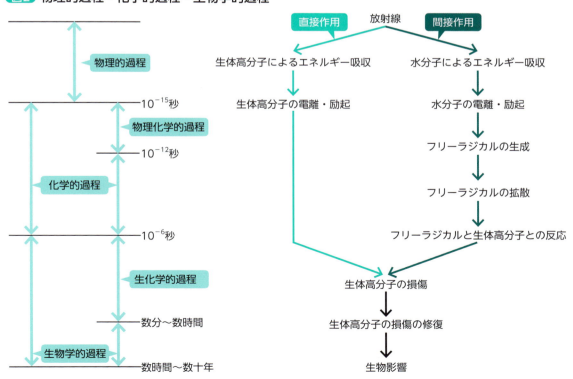

図2 物理的過程・化学的過程・生物学的過程

02 フリーラジカル① 生成

水分子の励起と電離

放射線によって水分子が励起されると，以下の反応により，水素ラジカル（H・）とヒドロキシルラジカル（OH・）が生じる。

$$H_2O \rightarrow H\cdot + OH\cdot$$

また，放射線によって水分子が電離されると，図1のようなさまざまな反応を経て，水素ラジカルとヒドロキシルラジカルが生じる。

通常，水は水素イオン（H^+）あるいはオキソニウムイオン（H_3O^+）と水酸化物イオン（OH^-）に電離し，平衡状態にある（$[H^+][OH^-]=1.0\times10^{-14}$ $mol^2\cdot L^{-2}$）。放射線による電離は，これと異なり，水分子イオン（H_2O^+）と**水和電子**（e^-_{aq}）が生じ，これにより水素ラジカル，ヒドロキシルラジカルを生じる。

また，水素ラジカル，ヒドロキシルラジカルは再結合を起こす場合がある。

$$H\cdot + H\cdot \rightarrow H_2$$
$$OH\cdot + OH\cdot \rightarrow H_2O_2$$
$$H\cdot + OH\cdot \rightarrow H_2O$$

再結合をする前にDNAなどと作用を起こすフリーラジカルも一部存在する。また，過酸化水素は以下に述べるように反応性が高い活性酸素種である。

図1 水分子の電離によるフリーラジカルの生成

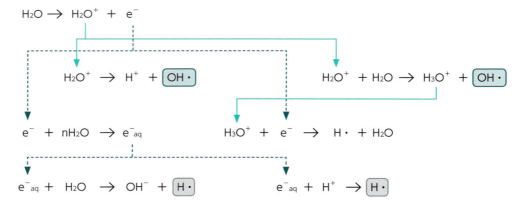

フリーラジカル

フリーラジカル（あるいはラジカル）とは**不対電子をもつ原子，分子である**。通常，電子は1つの軌道に2個ずつ入る。この2個の原子は逆向きのスピンをもっている。これが軌道が安定している状態である。軌道に1個しか電子が入っていないときは不安定な状態で，もう1つの電子を取り込むため，他の原子や分子と，電子を共有しようとする。これによって起こる化学反応を求電子反応という。

フリーラジカル自体は電子を引き寄せたり，取り込んだりされるため還元される。従って，相手分子は酸化される。**フリーラジカルがDNAと反応すると酸化損傷が起こる**ことになる。

通常の空気に含まれる酸素は基底状態にあり，三重項酸素（$^3O_2$）という（図2）。三重項酸素は不対電子を2個もつため，フリーラジカルである。一方，励起状態の酸素を一重項酸素（$^1O_2$）という。一重項酸素は不対電子をもたず，フリーラジカルではない。

図2 基底状態の酸素（三重項酸素）と励起状態の酸素（一重項酸素）の電子配置

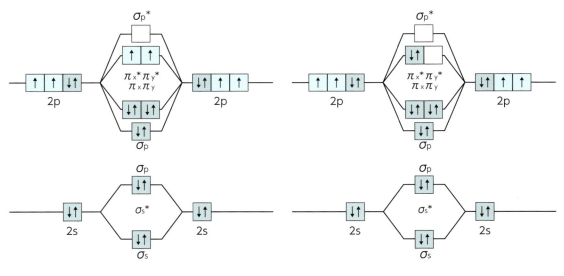

a　三重項酸素　　　　　　　　　　　b　一重項酸素

それぞれ左右2個の酸素原子が結び付いて，中央に示す分子軌道が形成される。三重項酸素の場合は最もエネルギーが高いπ_x^*軌道，π_y^*軌道に1個ずつ電子が入っているが，一重項酸素ではそのうち1つに2個の電子が入っている。

活性酸素種

活性酸素種もよく耳にする言葉で，英語のreactive oxygen speciesの頭文字をとってROSともよばれる。活性酸素種とは，**基底状態の酸素分子がより反応性の高い物質に変化したもの**で，主なものとしてヒドロキシルラジカル（OH・），スーパーオキシドアニオンラジカル（O_2^-・），過酸化水素（H_2O_2），一重項酸素の4種類が挙げられる。オゾン（O_3）などを含む場合もある。

フリーラジカルも活性酸素種も反応性は高いが，両者は必ずしも一致しないことに注意しなければならない。基底状態の酸素，つまり三重項酸素はフリー

ラジカルであるが，当然ながら活性酸素種ではない。一方，過酸化水素，一重項酸素は活性酸素種ではあるが，不対電子をもたないため，フリーラジカルではない。ヒドロキシルラジカル，スーパーオキシドアニオンラジカルは活性酸素種であり，名前のとおりラジカルである。

酸素原子を含む分子，イオン，フリーラジカルなどの酸化力の高さは以下の順序になる。この順序で酸素原子が電子を1個ずつ受け取って還元されることになる。酸素分子状態の酸素原子の酸化数は0であるが，水分子のなかでの酸素原子の酸化数は－2である。

$$O_2 > O_2^- > H_2O_2 > HO\cdot + H_2O > 2H_2O$$

ルイス構造式

フリーラジカルを理解するのに役に立つのはルイス構造式である（図3）。これは原子，イオンの**最外殻電子**に注目し，共有状態を表したものである。原子の中で，電子はエネルギーの低いほうから順に配置される。最も低いK殻には2個，次に低いL殻には8個，3番目に低いM殻には18個と，最大で収容できる電子の数が決まっている。K殻については2個，L殻，M殻については8個入った状態が安定である。これを閉殻という。また，最も外側の殻に入った電子を最外殻電子という。例えば，水素原子の最外殻電子は1個であるから，安定状態となるために，もう1つの水素原子と最外殻電子を共有しようとする。これが水素分子である。電子を共有する結合を共有結合という。また，1個の電子を放出してイオンとなることもある。ヘリウム原子の場合は2個であるから，単原子でも安定状態となり，他の原子と結合しようとせず，イオンになろうともしない。ネオン，アルゴンについても同様で，そのためこれらは不活性ガス（希ガス）である。塩素原子の場合，最外殻電子はM殻に7個であるから，7個を放出するのではなく，1個を得てイオンになろうとする。中性状態より電子が1

図3 ルイス構造式と非共有電子対，不対電子

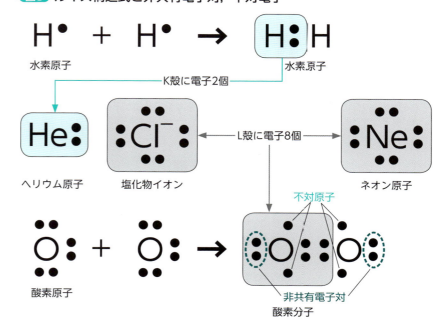

個多いので陰イオンになる。
　酸素の最外殻電子は6個であるため，もう1個の酸素原子と2個を共有して8個にしようとする。共有結合に関与しない電子がそれぞれの酸素原子に4個ある。そのうち2個は1つの軌道に入り対をなす。これを**非共有電子対**という。残りの2個は基底状態では別々の軌道に入って，対をなさない。これが**不対電子**であり，基底状態の酸素(三重項酸素)がラジカルとなるゆえんである。
　水(H_2O)，過酸化水素(H_2O_2)について同様に描くと，不対電子がないことがわかる(図4)。そのため，過酸化水素はフリーラジカルではない。

図4　水と過酸化水素のルイス構造式

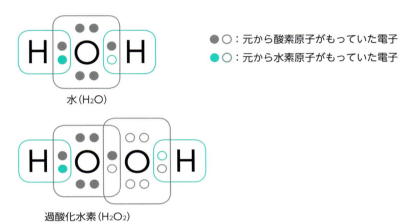

●○：元から酸素原子がもっていた電子
●○：元から水素原子がもっていた電子

水(H_2O)

過酸化水素(H_2O_2)

03 松本義久

フリーラジカル②
ラジカルスカベンジャーなどの効果

ラジカルスカベンジャー

ジメチルスルホキシド（DMSO：dimethyl sulfoxide），システイン，グルタチオンなど（図1）は，フリーラジカルと反応して，これを消去する。このような物質を**ラジカルスカベンジャー**という。ラジカルスカベンジャーには硫黄原子をもつ分子が多い。ラジカルスカベンジャーは放射線防護剤として働く〔「6章 放射線影響を修飾する要因」の「6 放射線防護剤」（p.244）参照〕。ただし，フリーラジカルの寿命はきわめて短いため，ラジカルスカベンジャーは照射前に加え，照射中も存在する状態にしなければ効果はない。

図1 ラジカルスカベンジャーの構造式

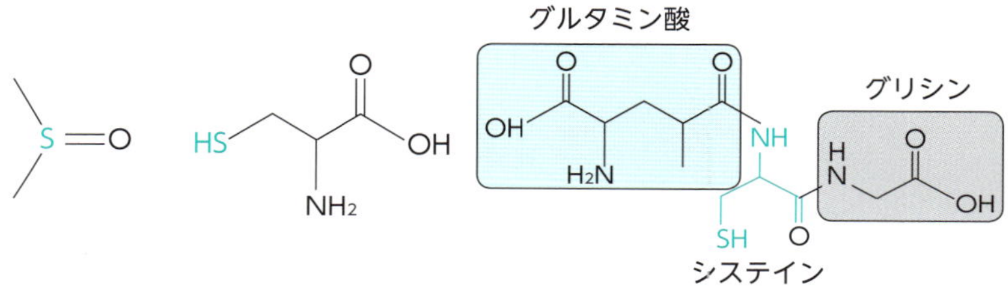

ジメチルスルホキシド　　システイン　　グルタチオン

グルタチオンはグルタミン酸，システイン，グリシンが結合してできたものである。

生体の抗酸化機能

生体にはフリーラジカル，活性酸素種などを消去する酵素が存在する。**スーパーオキシドディスムターゼ（SOD**：superoxide dismutase）は，スーパーオキシドアニオンラジカル（O_2^-）を以下の反応により，過酸化水素に変える。

$$Cu^{2+}-SOD + O_2^- \rightarrow Cu^+ -SOD + O_2$$
$$Cu^+ -SOD + O_2^- + 2H^+ \rightarrow Cu^{2+}-SOD + H_2O_2$$

ここで，Cu^+ −SOD，Cu^{2+} −SODはそれぞれ2価，1価の銅原子と結合したSODを示す。マンガン（Mn），鉄（Fe）などが用いられる場合もある。いずれにしても，金属原子のイオン価数，すなわち酸化数が高い状態と低い状態を行き来しながら，高い状態のときはO_2^-を酸化してO_2とし，低い状態のときはO_2^-を還元してH_2O_2とする。全体としての反応は下記のようになり，Cu^+ −SOD，Cu^{2+} −SODは打ち消される。SODが酵素，つまり触媒であることが確かめられる。

$$2O_2^- + 2H^+ \rightarrow H_2O_2 + O_2$$

カタラーゼは、以下の反応により、過酸化水素を水と酸素に分解する。

$$2H_2O_2 \rightarrow 2H_2O + O_2$$

また、前述のように、グルタチオンは生体内に存在するラジカルスカベンジャーであるが、これを合成する酵素であるγ-グルタミルシステイン合成酵素やグルタチオン合成酵素、酸化型グルタチオンを活性型の還元型グルタチオンにするグルタチオンレダクターゼ（還元酵素）なども抗酸化において重要な機能をもつ。

このような抗酸化機能が上がると放射線の影響は軽減される。

間接作用の特徴

間接作用にはフリーラジカルが関与する。そのため、間接作用は以下の特徴を示す。

保護効果

ラジカルスカベンジャーによって軽減される。

酸素効果

酸素非存在下に比べ、酸素存在下で間接作用は大きくなる。この理由として、①水の電離・励起によって生じたフリーラジカルが酸素との反応でさらに有毒なものとなること（例えば、水和電子との反応でスーパーオキシドアニオンラジカルを生成する）、②フリーラジカルによって生じたDNA損傷が酸素と反応して修復されにくい形になることなどが考えられている。

温度効果および凍結効果

低温あるいは凍結状態にするとフリーラジカルの拡散が妨げられるため、間接作用が軽減される。

希釈効果

溶液を照射する場合、溶質の濃度が低いほうが高いときよりも、影響を受ける溶質の割合が大きくなる。単位体積あたりに生じるラジカルの数は一定のため、生じたフリーラジカルと反応する溶質の数は溶質の濃度によらず一定となる。従って、溶質の濃度が低いときにフリーラジカルに反応する溶質の割合が大きくなるためである（図2）。

図2 溶質の濃度と間接作用、直接作用の関係

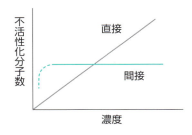
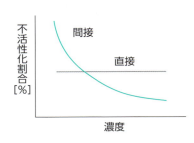

04 放射線によるDNA損傷

島田幹男，松本義久

はじめに

放射線による生物影響のうち最も大きいのが細胞内のDNAへの損傷である。DNAは生命情報の基本となる遺伝子配列を含んでおり，放射線によってこれらDNAに損傷が引き起こされると，遺伝子の正常な役割が阻害され細胞は死に至るか，あるいは突然変異が蓄積し，がん化の原因となる。

DNAはアデニン(A)，チミン(T)，グアニン(G)，シトシン(C)の4種類の塩基からなっており，AとT，GとCがそれぞれ対を成して二本鎖を構成している。放射線を体に浴びると細胞内のDNAと反応し，さまざまな種類のDNA損傷を起こす。それらDNA損傷は塩基損傷，塩基の遊離，DNA架橋，DNA鎖切断に大別することができる。これらのDNA損傷はそれぞれの損傷に特異的な修復機構が生体内に備わっており，損傷が生じると直ちに修復される。詳しい修復機構は他項目を参照されたい。本項目ではDNA損傷の種類，その検出法について概説する。

Point

表1 DNA損傷の種類

DNA損傷の種類	損傷の詳細
塩基損傷	DNA分子を構成する塩基における損傷
塩基の遊離	DNA分子を構成する塩基が脱落する
DNA架橋	DNAの塩基どうしが結合するあるいはDNAとタンパク質が結合する
DNA鎖切断	DNA鎖が切断する。一本鎖と二本鎖切断がある
紫外線によるDNA損傷	紫外線による塩基どうしが結合する

塩基損傷

塩基損傷はそれぞれのDNA鎖の塩基が①生体の恒常性維持における活性酸素種あるいは②放射線や化学薬剤と化学反応を起こし，傷として残ることを指す。

塩基損傷は放射線に被ばくしなくても日常的に起こっているが，放射線を1Gy被ばくすると動物細胞1個あたり1000個の損傷が生じる。塩基損傷の種類はその化学反応の標的の違いからいくつかに分類される。塩基損傷は通常，塩基除去修復(base excision repair：BER)経路により修復される。

表2 塩基損傷の種類

塩基	損傷	塩基	損傷
グアニン	8-オキソグアニンの形成	チミン	チミングリコールの形成
アデニン	2-ヒドロキシアデニンの形成	シトシン	ウラシルの生成

図1 塩基損傷の概略図とそれぞれの塩基の損傷時の化学構造

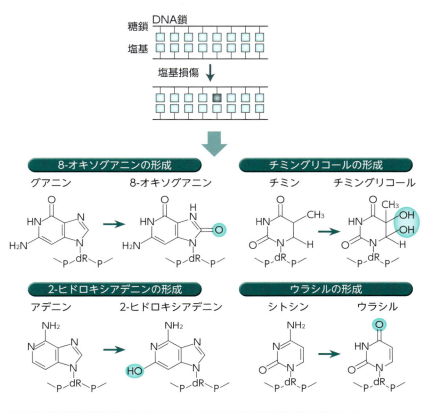

❋ 塩基の遊離

　DNA鎖では糖であるヌクレオチドと塩基がグリコシド結合により結合しているがこの結合が切断され，塩基がはずれてしまうことがある。これを塩基の遊離といい，この塩基が抜けた部位のことをAP部位（apyrimidinic/apurinic site）とよぶ。AP部位を修復する専用の酵素（APE1）が生体に存在する。塩基が欠損した細胞は生存率が非常に低くなることから，APE1の存在は放射線以外にも通常の細胞内代謝で大量のAP部位が発生し修復されなければならないことを示している。

　実際，平常時に細胞1個あたり1日に1万個の塩基の遊離が生じていると概算されている。1Gyの放射線照射で細胞1個あたり500個の塩基の遊離が生じるとされている。

図2 塩基の遊離の概略図と損傷の化学構造

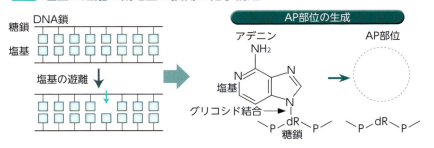

DNA架橋

　DNA架橋とはDNAとDNAあるいはDNAとタンパク質が結合する損傷のことである。DNAとDNAどうしをDNA鎖間架橋，また，DNAとタンパク質が化学的に結合する現象をDNA-タンパク質間架橋という。DNAどうしといっても通常の結合とは異なる様式で無理やり結合している状態であり，通常の細胞内代謝に支障をきたす。そのため，この状態を放置しておくとDNA複製が停止することによるDNA損傷の原因となる。

　DNA鎖の架橋には同じDNA鎖内の塩基どうしが共有結合するDNA鎖内架橋（intra-strand cross link）と2本のDNA鎖の塩基どうしが共有結合するDNA鎖間架橋（inter-strand cross link）の2種類がある。また，DNAとタンパク質の化学的な結合も細胞内で通常生じる転写活性ではなく非特異的な結合であるため，細胞内代謝に支障をきたす。DNA架橋は1Gyの放射線照射で細胞1個あたり150個生じる。

図3 DNA架橋の概略図

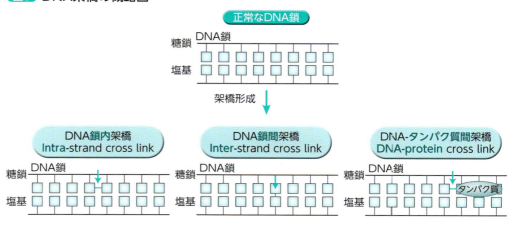

DNA架橋にはDNAどうしが結合するDNA鎖間架橋とDNAとタンパク質が結合するDNA-タンパク質間架橋がある。

DNA鎖切断

　DNA鎖切断はDNA一本鎖切断とDNA二本鎖切断に分けられる。DNA切断は塩基損傷と比較して放射線にさらされた際における発生率は低いが損傷の重篤度は高い。

　DNA二本鎖切断はDNA損傷のなかでも最も重篤な損傷であり，修復されずに放置されると細胞死に至る。DNA二本鎖切断はよりエネルギーの高い放射線にさらされるほど発生率は高くなる。DNA二本鎖切断は相同組換え修復と非相同末端結合修復により修復される。放射線1Gy照射で細胞1個あたりDNA一本鎖切断は1000個，二本鎖切断は50個生じる。

図4 DNA切断の概略図

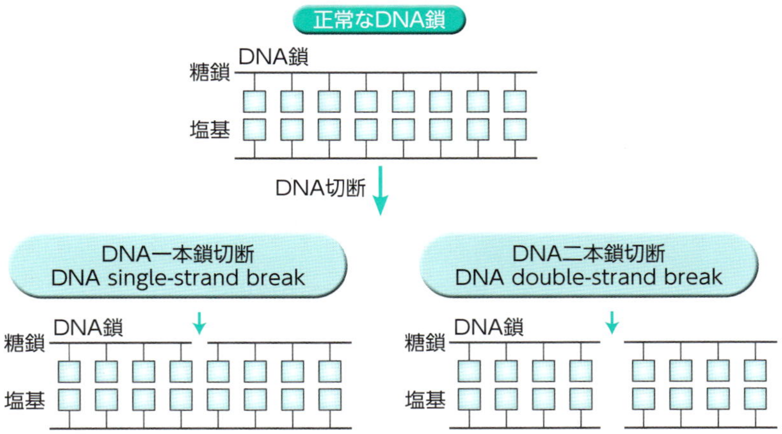

正常なDNA鎖

DNA鎖／糖鎖／塩基

↓ DNA切断

DNA一本鎖切断
DNA single-strand break

DNA二本鎖切断
DNA double-strand break

大きく分けて一本鎖切断と二本鎖切断に分類することができる。

紫外線によるDNA損傷

紫外線[*1]は電磁波であり広義では放射線の一種に分類される。紫外線は太陽光に含まれるため、ヒトは常時紫外線にさらされているといってよい。紫外線は放射線と同様に大量のDNA損傷をヒトの皮膚に与えており、ヒトの仕組みを知るうえでは放射線の生体への影響と同時に紫外線の生体への影響を知っておく必要がある。

紫外線が起こすDNA損傷では塩基の損傷で4個の塩基のうち、特に隣接するチミン（T）どうしが二量体を形成しピリミジンダイマー（ピリミジン二量体ともいう）を形成する。ピリミジンダイマーは本来あるべきはずの状態ではないため、遺伝情報が正しく読み取られずDNA損傷として認識される。

ピリミジンダイマーを修復するDNA修復遺伝子に異常がある遺伝病として色素性乾皮症がある。XP（xeroderma pigmentosum：色素乾皮症）患者は紫外線によるDNA損傷が修復できないため、紫外線を浴びると身体中が火傷状態になる重篤な遺伝病である。

図5 紫外線によるDNA損傷ピリミジンダイマーの概略図

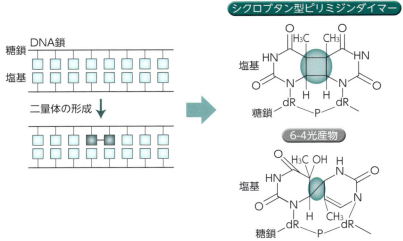

> **用語アラカルト**
>
> ***1 紫外線**
> 紫外線（ultra violet：UV）は電磁波の一種であり、その波長の長さからUVA、UVB、UVCに分類される。波長の短いUVAが最もエネルギーが高く細胞の殺傷能力が高いため、殺菌消毒に用いられることがある。

✳ DNA損傷の検出法

　放射線の生体への影響を研究するにあたって細胞内のDNA損傷の検出は不可欠な技術である。これまで多くの研究者たちによって，さまざまなDNA損傷の検出法が考案されてきた。ここでは，そのなかでも代表的であり，現在でもDNA損傷の検出に使われる技術を紹介する。

> **Point**
>
> **表3　DNA損傷の検出法**
>
> | DNA損傷の検出法 | 検出法の詳細 |
> |---|---|
> | 蛍光免疫染色法 | 免疫染色法を用いてリン酸化H2AXタンパク質を検出する |
> | パルスフィールドゲル電気泳動法 | 切断されたDNAを電気泳動により分離する |
> | コメットアッセイ法 | 切断されたDNAを細胞ごとに電気泳動で検出する |

✳ 蛍光免疫染色法

　蛍光免疫染色法は簡便な作業で再現性よくDNA損傷を検出できるため，広く用いられている方法である。細胞の蛍光像を観察するために使用する蛍光顕微鏡が高価であるが，最近の生物学系の大学や研究機関では蛍光顕微鏡は必須の機材であるため，共通機器として利用できるようになってきている。
　方法は，細胞をスライドグラス上で培養し放射線などを照射し，その後パラホルムアルデヒドなどで固定する。さらにリン酸化H2AX抗体で反応させたのち，蛍光色素を結合した2次抗体で反応させればよい。

✳ パルスフィールドゲル電気泳動法

　パルフィールドゲル電気泳動法はDNA損傷の程度に応じて使い分けることができる方法である。ゲル内に通電することにより，損傷したDNAがマイナス極からプラス極へ移動する。その際に，大きなDNAの塊は網目状になったゲル内を移動することが難しく速度が下がるが，小さなDNAの塊は速くゲル内を移動する。この移動速度の差からDNA損傷を定量することができる。

✳ コメットアッセイ法

　コメットアッセイ法は単一の細胞のDNA損傷を定量することができる方法である。細胞をアガロースゲルに埋没させ，電気泳動により移動させる。その際に，DNA損傷が起こっていればコメットのテイルのようになるため，その部分を専用ソフトウェアで定量することができる。
　電気泳動の際に中性の溶液内で行えばDNA二本鎖切断のみを検出し，アルカリ性の溶液内で行えばDNA一本鎖と二本鎖切断の両方を含む損傷を検出することができる。

図6 さまざまなDNA損傷の検出法

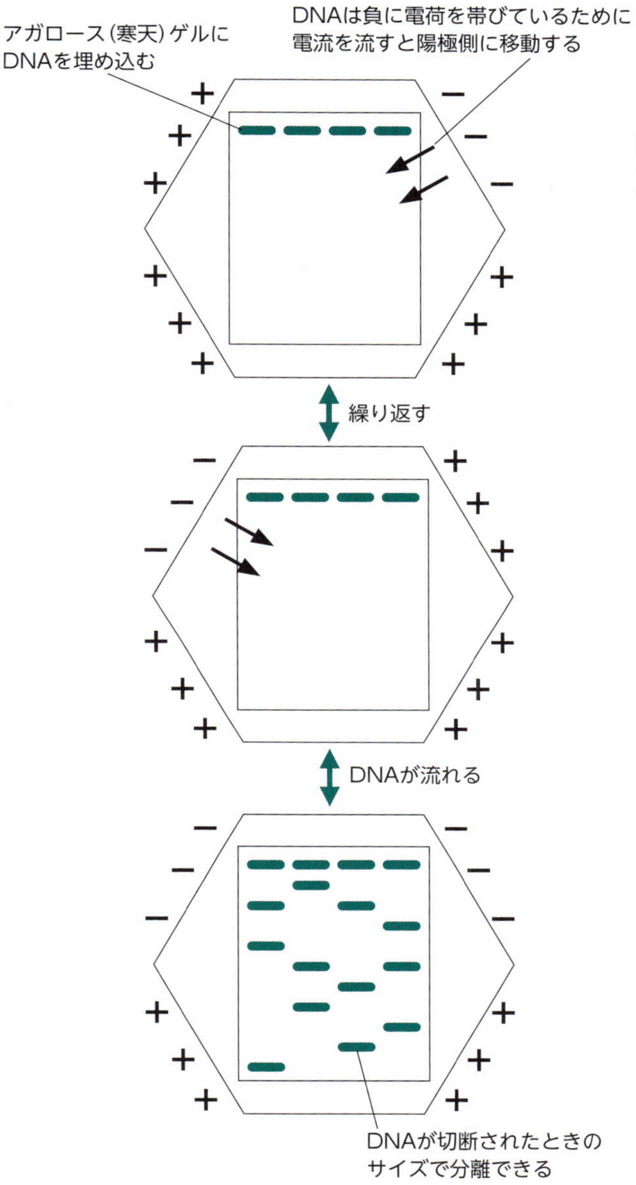

アガロース（寒天）ゲルにDNAを埋め込む

DNAは負に電荷を帯びているために電流を流すと陽極側に移動する

繰り返す

DNAが流れる

DNAが切断されたときのサイズで分離できる

a　パルスフィールドゲル電気泳動法

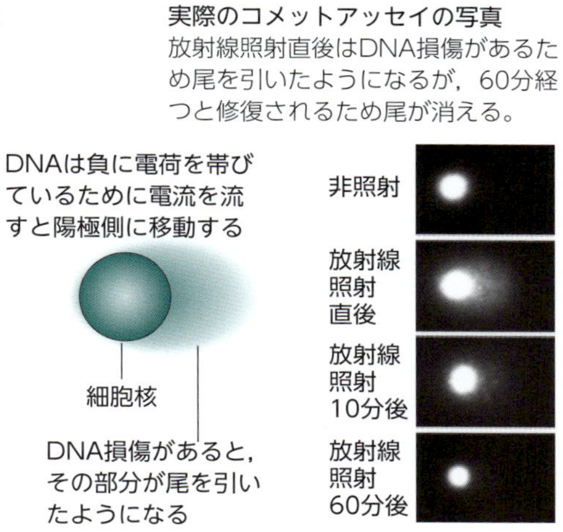

実際のコメットアッセイの写真
放射線照射直後はDNA損傷があるため尾を引いたようになるが，60分経つと修復されるため尾が消える。

DNAは負に電荷を帯びているために電流を流すと陽極側に移動する

細胞核

DNA損傷があると，その部分が尾を引いたようになる

非照射

放射線照射直後

放射線照射10分後

放射線照射60分後

b　コメットアッセイ法

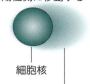

細胞核

DNA損傷のある部位がフォーカスとして検出できる

蛍光顕微鏡を用いて観察した染色後の細胞。細胞核とリン酸化H2AXを染色している。放射線照射後にフォーカスとしてリン酸化H2AXを検出できる。

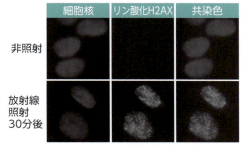

	細胞核	リン酸化H2AX	共染色
非照射			
放射線照射30分後			

c　蛍光免疫染色法

05 突然変異

藤井義大

はじめに

　細胞が放射線照射によりDNAに損傷を受けると，さまざまな障害が生じる。1927年にはMullerらのショウジョウバエを用いた研究により，放射線照射が突然変異を誘発することが示された。その後，突然変異発生の詳細な機序として，①放射線照射による損傷が修復，複製，組換えなどを介して生じる，②損傷の検知や応答の過程で生み出される活性酸素種が原因となるという2つのことが発見されている。

　突然変異は，さまざまな化学物質，ウイルス，**放射線**によって引き起こされ，**遺伝子突然変異**と**染色体突然変異（染色体異常）**に分けられる。遺伝子突然変異も染色体突然変異も，それらが**DNA塩基配列の変化**であるという点では違いはない（図1）。体細胞に生じた場合は**がん**の原因となり，生殖細胞に生じた場合は生殖細胞のがんの原因，さらに子孫に受け継がれた場合は，**遺伝的影響の原因**となると考えられている。

　本項目では遺伝子突然変異に関して詳しく述べる。

図1 遺伝子突然変異と染色体突然変異の発生レベル

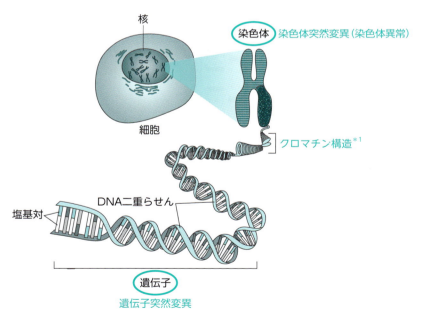

遺伝子突然変異も染色体突然変異もDNA塩基配列の変化で生じる。

> **用語アラカルト**
>
> ***1　クロマチン構造**
> 4種類のコアヒストン（H2A，H2B，H3，H4）とその周りに巻き付くDNAとからなるヌクレオソームの複合体のこと。

> **Point**
>
> 【突然変異の分類】
> - **遺伝子突然変異**：DNAを構成する塩基配列が変化すること。
> - **染色体突然変異（染色体異常）**：染色体の数や立体構造が変化すること。
> - 遺伝子突然変異，染色体突然変異ともにDNA塩基配列の変化が原因である。
>
> 【突然変異の影響】
> - **体細胞**に生じた場合：それぞれの組織において**がん**の原因となる。
> - **生殖細胞**に生じた場合：生殖細胞のがんおよび次世代以降の子孫に伝わる**遺伝的影響**の原因となる。

遺伝子突然変異の発生原因

　放射線照射によって，DNAには塩基損傷，一本鎖切断，二本鎖切断などさまざまな損傷が引き起こされる。そして，それらの損傷後に修復，複製が行われる。**その過程で修復が不十分な場合はDNAに変異が生じ，遺伝子突然変異が発生**する。放射線だけでなく，DNAに損傷を与える化学物質やウイルスなどによっても同様の過程を経て遺伝子突然変異が発生する。また，遺伝子突然変異は外部要因がなくても自然に生じるものもあり，その発生率は1遺伝子あたり10万分の1～100万分の1程度である。

遺伝子突然変異の分類

　遺伝子突然変異は，以下のように分類される。

塩基置換変異（点突然変異）
塩基が正常のもの以外に置換する。
- **トランジション変異**：**プリン塩基**[*2]が同じプリン塩基の異なるものへ変わる，あるいは**ピリミジン塩基**[*3]が同じピリミジン塩基の異なるものへ変わる。
- **トランスバージョン変異**：プリン塩基とピリミジン塩基間の置換。

欠失変異
1塩基対以上のヌクレオチドが欠失して起こる。**放射線**により多く誘導される。

挿入変異
1塩基対以上のヌクレオチドが挿入されて起こる。

　また，タンパク質はDNAの塩基配列を基に合成されるので，遺伝子突然変異の種類によりタンパク質の合成に影響が出てくる。その影響の現れ方から，変異の種類を**ミスセンス変異，ナンセンス変異，サイレント変異，フレームシフト変異**に分類することができる（図2）。

ミスセンス変異
塩基置換により本来規定されるアミノ酸が別のアミノ酸に変わり，まったく別のタンパク質が合成される。

ナンセンス変異
塩基置換により本来の**コドン**[*4]が終止コドンに変化し，タンパク質の合成が停止する。

↓用語アラカルト

*2　プリン塩基
DNA中ではアデニン（A）とグアニン（G）が相当する。

*3　ピリミジン塩基
DNA中ではシトシン（C）とチミン（T）が相当する。

*4　コドン
タンパク質が生成されるときのアミノ酸の結合順序を決定する塩基配列のこと。塩基3つ1組で1つのアミノ酸を決定する。

■サイレント変異
塩基置換は起こるが，本来規定されるアミノ酸が別のアミノ酸に変わらず，合成されるタンパク質も変化しない。

■フレームシフト変異
塩基の欠失または挿入により本来の塩基配列がずれを起こし（フレームシフト），その後のコドンの読み枠が変化し，アミノ酸および合成されるタンパク質ともに変化する。

図2 遺伝子突然変異の分類

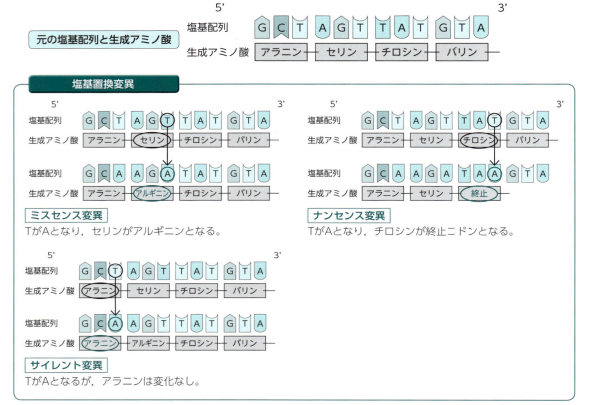

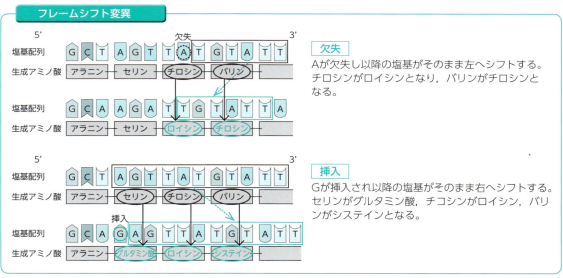

遺伝子突然変異と線量・線質・線量率との関係

遺伝子突然変異は，放射線の**照射線量・線質・線量率**によってその発生率が異なる。

線量との関係

遺伝子突然変異は，X線の照射においては一般的に線量に対して**直線的に増加**し，**比例関係**を示す。

線質との関係

中性子線などの高LET（linear energy transfer：線エネルギー付与）放射線照射はX線，γ線などの低LET放射線照射に比べて突然変異誘発率が高い（図3）。また，高LET放射線照射での遺伝子突然変異発生率は，線量率効果が認められないことが多い。

線量率との関係

放射線照射における線量率を下げると，単位線量あたりの遺伝子突然変異頻度が低下する（図4）。

図3 遺伝子突然変異発生率の線質（LET）による違い

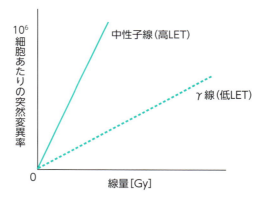

図4 遺伝子突然変異発生率の線量率による違い

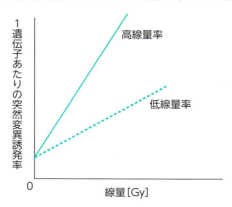

06 染色体突然変異（染色体異常）

藤井義大

はじめに

染色体突然変異（染色体異常）は，遺伝子突然変異と同様にDNA塩基配列の変化が原因で生じる。染色体突然変異（染色体異常）は放射線に対して非常に高感受性で，**生物に対する被ばく線量の推定（バイオドシメトリー）**として利用できる。このことから，実際に被ばく患者から血液を採取して，血液中のリンパ球の染色体突然変異を検出し，被ばく線量の推定に利用されてきた。本項目では，染色体レベルでどのような変異・異常がみられるか，放射線の線量・線質・線量率との関係を含めて述べていく。

染色体の数の異常と構造上の異常

ヒトの染色体は，44本（22対）の常染色体と2本（1対）の性染色体の計46本で構成される。また，染色体は大きさの順に番号が付けられている（図1）。

染色体突然変異には**数の異常**と**構造上の異常**の2つがある。数の異常は，M期における紡錘糸や動原体の結合などの異常による染色体の不分離によって生じるが，放射線照射ではほとんど問題にならない。

構造上の異常は**安定型**と**不安定型**に分けられる。安定型異常は，染色体に異常があっても細胞分裂時の染色体の分配には支障はないため，安定して細胞分裂を行い，生存することができる。よって，異常が次世代の細胞にも残存し，晩期障害の1つであるがんや，生殖細胞に残存した場合には子孫へ受け継がれ，いわゆる遺伝的影響が生じる可能性がある。一方，不安定型異常をもつ染色体は，染色体の構造上，細胞分裂に支障をきたし，正常に分裂をすることができ

図1 正常なヒトの染色体（XY：男性）

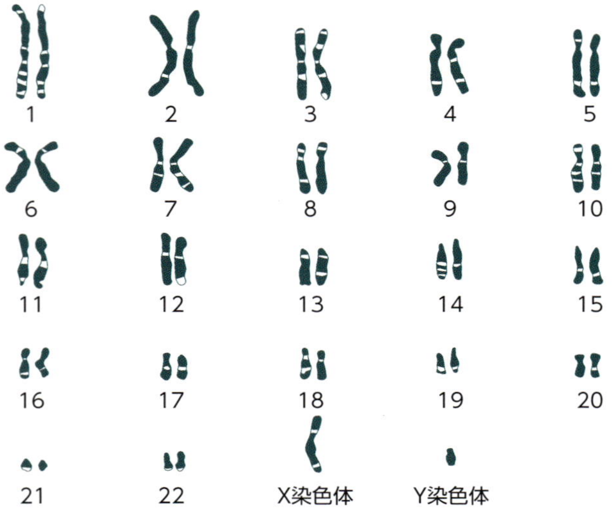

ない。よって、不安定型異常の染色体をもつ細胞は、徐々にその数が減少して、失われていく。実際のヒトの細胞における染色体突然変異を図2に示す。

> Point
>
> 【染色体突然変異の分類①】
> ● 数の異常
>   ・放射線照射ではほとんど起こらず問題にならない。
>   ・数の異常は、常染色体の13, 18, 21番染色体のトリソミーが知られている。
>   ※他の番号の染色体の数の異常はほとんどが致死的である。
>
> ● 構造上の異常
>   ・**安定型異常**：転座、逆位、小さな欠失（末端欠失）など（図3）。安定して細胞分裂を行い、生存することができる。
>   ・**不安定型異常**：二動原体染色体、環状染色体など（図2, 4）。徐々にその数が減少して、失われていく。

図2 ギムザ染色による実際の染色体損傷の検出〔放射線照射後のM期（中期）のヒトの染色体〕

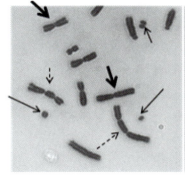
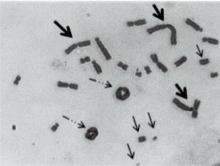

←   正常な染色体の例
⟵   断片
⟵·— 環状染色体
⟵- - - 二動原染色体

図3 安定型異常染色体の形成過程

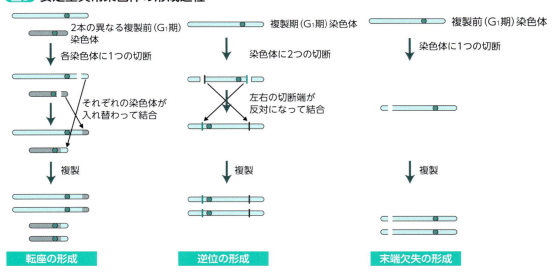

転座の形成　　　逆位の形成　　　末端欠失の形成

また，染色体突然変異は染色体の切断が生じる細胞周期と損傷のタイプによって，**染色体型異常**と**染色分体型異常**に分けられる（図5，6）。G₁期で照射され，DNA二本鎖切断が生じた細胞で複製が起こるとM期で染色体型異常がみられる（表1のA）。一方，染色分体型異常は，G₁期で照射されDNA単鎖切断が生じた細胞で複製が起こると姉妹染色体の片側にのみ二本鎖切断がみられる状態をいう。また，S期後期からG₂期で照射され，DNA二本鎖切断が生じた細胞で複製が起こっても染色分体型異常がみられる（表1のE）。

> Point
>
> 【染色体突然変異の分類②】
> - 染色体型異常：二動原体染色体，転座，環状染色体，逆位，末端（両端）欠失など。
> - 染色分体型異常：末端（片端）欠失など。

図4 不安定型異常染色体の形成過程

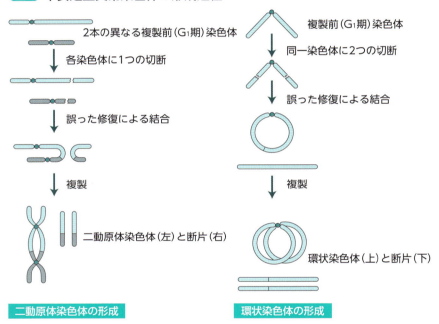

(Hall EJ, Giaccia AJ：Radiobiology for the Radiologist 6th edition, Lippincott Williams & Wilkins, Philadelphia, 2006. より改変引用)

図5 M期（前期〜中期）の染色体

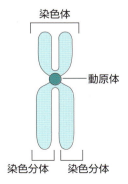

表1 染色体型異常と染色分体型異常の生成過程

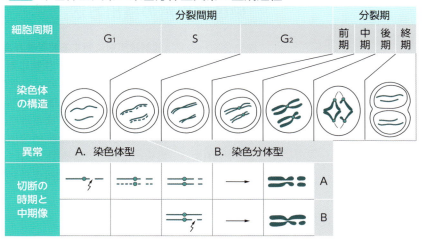

(外村 晶 編：染色体異常—ヒトの細胞遺伝学, 朝倉書店, 1978. より改変引用)

染色体突然変異（染色体異常）と線量・線質・線量率効果

　二動原体染色体，環状染色体，転座などの染色体突然変異（染色体異常）の発生率の線量効果関係は直線・2次モデル（$\alpha D + \beta D^2$）で表される。これは，これらの異常が，二本鎖切断が生じ，誤って結合することにより起こるからである。よって，1本の放射線で2箇所の切断ができる事象（αD）と2本の放射線で2箇所の切断ができる事象（βD^2）の和（$\alpha D + \beta D^2$）で表すことができる。低線量では前者の事象が起こりやすくなり，線量が高くなると後者の事象が起こりやすくなる（図6）。また，線量率に関しては，低線量率では αD の直線式で表され，高線量率では $\alpha D + \beta D^2$ の2次式で表される。さらに，高LET放射線では，電離密度が高いため1本の放射線で2箇所の切断ができる事象（$\alpha' D$）が起こりやすくなる（図7）。

図6 染色突然変異の線量効果関係

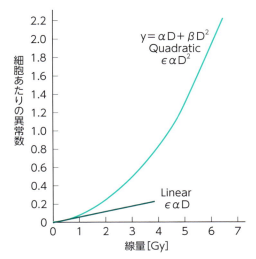

(Hall EJ et al.：Radiobiology for the Radiologist, 6th edition, p.28, Lippincott Williams and Wilkins Publishing, 2006.より一部改変)

図7 染色体突然変異の線質・線量率効果関係

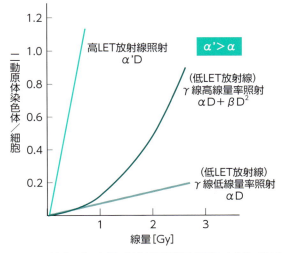

(青山 喬 ほか編：放射線基礎医学 改訂2版，金芳堂, 2013. より改変引用)

染色体異常の検出方法

　染色体突然変異は**放射線照射に対する感受性が高く**，また，**二動原体，転座，環状染色体は放射線特異性が高い**ので，**生物に対する被ばく線量の推定（バイオドシメトリー）**として利用できる。二動原体染色体や環状染色体のような特徴的な形状を呈するものは，**ギムザ染色法**により容易に観察することができる。一方，転座や逆位などの異常は，ギムザ染色法では判別が難しい。これらの異常を検出するには**FISH（fluorescence in situ hybridization）法**を利用する。FISH法は，特定の遺伝子の相補DNA鎖に蛍光を付与したプローブを結合させ，ラベルすることにより染色体突然変異を検出する方法である。

07 放射線による細胞死

森田明典

はじめに

「2章 人体を構成する細胞，分子」の「13 細胞死」(p.90)で述べたように，放射線生物学者は古くから細胞死の分類や定義に取り組み，細胞死を理解するうえで重要な概念を生み出してきた．放射線生物学分野では，放射線の致死効果を評価する信頼性の高い手法として，照射された細胞のコロニー形成能を指標として**増殖能**（clonogenic survival）を定量化する**コロニー形成法**が古くから用いられている．clonogenicという単語は遺伝的に同じ娘細胞，すなわち**クローンを生み出す能力（クローン原性）があること**を意味し，clonogenic survivalとは，**クローン原性を失うことなく生き残ったこと**を意味する．

本項目では，コロニー形成法による細胞致死効果の評価方法について説明するとともに，放射線によって致死的な損傷を受けた細胞がどのように死を迎え，その死がどのように分類されるのかについて説明する．また，放射線生物学分野における細胞死概念と，細胞生物学分野で近年明らかにされつつある細胞死分類との整合性についても解説する．

コロニー形成法における「細胞死」の評価

コロニー形成法（colony formation assay）による生存率曲線の求め方について図1に示した．この手法は，**個々の細胞が増殖して細胞集落（コロニー）を形成するクローン培養を前提**としており，細胞を安定増殖させる培養技術が確立

図1 コロニー形成法による細胞致死効果の評価方法および生存率曲線

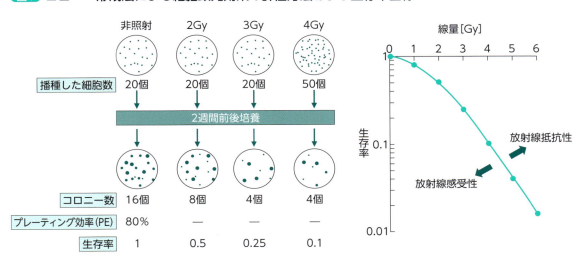

a 細胞致死効果の評価方法　　b 生存率曲線

(Hall EJ, Giaccia AJ : Radiobiology for the radiologist. 7th ed, Lippincott Williams&Wilkins, Philadelphia, 2012. より改変引用)

された1950年代以降から広く行われるようになった。この方法によって求めた**生存率曲線**は，一般に**低線量域では肩のある曲線**となり，**高線量域では指数関数的に生存率が低下し，直線となる**。そのため，これらの線量依存性を説明するための数理モデルが考案された。そのモデルについては次項目で説明し，ここではコロニー形成法でコロニーとして計数されなかった細胞集団や細胞について説明する。

✳ コロニー形成法の実際

図1aでは播種する細胞数や形成されたコロニー数は簡素化した。実際は，有効数字2桁の生存率が得られるようにするため，数十程度コロニーが形成されるよう播種細胞数を調整する。倍加時間が24時間程度の細胞であれば，2週間程度で個々の細胞が十分な大きさのコロニーに成長する。各コロニーの大きさには差異があり，一般に50個未満の細胞からなる集団は十分な増殖能がない，できそこないのコロニーとみなして計数しない。ここではそのような小コロニーや，播種後にまったく増殖しなかった細胞も極小の黒い点として図示した。

コロニー形成法で留意したいのは，非照射細胞（0Gy）であっても播種した細胞のすべてがコロニーを形成するわけではないことである。非照射細胞のコロニー形成効率は，**プレーティング効率**（plating efficiency：**PE**）とよばれ，照射細胞の正味の**生存率**（surviving fraction）は，以下のように**PE値で正規化**して求める。図1aのそれぞれの生存率を検算して正規化されていることを確認してほしい。

$$生存率 = \frac{形成されたコロニー数}{播種した細胞数 \times (PE/100)}$$

なお，次項目で詳しく解説するが，高線量域では指数関数的に生存率が低下するため，生存率を対数プロットすると高線量域は一般に図1bのように直線となる。また，低線量域では高線量域よりも放射線抵抗性であるため，肩のある曲線となる。

✳ コロニー形成法における細胞死の定義

図1aでは，50個未満の細胞からなるできそこないの小コロニーや，播種後にまったく増殖しなかった細胞も極小の黒い点として図示した。できそこないの小コロニーは，肉眼でどうにか確認可能な大きさに達しているが，播種後にまったく増殖しなかった細胞は顕微鏡下でないと確認できない。放射線生物学者はこのような細胞や細胞集団に着目し，**コロニー形成能**（clonogenicity）を失った状態として"死んでいる"とみなし，これを**増殖死**（reproductive death）と名付けた。しかし，多くの心筋細胞や脊髄の神経細胞のように，発生の初期に増殖を終え，その後は一生の間分裂増殖しない細胞などは，増殖死の定義に従えば"死んでいる"状態となる。こういった例を考慮すると，すべての細胞の生死の定義として相応しくないことは明白である。しかしながら，放射線生物学や腫瘍学においては，この増殖死の定義に従って細胞死を定義することが重要視されている。これらの分野においては，放射線障害の多くは放射

線被ばくによって幹細胞が増殖能を失うことに起因し，がんの放射線治療や化学療法の目的はがん細胞の増殖能を失わせることにあるため，病態や治療効果を理解するために増殖死の概念が欠かせない．

放射線による細胞死

　放射線被ばく後の細胞の行く末は一様ではない．これを明らかにしたのは，time-lapse撮影とよばれる低速度撮影技術である．これは1コマ1コマの撮影間隔をかなり空けて静止画撮影し，これを繋げて動画とすることで，時の流れが速まったかのように見せることが可能となる．この技術による植物の成長過程動画などを目にしたことも多いと思う．放射線照射後の細胞の分裂動態や細胞死形態の観察に，顕微鏡下でのtime-lapse撮影が大きく貢献している．これを図2に示した．

　図2において，コロニー形成に至る細胞は（A）と（B）であった．コロニーが形成されたと判断するには50個以上の細胞が必要である．（A）では，生き残った系統の細胞は照射後の6日間で多いもので10回，（B）では多いもので9回分裂した．また，**分裂後の娘細胞のすべてが生存したわけではない**ことにも注目して欲しい．（A）では2度の分裂後に生じた4つの娘細胞のうち，1つは数回分裂後にいずれの細胞も**アポトーシス**で死滅し，別の系統の1つは細胞分裂に失敗して**融合細胞**となった後にアポトーシスで死んだ．残りの2つの系統は，一部の細胞でアポトーシスが生じるが，多くは安定増殖し，これらの細胞の子孫がコロニーを形成した．（A）と（B）を比べると，全体的に（B）のほうがより分裂に時間を要した．さらに，もう一方の系統の細胞は，細胞がもうこれ以上分裂できなくなる**細胞老化**（あるいは単に**老化**とよぶ）のため，完全に増殖停止した．

　次に（C）〜（F）の細胞についてみる．これらの細胞は**コロニーを形成しなかった**ため，いずれの細胞も**増殖死した細胞**である．（C）は**分裂を経ずに**アポトーシスで死に，（D）は**1〜2回分裂した後に**アポトーシスで死に至る．（E）の細胞は数回分裂でき，すべての細胞が死なないが，生じた9個の細胞はいずれも**老化して増殖停止**しているため，コロニー形成に至らない．（F）では分裂後，一方はアポトーシスで死に，もう一方は分裂後に細胞融合し，その後に細胞増殖することはなかった．

　このように照射後の細胞が最初の分裂で生存しても，その後に死んでしまうことがある．このような細胞死を的確に表すための細胞死の定義，および名称について次に説明する．

放射線生物学分野における細胞死分類

　これまで説明してきたように放射線被ばくした細胞の運命は一様ではない．そのため，細胞の死に様については，放射線生物学では**細胞分裂の有無**によって区別する．これは被ばくした細胞の種類によって，分裂の前に多くが死ぬ細胞と，そうでない細胞に分かれたことに基づく．

　細胞生物学黎明期では，染色体凝縮により光学顕微鏡で識別可能な期を分裂期（mitotic phase：M期）とし，それ以外の時期を間期（interphase）すなわち分裂の間の時期としてきた．そのため，図2の（C）のように分裂を経ず，間期に死ぬ細胞死を**間期死**（interphase death）と定義した．一方，（D）や，（A），（B）の一部の細胞のように1〜数回の分裂を経て死ぬ細胞死を**分裂死**（mitotic death）

と定義した。ここで気を付けたいのは，国内で見受けられる増殖死と分裂死の混用である。これは日本語の「増殖」と「分裂」が似通った意味にとらえられることによるものと考えられるが，誤解のないよう，原語である英語でこれらの用語を理解することを勧めたい。

> **Point**
> - 間期死(interphase death)：分裂を経ずに死ぬこと。
> - 分裂死(mitotic death)：分裂を経て死ぬこと。
> - 増殖死(reproductive death)：増殖能を失うこと(増殖死＝間期死＋分裂死＋老化)。

以上のように3つの細胞死を理解することで，図2の(C)〜(F)の細胞の運命を説明することが可能となる。すなわち，コロニーを形成することができなかった(C)〜(F)において，(C)は間期死，(D)は分裂死として説明することができるが，(E)や(F)のように増殖停止したが代謝が継続している老化細胞は，

図2 time-lapse撮影による照射後の細胞の行く末

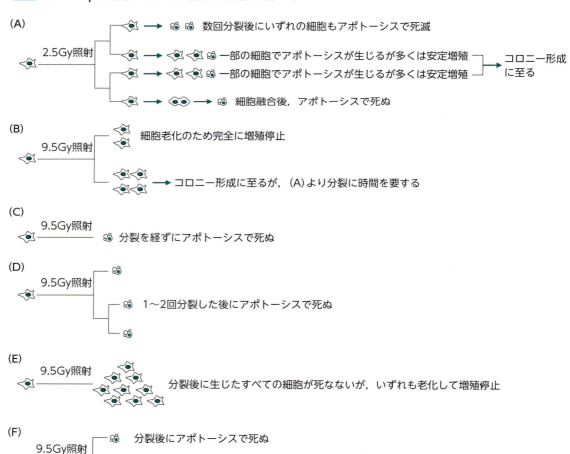

(Forrester, H. et al.：Cancer Res 59, 931-939, 1999. より改変引用)

間期死や分裂死の定義に当てはめることはできない。このように，老化してしまった細胞も含め，**コロニー形成能**(clonogenicity)を失った(C)～(F)を包含して**すべて細胞死とみなすことができるのが増殖死**である。

間期死は，終末分化して分裂していない細胞が数十Gyの大線量被ばくによって機能を停止する**低感受性間期死**と，リンパ球や生殖細胞，その他の放射線高感受性組織の幹細胞における**高感受性間期死**に分類される。高感受性間期死は1Gy前後の小線量被ばくから認められ，M期を経ずにアポトーシスで死に至ることが特徴である。

一方，分裂死の死因は，放射線によって傷ついた染色体を抱えたままM期に入ることで生じた**染色体の異常分配**などであり，**染色体の一部が欠落した細胞は，細胞の生存に必要な遺伝子を欠く**ことで生存不能な状態に陥っていくものと考えられている。細胞周期においてM期の細胞が最も放射線感受性が高いのは，放射線によって生じた傷を治して分裂死を防ぐ時間的余裕が他の期に比べて少ないからである。このような状態に陥ることを防ぐための仕組みとして，照射によって傷ついた細胞がM期に入らないよう，間期のいずれか(G_1，S，G_2期)で停止または細胞周期の進行を遅れさせる**分裂遅延**(division delay)の状態にする機構を細胞はもっている。このように細胞分裂を遅延させる機構は，**細胞周期チェックポイント**とよばれ，放射線によって生じたDNA損傷を起点とする。図2においては，(B)が分裂遅延の状態に該当し，分裂遅延が高じると(B)の一方の細胞系統のように完全に増殖を停止した**老化**状態となる。

以上をまとめると，**増殖死は，間期死と分裂死だけでなく，老化も含めることのできる有用な概念**といえる。

細胞生物学分野における細胞死分類

このように放射線被ばくによって誘導される細胞死のプロセスは多岐にわたる一方で，細胞生物学分野に細胞死の機構研究，および細胞死分類が改定されつつある。細胞死分類の基調となる報告は，細胞死研究の国際的組織である細胞死命名委員会(NCCD：nomenclature committee of cell death)によって，2007年，2009年，2012年と更新され続けている。直近の2012年で取り上げられた細胞死は10種類以上にものぼるが，ここでは放射線細胞死と関係の深い5つの細胞死の特徴を表1にまとめた。

表1に挙げた，オートファジーは，**栄養飢餓状態の細胞が生存を図るため，細胞質内の構成物を分解して再利用するための機構であり，本来は細胞死抵抗性に作用する**。プログラム細胞死の一部や，アポトーシスの実行分子が不足している場合などにオートファジーを伴う細胞死が確認されており，このような細胞死を**オートファジー性細胞死**(autophagic cell death)とよんでいる。放射線細胞死においても，細胞によっては，この細胞死が一部の細胞に起こることが報告されているが，その誘導機構の詳細は不明であり，今後の解明が待たれる。

一方，**分裂期破局**(mitotic catastrophe)は，**分裂死とほぼ同義の細胞死**であり，分裂に伴う染色体の断片化や異常分配を原因とする。2007年のNCCD報告書で細胞死の1つとして扱われたが，この分裂期破局を起こした細胞の最終形態は，アポトーシスやネクローシスや老化であるため，2009年のNCCD報告書では純粋な細胞死として認められなかった。しかし，染色体構造の破綻を定義とする重要な概念として2012年の報告で再び取り上げられ，近年は，この形態

の細胞死は分裂死というよりも分裂期破局とよばれることのほうが多くなってきている。

このように分裂期破局が重要視されることの理由の1つとして，**がんの放射線療法や化学療法において，治療直後のがん細胞のアポトーシス頻度とその後の腫瘍制御率が相関しない**ことが多数報告されたことが挙げられる．先に説明したように，がん治療の分野で古くから重要視されている増殖死は，間期死に分類されるアポトーシスだけでなく，分裂死に相当する分裂期破局や，増殖死に分類される細胞老化を含むため，**がん治療が誘導する腫瘍細胞死としてアポトーシスだけでなく分裂期破局や老化も考慮する必要がある**．

表1 放射線細胞死において重要な5つの細胞死

細胞死のタイプ	形態的特徴	細胞死としての特徴
アポトーシス	● 細胞の球状化 ● 細胞の縮小および核の凝縮，断片化 ● 細胞膜の泡状化（球状突起やアポトーシス小体の形成）	能動的な死
オートファジー性細胞死	● 二重膜からなる自食胞が細胞質に形成 ● 核凝縮（クロマチン凝縮）は起こらない	オートファジーを伴う細胞死
ネクローシス	● 細胞質の膨張 ● 細胞膜の破裂 ● 細胞質中の細胞小器官の膨張 ● 軽微な核凝縮	過度の細胞死刺激による受動的な死
分裂期破局	● 多核や微小核 ● 巨細胞の出現	染色体の断片化や異常分配（分裂死とほぼ同義）
老化	● 核内のヘテロクロマチン構造の増加	細胞分裂能の恒久的喪失

08 生存率曲線とモデル

藤井義大

はじめに

1895年にRöntgen（レントゲン）がX線を発見してから電離放射線のもつ生物作用が次第に明らかにされてきた。人体への障害としては，頭部毛髪の脱落，皮膚の発赤が生じ，被ばく線量が多くなると紅斑や潰瘍に至ることがわかっている。また，このような背景から，Freund（フロイント）らによってX線が治療に利用されるようになった。その後もBecquerel（ベクレル）やCurie（キュリー）夫妻らによってX線だけではなく$α$線，$β$線，$γ$線なども発見され，これらの放射線にも同様の生物作用があることがわかった。それに伴い，放射線の物理線量の測定技術などの進歩により，放射線の生物作用に関しても研究が進んだ。本項目では，放射線の生物作用について解説する。

ヒット・標的理論

放射線に照射されたときの細胞の生存率は以下の式で表される。

$$細胞の生存率 = \frac{放射線照射群の生き残った細胞数（コロニー数）}{放射線非照射群（対照群）の細胞数（コロニー数）}$$

細胞の生存率曲線とは，**y軸に細胞の生存率，x軸に放射線の照射線量との関係を表した曲線**である。

歴史的には，先述の放射線の生物作用を説明するために，さまざまな説が考えられた。そのなかでも「線量・効果関係」を調べることが中心に行われ，物理学の方法論を用いたものとして**ヒット論**と**標的論**が考えられた。この理論は次のような考え方による。

> **Point**
> 【ヒット・標的理論の骨子】
> - 細胞の中に標的となるものが存在する。
> - その標的は細胞全体と比べて非常に小さい。
> - その標的は細胞の生命維持に必須である。
> - この標的が放射線でヒットされると細胞は死亡する（ヒットしなければ死なないall or nothingの考え方）。

ヒット・標的理論は理論的に以下の4つが考えられるが，1標的多ヒット型と多標的多ヒット型は取り扱いが複雑なため，使用されることはほとんどない。ここでは，1標的1ヒット型と多標的1ヒット型について詳しく説明する。

> **Point**
>
> 【ヒット・標的理論の種類】
> - **1標的1ヒット型**：1つの細胞内にある標的は1個だけであり，ここに1個のヒットが生じると細胞死が起こる。
> - **多標的1ヒット型**：1つの細胞内にn個の標的があり，各標的に少なくとも1個以上のヒットが生じると細胞死が起こる。
> - **1標的多ヒット型**：1つの細胞内にある標的は1個であるが，この標的に複数のヒットが起きたときに細胞死が起こる。
> - **多標的多ヒット型**：1つの細胞内にn個の標的があり，各標的に複数のヒットが起きたときに細胞死が起こる。

1標的1ヒット型

1標的1ヒット型は，細胞内に1個だけ標的があり，その標的がヒットされると細胞が死亡すると考えるモデルである。

細胞の標的内に平均 λ 個のヒットが生じる場合で，標的にX個のヒットが生じる確率P(X)は，以下のようにポアソン分布に従う。

$$P(X) = \frac{\lambda^X \cdot e^{-\lambda}}{X!}$$

細胞内に1個だけ標的があり，その標的がヒットされると細胞が死亡するので，細胞が生き残る確率Sは，1つもヒットを受けない確率P(0)であるので，Xに0を代入して，

$$S = e^{-\lambda} \quad \cdots 式①$$

標的に生じるヒット数の平均値 λ は線量Dに比例するため，

$$\lambda = kD \quad k：比例定数$$

よって，

$$S = e^{-kD}$$

となる。

ここで，$S = e^{-\lambda}$ の式で平均1個のヒットが生じているときは $S = e^{-1}$ となり，$S ≒ 0.367$ となる。これは，確率論的に平均1個のヒットが生じるときはまったくヒットされないで生存する細胞が37%存在することを意味する。このため，37%の生存率を与える線量を**平均致死線量**とよび，D_0 と表す。よって，D_0 は放射線感受性の指標となり，D_0 が大きいと放射線低感受性であり，D_0 が小さいと放射線高感受性である。生存率曲線は図1aのようになる。

多標的1ヒット型

多標的1ヒット型は，細胞内にn個の標的があり，それぞれの標的が1ヒットされると細胞が死亡すると考えるモデルである。

まず，標的が1ヒット以上する確率は，1つもヒットを受けない確率P(0)を1から引いたもので，

$$1 - P(0)$$

そして，n個すべての標的に1ヒットする確率は$(1-P(0))^n$であり，式①より

$$(1-e^{-\lambda})^n$$

となる。よって，細胞の生存率は1からn個の標的すべてがヒットされる確率を引いたものとなるため，

$$S=1-(1-e^{-\lambda})^n$$

先述のようにD_0は細胞に平均1個のヒットを生じる線量であるため，線量をDとすると，$\lambda=D/D_0$となり，

$$S=1-(1-e^{-D/D_0})^n$$

と表せる。生存率曲線は図1bのようになる。

以上の2つのモデルの生存率曲線を1つのグラフに表したものが図1である。

多標的1ヒット型の細胞生存率曲線は縦軸（y軸）との交点がNとなり，傾きが$-1/D_0$の直線となるが，実際の細胞を使用して作成した生存率曲線では，**細胞の回復（修復）能力**が関与するため，**低線量域**では，**直線ではなくなだらかに低下する曲線**（図1b）となる。

生存率曲線の低線量域のなだらかな曲線部分を「**肩**」とよび，生存率曲線の直線部分を外挿した縦軸との交点は**外挿値N**，直線部分の外挿部分と生存率1との交点を**Dq値（準しきい線量）**という。それぞれのパラメータの意味と哺乳動物細胞での値を以下に示す。

図1 細胞生存率曲線

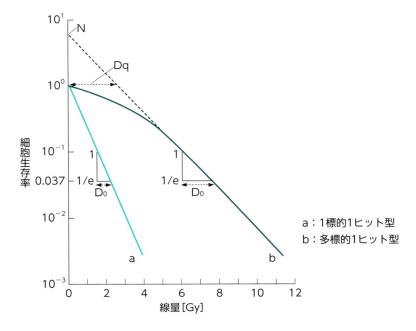

a：1標的1ヒット型
b：多標的1ヒット型

（田坂　晧 ほか編：放射線医学大系 第35巻 放射線生物学・病理学，中山書店，1984．より引用）

> Point
>
> 【ヒット・標的理論による生存率曲線のパラメータの意味】
> - 生存率の低線量域の肩：細胞の回復能力による。
> - D_0（平均致死線量）：生存率曲線の直線部分で，任意の点から生存率が37％になる線量のこと（0.9〜2.5Gy）。
> - D_q（準しきい線量）：細胞の回復能力を示す（0〜5Gy）。
> - N値（外挿値）：標的論における標的の数を示す（1〜10）。

直線-2次曲線モデル（linear quadratic model：LQ モデル）

ヒット・標的理論では，**標的の実体**が何であるかは問題にはしなかったが，放射線生物学の研究が進むにつれて細胞死を引き起こす標的の実体は**DNAの二本鎖切断**であることが明らかになってきた。そこで，標的がDNAの二本鎖切断であることを考慮して考えられたのが，**直線-2次曲線モデル（LQ モデル）**である。

図2のように，DNA二本鎖切断は1本の放射線により起こるもの（1飛跡事象）と2本の放射線により起こるもの（2飛跡事象）がある。1本の放射線による二本鎖切断は線量に比例（αD）し，2本の放射線による二本鎖切断は，線量の2乗に比例（βD^2）する。

よって，線量Dが照射されたときの細胞生存率Sは，

$$S = e^{-(\alpha D + \beta D^2)} \qquad \alpha, \beta：比例定数[/Gy]$$

となる（図3実線）。

図2 LQモデルでのDNA二本鎖切断の模式図

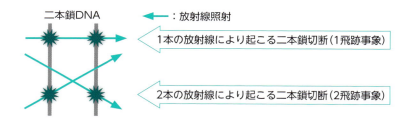

図3 LQモデルでの細胞生存率曲線とα/βの大小による比較

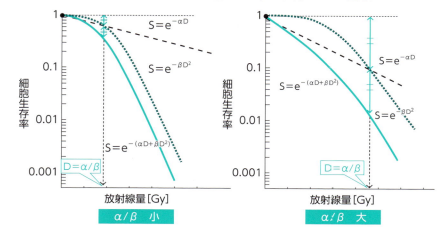

LQモデルでは，臨床的に用いられる分割照射レベルである1〜5Gy程度で実際の細胞実験データとよく合致する。また，比例定数であるαとβの比，α/βは1飛跡事象による細胞死と2飛跡事象による細胞死が等しくなる線量であるため，$\alpha D = \beta D^2$すなわち，$D = \alpha/\beta$となる。

細胞・組織や**障害の種類**によってα/βの値はさまざまで，それによりグラフの形も変化する。α/βは早期反応組織と腫瘍組織で大きく，晩期反応組織で小さい傾向があることがわかっているので，腫瘍組織の生存率曲線は肩が小さく，晩期反応組織の生存率曲線は肩が大きい。よって，この違いを利用して，低線量の分割照射を行い，晩期反応組織の障害を低減することが可能となる。放射線治療におけるα/βと分割照射の関係については，「7章 放射線によるがん治療」(p.251)で解説する。

> **Point**
> - α/βの値が大：「肩」が小さく，線量が高くなるまで曲がってこない。
>   : **早期反応型組織**[*1]，**腫瘍組織**
> - α/βの値が小：「肩」が大きく，低線量で曲がり始める。
>   : **晩期反応型組織**[*2]

↓用語 アラカルト

[*1] **早期反応型組織**
増殖が速い組織で，骨髄，皮膚，消化管上皮，一部の腫瘍などが含まれる。

[*2] **晩期反応型組織**
増殖が遅いか，していない組織で，神経，肝臓，腎臓，肺などが含まれる。

1標的1ヒット，多標的1ヒット，LQモデルによる生存率曲線を比較するために1つのグラフにまとめたものを図4に示す。

図4 3つのモデルによる細胞生存率曲線

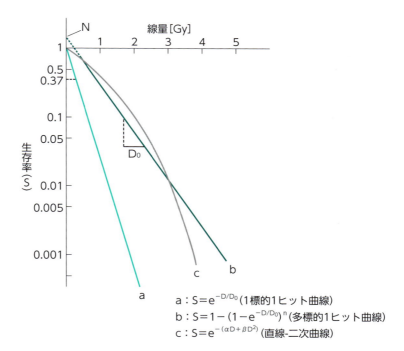

a：$S = e^{-D/D_0}$（1標的1ヒット曲線）
b：$S = 1 - (1 - e^{-D/D_0})^n$（多標的1ヒット曲線）
c：$S = e^{-(\alpha D + \beta D^2)}$（直線-二次曲線）

(坂本澄彦 ほか編：医学のための放射線生物学，秀潤社，1985. より改変引用)

09 亜致死損傷回復と潜在的致死損傷回復

藤井義大

はじめに

　細胞が放射線照射されると，DNAが損傷を受け，生死に影響を及ぼすことが知られている。それらは大きく分けて，致死損傷，亜致死損傷，潜在的致死損傷の3つがある。また，細胞は損傷しても回復する能力を有することが知られている。この回復現象には，大きく分けて2つあり，ElkindとSutton（エルカインド　サットン）によって報告された**亜致死損傷回復**（SLDR：sublethal damage recover）と，PhillipとTolmach（フィリップ　トルマック）によって報告された**潜在的致死損傷回復**（PLDR：potentially lethal damage recover）である。これらの回復現象により，細胞が放射線によって損傷を受けても，必ずしも死に至る訳ではない。さらに，これらの修復は，程度の差はあるが，正常細胞と腫瘍細胞どちらにも生じることがわかっている。本項目では，これら2つの回復現象について解説する。

> **Point**
>
> **【細胞の放射線照射による障害の種類】**
> - **致死損傷**（lethal damage：LD）：回復ができず死に至る損傷のこと。
> - **亜致死損傷**（sublethal damage：SLD）：修復機構により回復できる損傷のこと。
> - **潜在的致死損傷**（potentially lethal damage：PLD）：本来は致死損傷と同様に，死に至る損傷であるが，損傷を受けた後の細胞の処理条件によって修復機構により回復できる損傷のこと。

亜致死損傷回復（SLDR）

　本章「8 生存率曲線とモデル」で述べたように，ヒット・標的理論より，細胞内に標的がn個ある場合，たとえn－1個の標的がヒットを受けても細胞は死に至らない。このような損傷を亜致死損傷（SLD）という（図1）。また，細胞には，その過程で生じた損傷を修復する機能ももち合わせており，損傷から回復する現象の1つとして，**亜致死損傷回復**（SLDR）が知られている。亜致死損傷回復は，エルカインドらによって発見されたので，**Elkind回復**（エルカインド）ともよばれている。この現象により，細胞に放射線を照射した後に，間隔を置いて再び照射を行った場合と，同量の放射線を一度に照射した場合とで，細胞に与える損傷が異なる。総線量が同じであれば，総損傷量は同じになるはずであると考えられるが，実際には間隔を空けて照射（**分割照射**）したほうが，残存する損傷が少ない。これは，照射の間隔を置くことにより，その間に損傷の回復（亜致死損傷回復）が起こり，最初の照射で受けた損傷が回復したためと考えられる（図2）。

図1 亜致死損傷回復の説明図

亜致死損傷回復

細胞の標的が3つの場合で、2つはヒットされたが、標的の1つが残っている（亜致死損傷）ため生存し、SLDRによって回復した状態

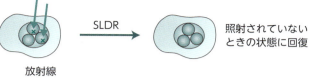

照射されていないときの状態に回復

細胞の標的が3つの場合で3つすべてがヒットされた（致死損傷）ためにSLDRを行うことができず、細胞が死亡する

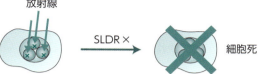

細胞死

 細胞モデル　3つの標的　×ヒット　 亜致死損傷　致死損傷

図2 亜致死損傷回復と細胞生存率曲線の関係

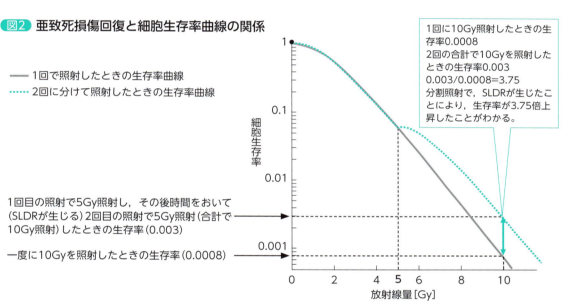

― 1回で照射したときの生存率曲線
┄ 2回に分けて照射したときの生存率曲線

1回目の照射で5Gy照射し、その後時間をおいて（SLDRが生じる）2回目の照射で5Gy照射（合計で10Gy照射）したときの生存率（0.003）

一度に10Gyを照射したときの生存率（0.0008）

1回に10Gy照射したときの生存率0.0008
2回の合計で10Gyを照射したときの生存率0.003
0.003/0.0008＝3.75
分割照射で、SLDRが生じたことにより、生存率が3.75倍上昇したことがわかる。

✻ SLDRと放射線の線質との関係

　低LET（linear energy transfer：線エネルギー付与）放射線は高LET放射線と比べ、同線量であれば、細胞に与える損傷は小さい。さらに、SLDRは低線量LET放射線のほうが高LET放射線よりもよく行われることがわかっている（図3）。

図3 チャイニーズ・ハムスター細胞を用いた2分割照射実験

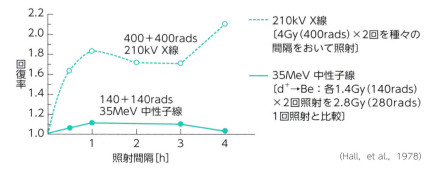

┄ 210kV X線
〔4Gy（400rads）×2回を種々の間隔をおいて照射〕

― 35MeV 中性子線
〔d⁺→Be：各1.4Gy（140rads）×2回照射を2.8Gy（280rads）1回照射と比較〕

(Hall, et al., 1978)

潜在的致死損傷回復(PLDR)

前述のヒット・標的理論において，細胞の標的がすべてヒットされて致死となるはずだった細胞が修復の結果致死でなくなることがある。この現象における(潜在的な)致死をもたらす損傷を**潜在的致死損傷(PLD)**といい，その損傷からの回復を**潜在的致死損傷回復(PLDR)**という(図4)。ただし，潜在的致死損傷回復が生じるためには，放射線照射後に**細胞が分裂・増殖に適さない環境に置かれる**必要があると考えられている。細胞が分裂・増殖を抑制されることにより，その間に，本来致死であるはずの損傷を回復していると考えられている。

> **Point**
>
> 【潜在的致死損傷修復(PLDR)の生じる条件】
> - 低栄養環境下
> - 低pH環境下
> - 低酸素環境下
> - プラトー期(静止期)にある状態
>
> など。
> すべて，細胞が分裂・増殖に適さない環境に置かれることが条件となっている。

さらに，PLDRには速いPLDRと遅いPLDRがある。速いPLDRは，放射線照射後1時間内で完了するもので，上述のような細胞分裂・増殖が抑制された環境で起きる。遅いPLDRは，放射線照射後6時間前後で完了するもので，不等張液(0.5mol NaCl生理食塩水)処理によるPLDRの抑制による実験から見出された。どちらのPLDRの分子メカニズムも十分にはわかっていない。

図4 潜在的致死損傷回復の説明図

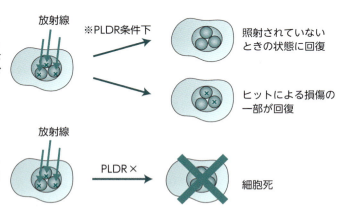

潜在的致死損傷回復
細胞の標的が3つの場合で3つすべてがヒットされた(致死損傷)が，PLDRの生じる条件下に細胞を置いたためにPLDRを生じて細胞が生存する

細胞の標的が3つの場合で3つすべてがヒットされた(致死損傷)，さらにPLDRを行うことができない条件下では細胞が死亡する

PLDRと放射線の線質との関係

　SLDRは放射線の線質の違いによって生じる度合いが変化することは述べたが，PLDRも同様である。

　線質が異なる低LET放射線と高LET放射線でのPLDRの生じる度合いを比較したとき，低LET放射線では，**照射後4～6時間あたりまでPLDRが生じ，生存率が上昇している**が，高LET放射線では，**PLDRがほとんど起きておらず，生存率の上昇もほとんどみられない**。よって，照射後4～6時間以降で，低LET放射線照射による生存率と高LET放射線照射による生存率の差は最大となる（図5）。

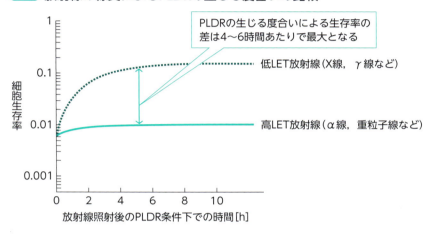

図5 放射線の線質によるPLDRの生じる度合いの比較

低線量率照射との関係

　低線量率照射とは，単位時間あたりの照射線量を低くし長時間照射することである。低線量率照射は分割照射を限りなく細かい頻度で連続して行う照射と考えられるため，その間にSLDRが生じてSLDが修復され，細胞が生存すると考えられる。これは，高線量率照射でも生じるが，SLDRを行うことができる時間は**低線量率のほうが長い**ため，低線量率照射のほうが，細胞が生存しやすく，**放射線低感受性**となる。つまり，同じ種類の同じ線量の放射線であっても，**線量率を変えることにより生物効果が異なる**。このことを**線量率効果**という。線量率効果はX線やγ線などの**低LET放射線**でより大きく観察される。これは先述のとおり，**低LET放射線による損傷のほうが高LET放射線による損傷と比べて修復しやすく，SLDRがより修復効果を上げる**ためである。

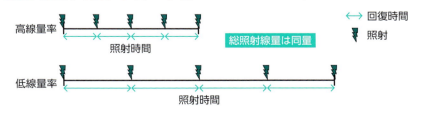

図6 線量率の違いのイメージ図

まとめのチェック

☐☐	1	直接作用，間接作用とは何か。	▶▶ 1	直接作用とは放射線が溶質（DNA）を直接に電離，励起することである。間接作用とは放射線が溶媒（水）を電離，励起し，それによって生じたフリーラジカルが溶質（DNA）と反応することである。
☐☐	2	一重項酸素，三重項酸素，過酸化水素のうち，フリーラジカル，活性酸素種はどれか。すべて答えよ。	▶▶ 2	フリーラジカルは三重項酸素であり，活性酸素種は一重項酸素と過酸化水素である。
☐☐	3	ラジカルスカベンジャーの例を挙げよ。	▶▶ 3	ジメチルスルホキシド，システアミン，グルタチオンなど。
☐☐	4	スーパーオキシドディスムターゼ，カタラーゼの作用を述べよ。	▶▶ 4	スーパーオキシドディスムターゼはスーパーオキシドアニオンラジカルを酸素あるいは過酸化水素に変える。カタラーゼは過酸化水素を水と酸素に分解する。
☐☐	5	放射線によるDNA損傷で主なものを挙げよ。	▶▶ 5	塩基損傷，DNA架橋，DNA一本鎖切断，DNA二本鎖切断など。
☐☐	6	DNA損傷の検出法で主なものを挙げよ。	▶▶ 6	蛍光免疫染色法，パルスフィールドゲル電気泳動，コメットアッセイ法など。
☐☐	7	突然変異は大きく遺伝子突然変異と染色体突然変異に分けられるが，どちらも根本的な原因は同じである。その原因は何であるか述べよ。	▶▶ 7	DNA塩基配列の変化。
☐☐	8	染色体突然変異には安定型と不安定型があるが，それぞれどのような種類があり，どのような特徴があるか述べよ。	▶▶ 8	安定型には転座，逆位，末端欠失などがあり，これらの異常があっても細胞分裂に支障がないため細胞分裂を行い，細胞は生存することができる。一方，不安定型は，二動原体染色体，環状染色体などがあり，細胞分裂がうまくできずにその細胞は死滅する。
☐☐	9	分裂死と増殖死の違いについて説明せよ。	▶▶ 9	分裂死は細胞が分裂を経て死ぬことであり，増殖死は細胞が増殖能を失うことである。

☐☐ 10	細胞生物学分野における細胞死分類について，代表的な細胞死のタイプ5つを挙げよ。	▶▶ 10 アポトーシス，オートファジー性細胞死，ネクローシス，分裂期破局，老化。
☐☐ 11	ヒット・標的理論における細胞生存率曲線のパラメータを挙げ，それらについて生物学的な意味を含めて説明せよ。	▶▶ 11 D_0(平均致死線量)：細胞生存率曲線の直線部分において任意の点から生存率が37％になる線量。 D_q(準しきい線量)：生存率曲線の直線部分の外挿部分と生存率1との交点の線量であり，細胞の損傷に対する回復能力を示す。 N値(外挿値)：生存率曲線の直線部分を外挿した縦軸(y軸)との交点の値であり，標的論における標的の数を表す。
☐☐ 12	放射線照射による損傷を3つ挙げ，それぞれの損傷の回復について述べよ。	▶▶ 12 致死損傷，亜致死損傷，潜在的致死損傷。 致死損傷の回復：致死的な損傷のため回復はできず，その細胞は死に至る。 亜致死損傷の回復(SLDR)：回復が可能な損傷であり，細胞の修復機構により修復することができる。 潜在的致死損傷の回復(PLDR)：本来は，致死損傷と同様に致命的な損傷であるが，損傷を受けた細胞を特殊な条件下(細胞が分裂・増殖に適さない)におくことにより，修復が可能となる。

4章 組織・個体レベルでの放射線影響

01 放射線のさまざまな影響と分類

門前　暁，吉野浩教

はじめに

　生体に対する放射線被ばくでは，原子・分子レベルでの物理学的・化学的過程を経て細胞に損傷が与えられる。生体内では，正常な状態を一定に保とうという（恒常性）機能が備わっており，放射線による外的ストレスに対しては，発生したフリーラジカルなどを生体内成分で無毒化したり，発生した細胞損傷の修復や異常細胞のアポトーシスを誘導したりと正常な状態が維持されている。しかし，**正常組織における細胞損傷の程度が回復能力を上回ったとき**，組織レベルでの機能が低下し，最終的に個体レベルで有害事象として影響がみられる。これを**放射線障害**とよぶ。この放射線障害は，いくつかのカテゴリーに分類することができる（図1）。ここではまず，分類について理解して欲しい。

図1 放射線障害発生までのイメージ

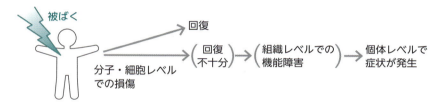

外部被ばくと内部被ばく

　放射線源が体外にあって放射線が生体にさらされる状況を**外部被ばく**という（図2a）。それに対し，経口，経皮，経気道，創傷部より放射性同位元素が体内に取り込まれ，内部から放射線の被ばくを受けることを**内部被ばく**という（図3a）。外部被ばくによる放射線障害の発生部位は，線質*1依存的に体表面からの深さが異なる（図2b）。一方，内部被ばくは，取り込まれる放射性同位元素化合物の**臓器親和性***2に依存して，放射線障害がみられる組織・臓器が異なる（図3b）。

> **例**
> 　放射線診療では，一般撮影，X線透視，X線CT，リニアックなどの利用は外部被ばくを（図4），また核医学検査や放射線内用療法〔2020年2月現在国内で保険承認が得られているのはゼヴァリン®（^{90}Y），ヨードカプセル（^{131}I），ゾーフィゴ®（^{223}Ra）の4種である〕は内部被ばくをもたらす。医療分野において正常組織への影響を十分に考慮し放射線障害を可能な限り抑制することは，放射線診療スタッフの重要な役割である。

用語アラカルト

*1　線質
放射線の種類のことで，線質を表す指標として，線エネルギー付与（LET：keV/μm）が用いられ，放射線の飛跡に沿った単位長さあたりの損失するエネルギーを表す。一般的に重荷電粒子（α線や陽子線）は電磁波（X線やγ線）より大きい。

*2　臓器親和性
生体内に取り込まれた放射性同位元素化合物は，その物理的性状や化学的性状によって集積・沈着する臓器が異なるということ。

図2 外部被ばくのイメージと線質の特徴

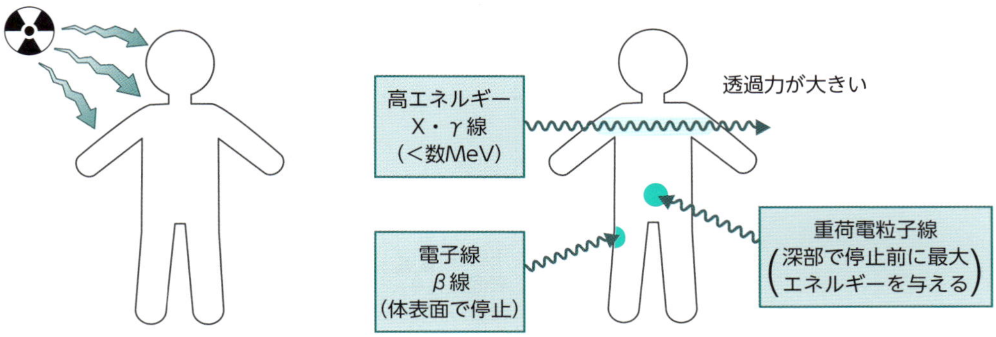

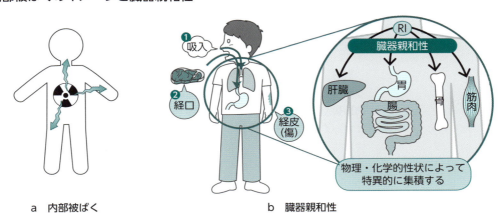

a 外部被ばく　　b 線質の特徴

図3 内部被ばくのイメージと臓器親和性

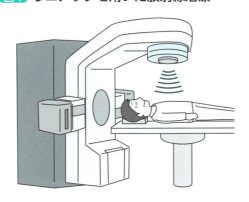

a 内部被ばく　　b 臓器親和性

図4 リニアックを用いた放射線治療

外部被ばくを基本とするリニアックは，ターゲット（がん組織）に細胞死誘導を行い，死滅させることを目的に利用される。

全身被ばくと局所被ばく

　放射線源が体外にあり，全身に均等な被ばくがもたらされることを全身被ばくといい（図5a），放射線源からの放射線が体の一部に照射される状況を局所被ばくという（図5b）。放射性物質の体内摂取の際は，臓器親和性に基づき特異的な集積を示すため，ほとんどの場合，それらに関連する組織・臓器への局所被ばくとなる。

図5 全身被ばくと局所被ばく

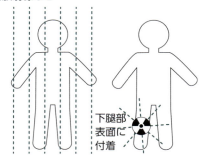

a　全身被ばく　　b　局所被ばく

(福士政広 編：第2種放射線取扱主任者試験 マスター・ノート，メジカルビュー社，2014．より改変引用)

> **例**
> 放射線診断領域においては，ほとんどが局所被ばくとなる。一方，放射線治療領域では白血病治療における骨髄アブレーションのような一部領域において全身被ばくを伴う放射線照射が行われている。

確率的影響と確定的影響

　放射線防護の観点から，放射線被ばくによる影響の発生の頻度にしきい値がないものを**確率的影響**（stochastic effects），しきい値をもつ影響を**確定的影響**（deterministic effects）と分類された。前者は発がんや遺伝的影響といった晩発性障害を指し，後者はそれ以外の有害事象（急性障害および晩発性障害）をいう。また，これらの分類において，図6に示すように被ばく線量と発生頻度・重篤度の間には特徴がある。

図6 確率的影響と確定的影響の分類と特徴

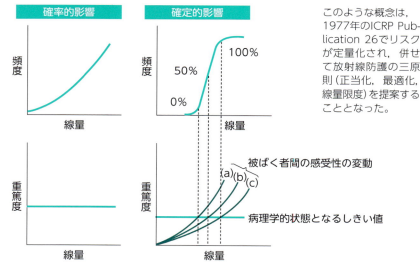

> このような概念は，1977年のICRP Publication 26でリスクが定量化され，併せて放射線防護の三原則（正当化，最適化，線量限度）を提案することとなった。

(日本アイソトープ協会 訳：ICRP Publication 41，日本アイソトープ協会，1987．より引用)

組織の放射線感受性

　細胞分裂の頻度や再生能が高く，分裂過程が長いものほど，さらには細胞形態が未分化・幼若なものほど放射線感受性は高いという，生物の組織細胞を対象とした法則を**ベルゴニー・トリボンドーの法則**（Bergonie-Tribondeau's law）という（表1）。これは，1906年にラットの精巣を用いた研究から発表されたもので，発見したフランスの研究者の名前が付けられた。この法則はリンパ球のほか，一部の組織細胞にあてはまらないことが明らかにされてきているが，多くの場合は成立する。

表1 組織の放射線感受性

細胞分裂頻度	組織	放射線感受性
非常に高い	リンパ組織，造血組織，卵巣，精巣，腸上皮	非常に高い
高い	口腔上皮，皮膚，毛嚢上皮，膀胱上皮，食道上皮，水晶体上皮，尿管上皮	高い
中等度	結合織，骨組織（成長中）	中等度
低い	骨組織，汗腺上皮，肝上皮，膵臓上皮，甲状腺上皮，副腎上皮	低い
非常に低い	神経組織，筋肉組織	非常に低い

（福士政広 編：第1種放射線取扱主任者試験 マスター・ノート 3rd edition, メジカルビュー社，2015. より引用）

急性障害と晩発性障害

急性障害は，短時間に大量の放射線被ばく（高線量率被ばく）をすることで生じる**身体的影響**で，確定的影響に分類される。詳細は次項目「2 急性放射線症候群」（p.146）にて解説する。

一方，**晩発性障害**は，身体的影響と遺伝的影響に分けられ，身体的影響の一部は確定的影響に，その他の身体的影響と遺伝的影響は確率的影響に分類される（図7）。

以上のように，放射線による影響はさまざまな分類がされており（図8），本章では各組織における詳細を解説していく。

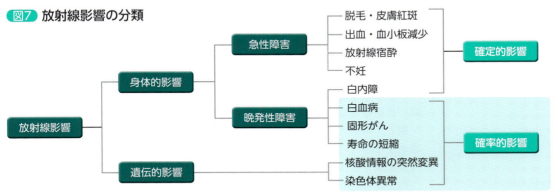

図7 放射線影響の分類

（福士政広 編：診療放射線技師 スリム・ベーシック1 放射線生物学，メジカルビュー社，2009. より改変引用）

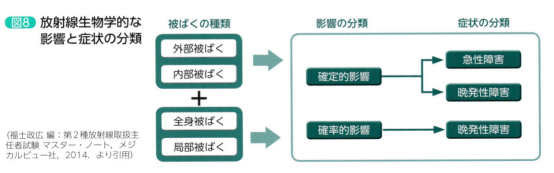

図8 放射線生物学的な影響と症状の分類

（福士政広 編：第2種放射線取扱主任者試験 マスター・ノート，メジカルビュー社，2014. より引用）

02 急性放射線症候群

吉野浩教, 門前 暁

急性放射線症候群 (acute radiation syndrome : ARS)

全身または身体の広範囲に1Gyを超す大量の放射線を被ばくした場合, 被ばく線量に応じてさまざまな臓器・組織に障害が起き, 被ばく後数時間から数週間以内に発熱, 嘔気・嘔吐などの臨床症状が現れる。これらの症状を**急性放射線症候群**または**急性放射線症**という。

造血器系や消化管系などの個体の生存に重要な臓器・組織に重篤な障害が起きた場合, 個体死に至る。

急性放射線症候群は, その時間経過によって, ①前駆期, ②潜伏期, ③発症期, ④回復期または死亡の4つの病期に分けられる。

①前駆期:被ばく後48時間以内に症状が現れる。症状は嘔気・嘔吐, 下痢, 頭痛意識障害など (放射線宿酔[*1])。
②潜伏期:前駆症状が一時的に消失する期間。潜伏期間は線量に依存し, 高線量被ばくほど期間が短くなる。
③発症期:被ばく線量に応じて, 造血器障害(免疫機能の低下, 出血など), 消化管障害(下痢, 脱水など), 中枢神経障害(脳・血管系の障害)が現れる。
④回復期または死亡:各症状が回復する。障害が致死的である場合は個体死に至る(治療により回復, または生存期間の延長の可能性もある)。

> **補足**
> 0.5Gy程度の被ばく線量からリンパ球が一時的に減少する。

> **用語アラカルト**
> [*1] 放射線宿酔
> 1～2 Gyの被ばく後に起きる, 嘔気・嘔吐, めまい, 食欲不振などの二日酔いに似た症状。

臓器・組織の放射線感受性

放射線障害を予測するうえで臓器・組織の放射線感受性を理解しておくことが重要となる。本章「1 放射線のさまざまな影響と分類」の表1 (p.145) に示すように**放射線感受性は臓器・組織によって異なり**, 造血器である骨髄やリンパ組織の放射線感受性は非常に高い。

臓器・組織の放射線感受性に影響を与える因子の1つとして, 臓器・組織を構成する細胞の放射線感受性が挙げられる。放射線生物学では細胞の放射線感受性に関する**ベルゴニー・トリボンドーの法則**という有名な法則がある。この法則では,
①細胞分裂頻度の高い細胞ほど
②将来, 分裂回数の多い細胞ほど
③形態および機能において未分化な細胞ほど
放射線感受性が高いとされている。

ただし, すべての細胞がこの法則にあてはまるわけではなく, 高分化細胞であるリンパ球の放射線感受性が高いなどの例外が存在する。

半致死線量 (Lethal Dose, 50%: LD₅₀)

　被ばく線量と生存期間の関係は**半致死線量（LD$_{50}$）**を用いて表されることが多い。LD$_{50}$の値は照射後の観察期間によって異なる。動物では照射後30日における死亡率で評価するのが一般的で、このときの半致死線量をLD$_{50/30}$（被ばく後30日で50％の死に至る線量）で表す。この時点までに死亡するものは死亡し、それ以上観察期間を長くしても死亡率に大きな変化がない。ただし、ヒトであれば生存期間がもう少し長いため、観察期間を60日としたLD$_{50/60}$（被ばく後60日で50％の死に至る線量）が指標として使われる。被ばく後に医療管理が施されない場合のLD$_{50/60}$は約3.3～4.5Gyである。この被ばく線量での死因は主に造血器の障害であり、抗生物質、抗菌物質、血液製剤や栄養などの医療管理が行われる場合、LD$_{50/60}$は6～7Gyに改善される。

急性放射線症候群による個体死

　全身に高線量被ばくをした場合、臓器・組織の重篤な障害により個体死に至るが、**被ばく線量により生存期間や死因が異なる**（図1）。
　2～10Gyの被ばくをすると、ヒトは60日以内（マウスなどでは30日）に造血器障害により死亡する。この死亡様式を骨髄死といい、この障害に伴う症状を骨髄症候群という。被ばく線量が小さければ、その死亡率は低下する。
　造血組織は**細胞再生系組織**[*2]であり、放射線感受性が高い。すべての血球の源である造血幹細胞が高線量被ばくにより細胞死を起こすと、血液細胞の供給が断たれ、血液細胞が担う機能が不全となる。免疫担当細胞である白血球が減少すると感染症が起こり、血小板が減少すると出血傾向となり、それらが原因で死に至る。成熟血球は比較的放射線抵抗性であり、すでに産生された血球細胞が被ばく後もしばらくは機能するため、個体は一定期間生存できる。
　造血器障害による個体死の主因は感染であるため、抗生物質や抗菌剤投与などの感染症予防が重要となる。また、造血機能を刺激する薬剤の投与や造血幹

> **用語** アラカルト
>
> **＊2　細胞再生系組織**
> 細胞増殖が活発に行われている組織で、肝細胞が存在する。骨髄、精巣、小腸など。

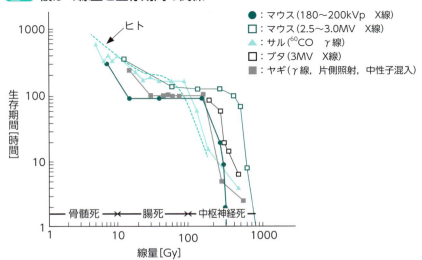

図1 被ばく線量と生存期間の関係

（江島洋介 ほか：放射線生物学 改訂2版、オーム社、2011. より引用）

細胞移植などの治療により生存率を高めることができる。

被ばく線量がさらに増え，10〜数十Gyの被ばくをすると，**消化器系の障害により被ばく後3〜10日で死亡する**。これを腸死といい，この被ばく線量域に特有の症状を消化管症候群という。

消化管障害の発症機序は放射線による粘膜上皮細胞の再生障害である。消化管の粘膜上皮の幹細胞が被ばくにより障害されると新しい細胞の供給が停止し，消化管の機能が低下する。その結果，下痢，食欲不振，電解質喪失による脱水症，感染などが進行し個体死に至る。腸死では死亡するまでの期間が被ばく線量によらずほぼ一定であり，マウスなどの小動物では3〜4日，ヒトやサルなどでは5〜10日とされている。この線量域でも，造血器が障害されているため骨髄症候群も起こるが，消化管障害が原因で個体死に至る。

消化管障害を発症した場合，体液・電解質の喪失および感染が個体死の主因となるため，輸液や抗生物質投与などの処置が行われる。これらの処置によりある程度は延命できるが，腸死を救命する治療法は現時点では確立されていない。

数十Gy以上の線量を被ばくすると，中枢神経系の障害により死に至る。被ばく後早期から意識障害，血圧低下などの中枢神経症状，循環障害に加えて血管透過性亢進による浮腫，肺水腫，下痢などを伴う神経血管症候群を発症する。50Gy以上の被ばくでは，直後の激しい前駆症状に引き続いて血管運動失調が起こり，2日以内に死亡する。さらに，1000Gy以上の非常に高い線量を被ばくすると，生体高分子が直接的に障害され生命活動が停止し，数時間以内に死亡する。

◎参考文献

- Hall, E.J. and Giaccia, A. J. : Radiology for the Radiologist 7 th edition, Lippincott Williams & Wilkins, 2011.
- 日本放射線技術学会 監：放射線生物学 改訂2版，オーム社，2011.
- 小須田 茂：放射線生物学ノート，文光堂，1996.
- 大西武雄 監：放射線医科学—生体と放射線・電磁波・超音波—，学会出版センター，2007.
- 窪田宜夫 編著：新版 放射線生物学，医療科学社，2015.
- 福士政広 編：第1種放射線取扱主任者試験 マスター・ノート 3rd edition，メジカルビュー社，2015.
- 福士政広 編：診療放射線技師 ブルー・ノート 基礎編 3rd edition，メジカルビュー社，2012.
- ICRP Publication 118, 2012.
- 日本アイソトープ協会：ICRP Publication 103 国際放射線防護委員会の2007年勧告，2009.
- 日本アイソトープ協会：ICRP Publication 41 電離放射線の非確率的影響，1987.

造血系・免疫系への影響

造血機能の解剖

　生体内に存在するすべての血液細胞は，**造血幹細胞**（hematopoietic stem cell：HSC）に由来する。

　造血幹細胞は自己複製能と多分化能という2つの機能をもち，生涯にわたってその集団を骨髄組織に維持して，血球細胞を供給し続けている。

　骨髄組織は，多くの細胞から構成される複雑な組織である。最外部を硬骨に囲まれ，内壁には骨芽細胞と破骨細胞が常にバランスをとり活動している。さらには微小血管が張り巡らされている。造血幹細胞や造血前駆細胞は，骨芽細胞や微小血管の内皮細胞に接着し，休眠状態として（G_0期）未分化が維持されている。このように，造血細胞を支持する環境を**ニッチ**（**niche**）とよぶ。造血幹細胞および前駆細胞は，このニッチ細胞に接着しながら未分化に必要な成長因子などを受け取っている（図1）。

図1 骨髄組織における造血幹細胞の維持機構

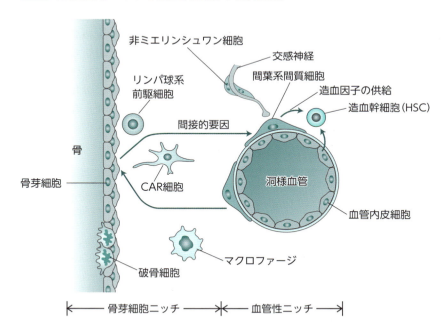

　HSCは，未分化維持のための骨芽細胞ニッチと，増殖・分化のための血管性ニッチという大きく2つの微小環境に存在し，図に示されるような，さまざまな細胞から造血因子や細胞周期活性または抑制因子を受け取り生涯枯渇することなく維持される。

〔Morrison SJ, et al.：Nature，505：327-334, 2014. およびGiles AJ, et al.：Pharmacology & Therapeutics，168：53-60, 2016. およびKaur S. et al.：Seminars in Cell & Develop-mental Biology，2016. より引用〕

年齢による造血組織の移動

ヒトにおける造血組織は，胎生期に肝臓や脾臓などを経由して出生後は主に骨髄に移行する(赤色骨髄)．その後，造血組織は加齢に伴い脛骨・大腿骨は20代前後で，次に肋骨の順に脂肪組織を含む非造血組織(黄色骨髄)に次第に入れ替わる(図2)．高齢になると椎骨や胸骨が主な造血組織となる．

図2 加齢に伴う造血組織の移行

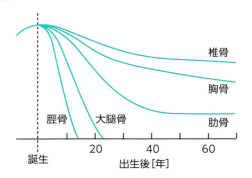

出生直後，全身の骨髄のほとんどが造血機能を有しているが，加齢に伴い，各骨髄組織における造血組織の割合が低下する．

(小澤瀞司 ほか監：標準生理学 第8版，医学書院 2014．より引用)

血球細胞の分化・成熟

血球細胞は大きく骨髄系とリンパ系の血球に分類される(図3)．これらの細胞の成熟化には，分化系統特異的な造血因子(40以上存在する)が作用する(表1)．造血因子によって刺激された造血幹細胞は，多能性前駆細胞(MPP：multipotential progenitor)を経由して骨髄系共通前駆細胞(CMP：common myeloid progenitor)または主リンパ球系共通前駆細胞(CLP：common lymphoid progenitor)のいずれかに分化誘導される(図3)．例えばG-CSFによる刺激の場合，骨髄系への分化が強く誘導され，赤血球，血小板や顆粒球・単球などに分化する(図3，表1)．

表1 骨髄系造血における主要な造血因子

名称	主な産生細胞	主な作用
G-CSF (granulocyte-colony stimulating factor)	マクロファージ，骨髄間質細胞	好中球のほか，幹細胞，骨髄系前駆細胞の分化誘導および増殖促進
GM-CSF (granulocyte-macrophage-colony stimulating factor)	T細胞，骨髄間質細胞	顆粒球・マクロファージへの分化誘導および増殖促進，BFU-E[1]，CFU-E[1]への分化・増殖促進
SCF (stem cell factor)	骨髄間質細胞	多能性幹細胞や肥満細胞の増殖促進
TPO (thrombopoietin)	幹細胞	幹細胞の制御，巨核球への分化誘導および増殖促進
EPO (erythropoietin)	腎尿細管周囲の繊維芽細胞	CFU-Eの分化誘導および増殖促進
IL-3 (interleukin-3)	T細胞，肥満細胞	骨髄球系幹細胞，BFU-Eの分化誘導および増殖促進
IL-6 (interleukin-6)	T細胞，マクロファージ，骨髄間質細胞	多能性幹細胞の増殖を促進，巨核球前駆細胞の分化誘導および増殖促進，B細胞の増殖促進

1) BFU-E：burst forming unit-erythrocyte，CFU-E：colony forming unit-erythrocyte (BFU-EはCFU-Eよりも成熟側の分化段階にある)

(小澤瀞司 ほか監：標準生理学 第8版，医学書院，2014．より改変引用)

図3 造血システムにおける造血因子の役割

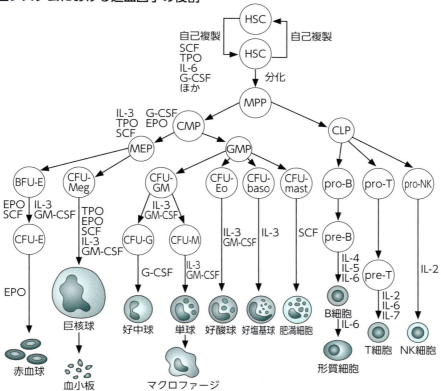

血球の種類と機能

血球には赤血球，白血球，血小板などが存在し，核を有するのは白血球である。白血球はさらに顆粒球（好中球，好酸球，好塩基球），単球およびリンパ球に分けられる（図4）。顆粒球は細胞質中に存在する顆粒の染色性によって分けられ，殺菌に大きく役割を果たす。また，顆粒球のなかで最も多い好中球（表2）は，外来菌を貪食して殺菌するユニークな機能を有する（図5）。単球は血管から出て，組織内でマクロファージとなり，貪食能を有するとともに中心的な免疫担当細胞でもある。リンパ球（T細胞，B細胞，NK細胞）は核が丸いのが特徴で，生体防御機能を担っている。

図4 白血球の種類

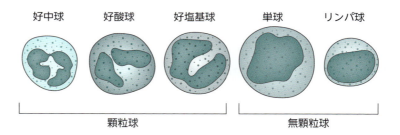

（岡田隆夫 編：集中講義 生理学 改訂2版，メジカルビュー社，2014．より引用）

表2 末梢血における白血球百分率

		分画	血球寿命
顆粒球	好中球杆状核	0〜10%	血中で約10時間。組織内に入り込み数日の寿命を維持できる
	好中球分葉核	28〜68%	
	好酸球	0〜10%	
	好塩基球	0〜2%	
単球		0〜10%	血中で数日以内
リンパ球	B細胞(形質細胞)	17〜57%	2〜3日のものから5〜7週間のもので存在する
	T細胞		4〜6カ月
	NK細胞		1〜2週間

(金井正光 監：臨床検査法提要 改訂第34版，金原出版，2015．およびZhang Y et al．：Immunology, 121：258-265，2007．より引用)

図5 好中球の殺菌作用

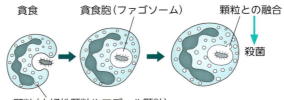

(岡田隆夫 編：集中講義 生理学 改訂2版，メジカルビュー社，2014．より引用)

　赤血球は，本来細胞がもつ核を成熟する際に細胞質の外へ排出しているため(脱核)，水分とヘモグロビンでその容積のほとんどを占める。赤血球の主要構成物質であるヘモグロビンは，肺にて酸素と結合し，全身へ酸素を供給する。ヘモグロビンはポルフィリン核に鉄をもつ4つのヘムと4つのグロビンからなり，ヘムは中心に1つの鉄原子をもち，酸素1分子を結合することができるため，ヘモグロビン1分子で4個の酸素分子と結合可能である。

　血小板は約2μm程度の無核であり，一般的な細胞よりも小さい。血液が血管内から大量に失われると生命の危機に直面することから，出血を防止するために止血機構として血小板が役割を果たす。血管壁が障害を受けると，障害血管に付着した血小板から遊離されるトロンボキサンA_2や疼痛刺激により血管自体のれん縮が起こり，出血を防ぐ。血小板はその粘着能・凝集能・放出能を通じて血小板血栓(一次血栓)を形成する。この一連の反応には血小板膜表面の糖タンパク(GP：glycoprotein)や血小板の顆粒に含まれる種々の生理活性物質がかかわるとともに，この反応中に血小板は活性化される。一次血栓の形成に続いて凝固系の反応で生じたフィブリンが一次血栓を巻き込み，強固な二次血栓を作って止血が完了する(図6)。

　以上のような各種血球数には若干の男女差を有し，一定の血球寿命をもちながらわれわれの体内で活躍しているのである(表3)。

図6 血小板による止血機構

a 一次血栓の形成

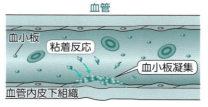

b 凝固系の活性化

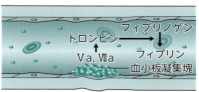

c 二次血栓の形成

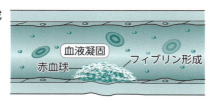

(岡田隆夫 編：集中講義 生理学 改訂2版，メジカルビュー社，2014．より引用)

表3 末梢血に含まれる各種血球とその正常値

	男性	女性	血球寿命
赤血球	427〜570×10⁴/μL	376〜500×10⁴/μL	約120日
白血球	4000〜9000 /μL		血球の種類による(表2参照)
血小板	15〜35 ×10⁴/μL		約10日
ヘモグロビン	14〜18g/dL	12〜16g/dL	
ヘマトクリット値	40.0〜52.0%	33.5〜45.0%	

高線量率被ばくによる造血への影響

　一度に大量の放射線にさらされると(高線量率)，末梢血中の血球細胞の減少がみられる。その際，血球減少の程度はその種類によって異なる(図7)。放射線感受性が特に高いのはリンパ球であるが，これを利用した生物学的線量評価(バイオドシメトリ)や，緊急被ばく時の前駆症状を参考としたトリアージに有効と考えられている(表4)。

　ICRP 2007年勧告によると，造血系の機能低下は被ばく後3〜7日で影響がみられる。1Gyを全身に受け治療しない場合，30〜60日後に死亡する。また，2〜3Gyを全身に受けた場合，最善の治療を施したとしても，30〜60日後に死亡するといわれている。

表4 末梢血リンパ球数を指標とした急性障害の重症度と線量の推定

急性障害の重症度	線量[Gy]	被ばく6日目におけるリンパ球数 [10^6個/ml]
Pre-clinical phase	0.1〜1.0	1.5〜2.5
軽度	1.0〜2.0	0.7〜1.5
中等度	2.0〜4.0	0.5〜0.8
重症	4.0〜6.0	0.3〜0.5
きわめて重症	6.0〜8.0	0.1〜0.3
致死	>8.0	0.0〜0.05

(UNSCEAR 1988 reportより引用)

表5 確定的影響・確率的影響のまとめ

高線量率での しきい線量[Gy]	確定的影響		確率的影響
	急性期	晩発期	晩発期
0.25〜0.5	リンパ球一時減少	再生不良性貧血（しきい値ははっきりしていない）	白血病
1〜2	リンパ球の明確な減少		
3〜6	造血障害（骨髄死のリスク：LD_{50}）		
7	骨髄死（100%）		

（福士政広 編：第2種放射線取扱主任者試験 マスター・ノート，メジカルビュー社，2014．より引用）

図7 高線量率被ばく後における末梢血球数の変動（被ばく前を100とした場合）

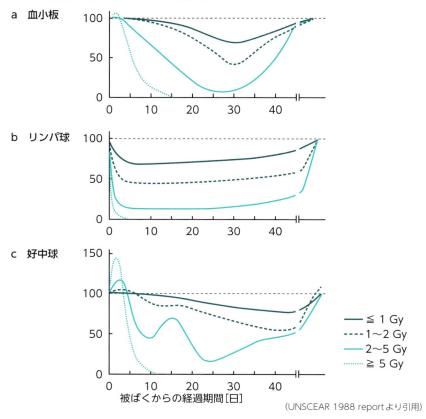

a 血小板
b リンパ球
c 好中球

被ばくからの経過期間[日]

≦ 1 Gy
1〜2 Gy
2〜5 Gy
≧ 5 Gy

(UNSCEAR 1988 reportより引用)

放射線誘発白血病のリスク

　造血組織が放射線にさらされた場合，確率的影響として白血病が約5年の潜伏期間を経て発症することが原爆の疫学データから明らかにされている。特に，急性骨髄性白血病（AML：acute myeloid leukemia），慢性骨髄性白血病（CML：chronic myelogenous leukemia）および急性リンパ性白血病（ALL：acute lymphocytic leukemia）の3種類が放射線被ばくによる発症率が特異に高い。

　また，原爆における1Gyあたりの相対リスクと90％信頼区間では，白血病が最も大きい（図9）。

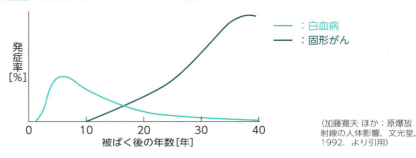

図8　放射線誘発白血病の発症時期

（加藤寛夫 ほか：原爆放射線の人体影響，文光堂，1992．より引用）

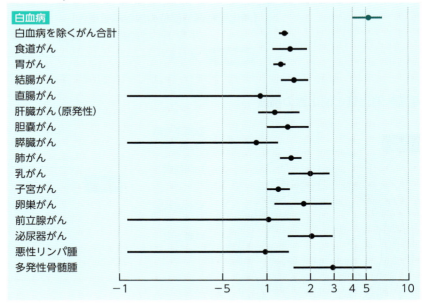

図9　1Gyの被ばくあたりの相対リスクと90％信頼区域

（加藤寛夫 ほか：原爆放射線の人体影響，文光堂，1992．より改変引用）

参考文献

- UNSCEAR 1988 report
- Scott BR and Hahn FF：Health Effects Models for Nuclear Power Plant Accident Consequence Analysis, Low LET Radiation, Part II: Scientific Basis for Health Effects Models, NUREG/CR-4214, SAND85-7185, Rev. 1, Part II 1989.
- Scott BR：Health Effects Models for Nuclear Power Plant Accident Consequence Analysis. Modification of Models Resulting from Addition of Effects of Exposure to Alpha-Emitting Radionuclides. Part II: Scientific Bases for Health Effects Models, 1993.

04 消化器系への影響

吉野浩教，門前 暁

はじめに

　消化器系は，食物中の栄養素を吸収可能な形に消化し吸収する働きをもち，食物の通り道である消化管と消化液を分泌する消化腺に分けられる（図1）。消化管は，食物中の栄養分を消化・吸収する場であり，口腔，咽頭，食道，小腸，大腸からなる。消化腺は唾液腺，肝臓，膵臓で，唾液腺は口腔に，肝臓と膵臓は十二指腸に付属している。

　消化管は中空器官で，最外側は漿膜（または外膜）に包まれ，最内側は粘膜で覆われている。粘膜は上皮，粘膜固有層，粘膜筋板からなる（図1a）。粘膜上皮は，器官によって構造や機能が異なり，口腔，食道，直腸下部のような機械的な刺激の強いところは重層扁平上皮で，分泌や吸収が行われる胃から直腸上部までは単層円柱上皮でできている。いずれの粘膜上皮も細胞再生系組織の上皮組織であるため，放射線感受性が高い。

Point

【消化管粘膜各部位の放射線感受性】

小腸（十二指腸） → 大腸 → 胃 → 食道

感受性　高い ←――――――――→ 低い

図1　消化管と消化腺の構造

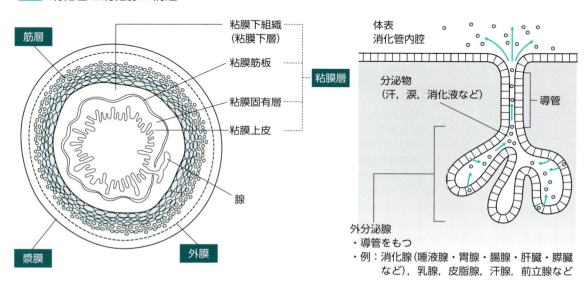

a　消化管の構造　　　　　　　　　　　　　　　　　b　消化腺の構造

（福士政広 編：診療放射線技師 ブルー・ノート 基礎編 3rd edition，メジカルビュー社，2012．より引用）

口腔・咽頭

　口腔粘膜の放射線感受性は皮膚上皮とほぼ同程度か，口腔粘膜のほうがやや高い。口腔粘膜の放射線による急性障害として，粘膜の発赤，浮腫，口内炎，疼痛がある。頭頸部がんの放射線治療を受ける患者の多くが急性粘膜炎を発症する。放射線治療後6カ月〜5年で進行性の血管損傷や組織の線維化により晩発性障害が現れる。晩発性障害は分割照射（1回2Gy）で50Gyより大きい線量を被ばくした場合に起こるが，慢性潰瘍は通常，65Gy未満の被ばく線量では起こらない。

食道

　食道は食物を蠕動運動により胃に送る働きをする。食道粘膜は口腔粘膜とほぼ同程度の放射線感受性である。縦隔部照射により，多くの患者で急性食道炎の徴候として嚥下痛と嚥下障害が起こる。縦隔への分割照射（1回2Gy）により誘発される急性食道炎のしきい線量は約40〜45Gyである。食道被ばく後の長期的な後遺症はまれであるが，60Gy（1回2Gyの分割照射）より大きい被ばく線量で食道壁の狭窄を主とした晩発性障害が起こる。

胃

> **用語アラカルト**
>
> ＊1　ペプシノーゲン
> タンパク質分解酵素ペプシンの不活性前駆体。胃酸によりペプシンに変換される。

　胃は食塊を受入れ，蠕動運動によって食塊を粉砕し，胃液と混合して粥状液にする。胃粘膜の表面には胃腺の開口部（胃小窩）が開いている（図2）。胃腺前駆細胞は塩酸を分泌する壁細胞，ペプシノーゲン＊1を分泌する主細胞，粘液を分泌する表層粘液細胞を生み出す。壁細胞と主細胞の寿命は数百日と長いが，表層粘液細胞の寿命は約3〜4日と短い。表層粘液細胞や副細胞から分泌される粘液は，胃粘膜上皮細胞が塩酸やペプシンで傷害されるのを防いでいる。
　胃腺前駆細胞は放射線感受性を示し，前駆細胞の細胞死により粘膜上皮細胞が枯渇する。胃粘膜は口腔・食道粘膜よりやや感受性が高いが，小腸上皮ほど

図2　胃と胃粘膜層の構造

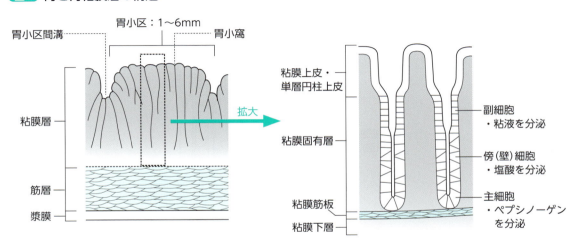

（福士政広 編：診療放射線技師 ブルー・ノート 基礎編 3rd edition，メジカルビュー社，2012．より引用）

高くない。胃への照射の後に悪心・嘔吐が起こる。放射線被ばくによる急性障害として胃内容排出遅延や上皮の剥離が起こる。上腹部に40Gy以上の線量を受けた患者では消化性潰瘍がみられる。分割被ばく後2年以内に胃弱や胃潰瘍を生じるしきい線量は50Gyである。

小腸

小腸は十二指腸，空腸，回腸の3つの部分に分けられる。小腸の粘膜には，輪状ヒダ，腸絨毛，微絨毛があり，これらの構造によって小腸全体の吸収面積は平均200m²の広さとなる。小腸は栄養分の消化・吸収において中心的な役割を果たすため，消化器系の放射線障害を考えるうえで小腸への障害が非常に重要となる。

腸上皮幹細胞は腸陰窩のクリプト基底部近くに存在する（図3）。幹細胞が分裂すると，一方の細胞は幹細胞の能力を維持しその場に留まるが，もう一方の細胞は，分化・成熟しながら絨毛の先端に向かって移動し，古い細胞と置き換わる。上皮細胞は絨毛先端で脱落し一生を終えるが，分裂してから絨毛先端で脱落するまでの期間はマウスで3日，ヒトでは3〜7日である。上皮細胞の供給と脱落が同じ速度で起これば平衡となり定常状態となる。

小腸で最も放射線感受性が高いのは十二指腸である。幹細胞は常に細胞増殖を行っているため放射線感受性が高いが，絨毛に送り出された細胞は放射線抵抗性を示す。被ばくすると幹細胞の分裂停止や細胞死により新たな上皮細胞の供給が停止するが，すでに分化していた上皮細胞がしばらく生き残るため，被ばくの症状は数日後に現れる。

放射線による腸粘膜への損傷は1Gyより高い被ばく線量で起こることが示されている。放射線により粘膜バリアが崩壊すると，細菌産物や消化酵素などが

図3 腸上皮の構造

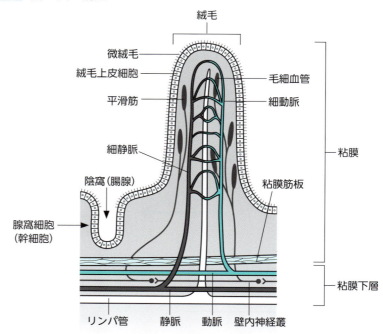

（福士政広 編：第1種放射線取扱主任者試験 マスター・ノート 3rd edition，メジカルビュー社，2015．より引用）

腸管腔から腸管壁に侵入し、腸粘膜炎が起こる。腹腔内または骨盤腫瘍の放射線治療中の患者の多くで急性腸障害の症状が現れる。放射線事故などで腸の大部分を被ばくした場合、分泌性下痢、バクテリアルトランスロケーション（腸管内の細菌が腸管外組織に移行すること）や腸出血などの症状が現れ、致死的な状態となる。

　胃消化管における遅発性障害は放射線治療後数カ月〜数年に起こり、吸収障害、消化不良、蠕動運動不全、腸閉塞、腸穿孔、瘻孔形成の症状がみられる。これらの症状は粘膜萎縮、慢性粘膜潰瘍、腸壁の線維化、狭窄形成が原因である。分割照射による被ばく後1.5年で狭窄が起きるしきい線量は45Gyとされている。

❋ 大腸

　大腸は盲腸、結腸、直腸からなり、小腸で消化・吸収された残りから水分・電解質・ビタミン・アミノ酸を吸収して糞便を作り排泄する。大腸の粘膜には、小腸とは異なり絨毛がない。

　大腸・直腸の放射線感受性は小腸よりやや低い。放射線直腸炎は他の腸でみられる障害と異なる特徴がある。急性期障害は主に軟便であり、血便排泄や直腸痛を伴うこともある。慢性症状は肛門直腸の機能不全、直腸出血、狭窄や瘻孔の形成である。骨盤に放射線治療を受けた患者の多くで、急性放射線直腸炎や肛門直腸の慢性的な機能不全が高頻度に起こる。分割照射による被ばく後1年で肛門直腸の機能不全が起こるしきい線量は60Gyである。

❋ 唾液腺

　口腔には唾液腺（耳下腺、舌下腺、顎下腺）が付属しており、アミラーゼなどの消化酵素が含まれた唾液が分泌される。耳下腺は漿液性唾液（サラサラした唾液）を分泌する漿液腺で、舌下腺と顎下腺は漿液腺と粘液腺（ネバネバした唾液を分泌する）が入り混じった混合腺である。漿液腺は粘液腺と比べて放射線感受性がかなり高い。

　唾液腺への照射後に起こる急性の徴候として、口腔乾燥を伴う炎症、唾液分泌低下、血清アミラーゼ量上昇がある。唾液分泌量の低下は照射数日後から始まり、6〜8週間で最低となる。分割被ばく後1週間で口腔内乾燥が起こるしきい線量は20Gy未満とされている。また、唾液腺の永久的な機能喪失が5%および50%の患者に被ばく後5年で現れる線量はそれぞれ45Gyと60Gyとされている。

❋ 肝臓

　肝臓は人体で最大の実質臓器で、横隔膜の下面に付着している。肝臓は三大栄養素（糖質、脂質、タンパク質）の中間代謝に重要な役割をもっている。その他に胆汁を合成し十二指腸内へ分泌する外分泌腺としての機能、ビタミンや鉄などの貯蔵庫、血液の貯蔵庫としての機能などがある。

　肝再生などが起きていない通常の状態では肝細胞の入れ替わりが遅いため、肝臓における急性放射線障害は肝細胞の再生阻害が原因ではないと考えられる。放射線による肝疾患として放射線治療開始後約3カ月に肝中心静脈閉塞症が現れ、しばしば肝硬変に進行する。

肝臓では明らかな体積効果がみられ，臓器の大部分が照射された場合では，より低い線量で障害が発症する．例えば，放射線治療（通常の分割照射）に伴う肝疾患が5%の患者に起きる線量は，肝臓全体が照射される場合では28～30Gy，肝臓の3分の1が照射される場合では42Gyより高い線量となる．照射前から肝機能障害がある場合や，肝切除により肝細胞が増殖再生している場合では，放射線による肝障害が起きやすくなる．分割照射による被ばくで2週～3カ月後に肝肥大や腹水症が起こるしきい線量は30～32Gyより低いとされている．

❋ 膵臓

　膵臓は外分泌腺と内分泌腺から構成される．外分泌腺は，球状の腺房とそれに続く導管からなり，腺房から膵液が分泌される．膵液には，アミラーゼ，トリプシン，キモトリプシン，リパーゼなどの消化酵素が含まれ，糖質，タンパク質，脂質の消化を担う．

　膵臓が40～50Gyの被ばくをすると慢性膵炎と膵外分泌不全が起こる．また，50～60Gyの被ばく線量で膵房細胞の萎縮と膵臓の線維化が起こる．太い膵管と**ランゲルハンス島**[*2]は放射線に対して比較的抵抗性を示す．

⬇用語アラカルト

＊2　ランゲルハンス島
小葉の中心部に位置し，内分泌腺として機能し，インスリンなどを分泌する．

◎参考文献
- Hall, E.J. and Giaccia, A. J. : Radiology for the Radiologist 7 th edition, Lippincott Williams & Wilkins, 2011.
- 日本放射線技術学会 監：放射線生物学 改訂2版，オーム社，2011.
- 小須田 茂：放射線生物学ノート，文光堂，1996.
- 大西武雄 監：放射線医科学―生体と放射線・電磁波・超音波―，学会出版センター，2007.
- 窪田宜夫 編著：新版 放射線生物学，医療科学社，2015.
- 福士政広 編：第1種放射線取扱主任者試験 マスター・ノート 3rd edition，メジカルビュー社，2015.
- 福士政広 編：診療放射線技師 ブルー・ノート 基礎編 3rd edition，メジカルビュー社，2012.
- ICRP Publication 118, 2012.
- 日本アイソトープ協会：ICRP Publication 103国際放射線防護委員会の2007年勧告，2009.
- 日本アイソトープ協会：ICRP Publication 41 電離放射線の非確率的影響，1987.
- 村松正實 ほか編：分子細胞生物学辞典 第2版，東京化学同人，2008.

05 脳・中枢神経系への影響

門前　暁，吉野浩教

脳神経の解剖

　神経系の組織では，解剖学的および機能学的に「中枢神経」と「末梢神経」に大別することができる。前者は，頭蓋内に収まる脳（大脳，間脳，中脳，橋，延髄）と脊柱に収まる脊髄からなる（図1）。これらのうち，間脳，中脳，橋，延髄を総称して**脳幹**という。また，中枢神経系の組織では，神経細胞体が多く集まる灰白質と，神経線維が多く集まる白質に区別される。

　一方，後者（末梢神経）は，中枢神経から出て，体の末端に至るまでの神経をいい，中枢神経と身体の各部を繋いでいる（図2，3）。交感神経系と副交感神経系の2つを合わせて自律神経系というが，これらは生体の恒常性の保持や調節する役割を担う。生体の恒常性の保持のため，自律神経反射が機能するが，

図1　脳幹の位置と構造（矢状断）

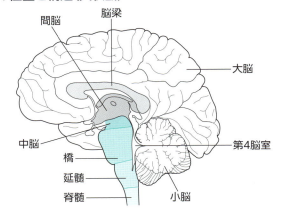

図2　末梢神経の構成

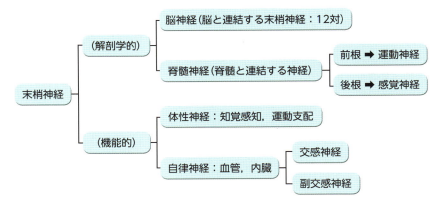

体性神経：自分の意思がかかわる（運動，感覚支配など）
自律神経：自分の意思は関与しない（生命活動の恒常性，呼吸，内分泌，体温など）

これは反射の求心路と遠心路の違いにより，
①内臓–内臓反射（血圧調節など）
②体性–内臓反射（皮膚刺激による心拍数上昇など）
③内臓–体性反射（腹痛による腹筋収縮など）
の3種類に分類される．例えば上部消化管の膨張や痛みは迷走神経（膨満感）と交感神経（痛み）の両方を通り嘔吐中枢に伝わる．下行性経路は脊髄神経を通して横隔膜，腹筋に伝わり嘔吐を引き起こす（嘔吐反射，図4）．

図3 末梢神経と各臓器・組織とのつながり

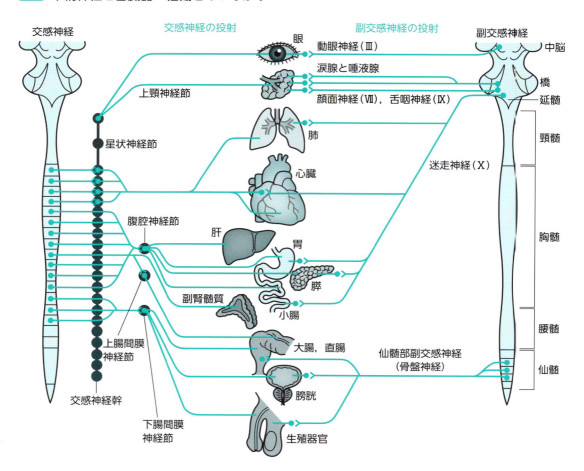

（岡田隆夫 編：集中講義 生理学 改訂2版，メジカルビュー社，2014．より引用）

図4 嘔吐反射の経路

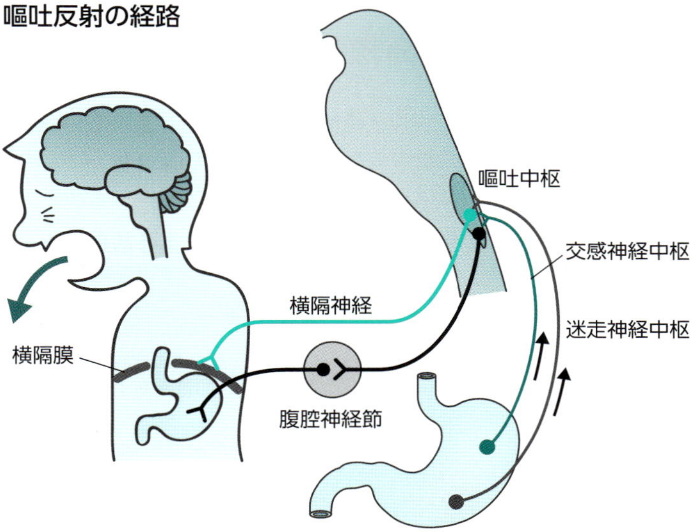

（岡田隆夫 編：集中講義 生理学 改訂2版, メジカルビュー社, 2014. より引用）

神経の情報伝達

　神経は情報を伝える手段として，電気的な信号（活動電位）を使うが，神経細胞から次の神経細胞への情報伝達はシナプスを介する科学的伝達が使われる。神経伝達物質はシナプス前細胞の軸索終末からシナプス間隙に放出され，シナプス後膜に存在する受容体に結合し，次の神経細胞に電位変化を起こす。シナプス間隙に放出された過剰な伝達物質は，酵素による分解，再取り込み，拡散により速やかにシナプス間隙より除去される。

図5 神経伝達物質の軸索輸送

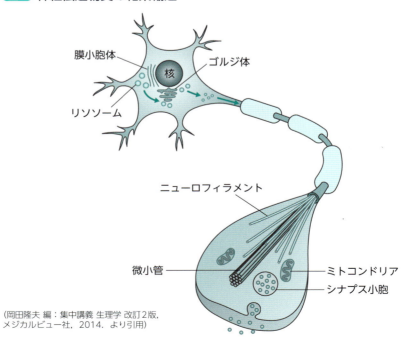

（岡田隆夫 編：集中講義 生理学 改訂2版, メジカルビュー社, 2014. より引用）

高線量率被ばくによる脳・中枢神経系への影響

脳神経組織は，他の臓器に比べ放射線感受性が低いことから，高線量率かつ大量の放射線量（15 Gy以上）にさらされない限り成人においては障害が出ることはない。

表1 脳・中枢神経に対する放射線しきい値

	高線量率での しきい線量[Gy]	症状	発症時期（死亡時期）
成人	>15	神経系の損傷がみられる （血管系および細胞膜の損傷）	直後から（ショックなどで 5日以内に死亡）
	>50	全身けいれん	直後から（ショックなどで 5日以内に死亡）
	>1000	中枢神経の障害で死亡	数時間以内
胎児期	0.2	精神遅滞	胎生8～25週で被ばくにより 発症

（福士政広 編：第2種放射線取扱主任者 マスター・ノート，メジカルビュー社，2014．より引用）

06 生殖器系への影響

吉野浩教，門前　暁

はじめに

男性の生殖器である精巣と女性の生殖器である卵巣ではそれぞれ精子と卵子が形成される．精巣と卵巣では生殖細胞の分化過程が異なるが，いずれの生殖器においても放射線被ばくにより生殖細胞が障害され，その結果組織反応（確定的影響）として**不妊**が起こる．

精巣の構造

精巣は腹腔の外，陰嚢の内に存在し精巣管とよばれる細いらせん状の管とその周囲にある**ライディッヒ細胞**[*1]から構成される．精子形成が行われる精巣管は，**セルトリ細胞**[*2]とさまざまな発達段階にある精細胞からなっている（図1）．

精細胞の分化過程は「精原細胞→第一次精母細胞→第二次精母細胞→精子細胞→精子」となる．

精原細胞は血液精巣関門の外にあるが，第一次精母細胞への分化に伴いセルトリ細胞間に移動する．第一次精母細胞はセルトリ細胞を通り抜けながら減数分裂を起こし，22本の常染色体とXあるいはY性染色体をもつ精子細胞となる．発育段階の精子細胞はセルトリ細胞から栄養を与えられる．

精原細胞が精子になるまでに約75日間かかり，精子の寿命は約40日である．精巣における精子産生は思春期から死ぬまで行われている．

用語アラカルト

*1　ライディッヒ細胞
精巣管の間の間質に小集団をなして存在する細胞．テストステロンなどの男性ホルモンを産生し，精子形成を促進する．

*2　セルトリ細胞
精巣管壁に存在する支持細胞．精細胞の物理的な保持・栄養因子の供給および成熟精子の排出などの役割を果たす．

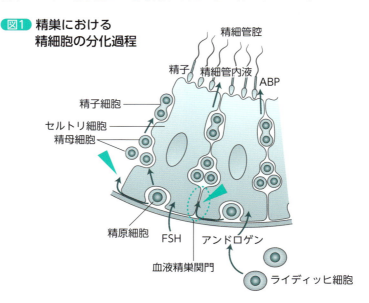

図1　精巣における精細胞の分化過程

ABP：andorogen-binding protein，アンドロゲン結合タンパク
FSH：follicle stimulating hormone，卵胞刺激ホルモン

（岡田隆夫 編：集中講義 生理学 改訂2版，メジカルビュー社，2014．より引用）

被ばくによる精巣への影響

補足
一時不妊から回復するまでの期間は，1Gy被ばくで9～18カ月，2～3Gyでは30カ月，4Gyでは5年である。

精細胞の放射線感受性は細胞の分化段階により異なる。放射線感受性は分化に伴い低下するため，精原細胞で最も高く，成熟した精子では放射線抵抗性となる。ライディッヒ細胞やセルトリ細胞などのホルモンを産生する細胞は放射線抵抗性を示す。

放射線被ばくによる精巣への影響はすぐには現れず，被ばく後しばらくは生殖能力が保持される。これは，精子細胞および精子が比較的放射線抵抗性であり，精子の寿命が長いためである。0.1Gy以上の急性被ばくをすると，精原細胞が障害され，供給される精子数が減少したり，一時的に精子の供給が断たれたりするため，受胎能力の低下や一時的不妊となる。一時的不妊は時間が経過すると回復するが，被ばく線量が高いほど回復までに期間を要する。被ばく線量がより高くなると，精子の源である精原細胞が死滅してしまうため，永久不妊となる。ICRP publication 118では，急性被ばくにおける一時不妊のしきい線量は0.1Gy（潜伏期3～9週間），永久不妊のしきい線量はおおよそ6Gy（潜伏期3週間）とされている。

卵巣の構造

卵巣の生殖細胞の分化過程は精細胞の分化過程と大きく異なる。図2に卵形成過程を示した。卵原細胞は胎児期に体細胞分裂を繰り返したのち，減数分裂

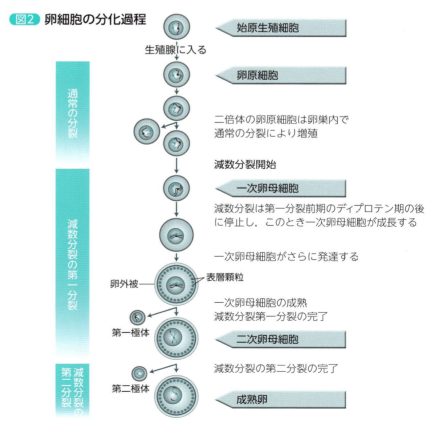

図2 卵細胞の分化過程

〔中村桂子 ほか監訳：細胞の分子生物学 第5版，ニュートンプレス，（和訳）第5版，2010．より引用〕

の第一分裂を開始して一次卵母細胞となるが，第一次分裂前期の段階で思春期になるまで分裂を停止する。その間，一次卵母細胞は単層の顆粒膜細胞に囲まれており，これを原始卵胞という。卵胞の数は出生時約200万個であるが思春期には約30～40万個まで減っており，実際に成熟して排卵に至るのは約400個である。思春期になると，一次卵母細胞はホルモンの作用を受けて成熟し，減数分裂の第一分裂が再開・完了し，二次卵母細胞となり排卵する。二次卵母細胞は減数分裂の第二分裂を終えると成熟卵になる。多くの脊椎動物では二次卵母細胞は減数分裂の第二分裂で停止しており，精子と受精するまで第二分裂が完了しない。

被ばくによる卵巣への影響

卵母細胞の放射線感受性は細胞の分化段階により異なり，二次卵母細胞の放射線感受性は一次卵母細胞よりも高い。なお，一次卵母細胞の放射線感受性は分裂期では高いが，静止期では低い。

放射線は卵巣機能不全を引き起こし，両側の卵巣が0.65～1.5Gyの急性被ばくをすると受胎能力の障害が現れる。より高い線量を被ばくすると永久不妊になるが，不妊が起こる被ばく線量は年齢に依存する。閉経期に近い女性ほど少ない線量で不妊になるが，これは加齢とともに卵胞の数が少なくなるためである。永久不妊のしきい線量は，急性被ばくではおおよそ3Gy（潜伏期1週間以内）とされている。被ばくによる不妊では，自然閉経と似たようなホルモン産生の変化を伴う。

Point

【精細胞の放射線感受性】

精原細胞 → 第一次精母細胞 → 第二次精母細胞 → 精子細胞 → 精子

感受性　高い ←――――――――――――――→ 低い

【卵細胞の放射線感受性】

二次卵母細胞 ―――――→ 一次卵母細胞 ―――――→ 卵

感受性　高い ←――――――――――――――→ 低い

- 精巣の急性被ばくにおける一時的不妊のしきい線量は0.1Gyである。
- 急性被ばくにおける永久不妊のしきい線量は男性で6Gy，女性で3Gyである。

◎参考文献
- 日本放射線技術学会 監：放射線生物学 改訂2版，オーム社，2011．
- 窪田宜夫 編著：新版 放射線生物学，医療科学社，2015．
- 福士政広 編：第1種放射線取扱主任者試験 マスター・ノート 3rd edition，メジカルビュー社，2015．
- 福士政広 編：診療放射線技師 ブルー・ノート 基礎編 3rd edition，メジカルビュー社，2012．
- ICRP Publication 118，2012．
- 岡田隆夫 編：集中講義 生理学 改訂2版，メジカルビュー社，2014．
- 村松正實 ほか編：分子細胞生物学辞典 第2版，東京化学同人，2008．
- 中村桂子 ほか監訳：細胞の分子生物学 第5版，ニュートンプレス，2010．
- 草間朋子：改訂新版 あなたと患者のための放射線防護Q&A，医療科学社，2005．

07 皮膚への影響

門前　暁, 吉野浩教

✳ 皮膚の解剖

　皮膚は，表皮，真皮，皮下組織の3層に大きく分けられる（図1）。表皮はさらに角質層，淡明層，顆粒層，有棘層，基底層に細分化され，基底層から分化した基底細胞は上層に移行し有棘細胞→顆粒細胞（ケラトヒアリン）→角質細胞（ケラチン細胞）と分化が進行し，最終的には垢となってはがれていく。この基底細胞は，細胞分裂が盛んであるうえ，放射線感受性が高い。基底細胞は表面から平均70μmの深さにある。放射線障害防止法で個人被ばく線量測定に70マイクロメートル線量当量を用いるというのは，この基底細胞の平均深さに対応している。

　真皮は強靱な線維性結合組織で構成されており，その中を毛細血管や感覚を司る神経終末が多く存在する。毛囊は毛髪の源の細胞が含まれ，毛の伸長のために細胞分裂が活発に行われる。この部分は放射線感受性が高い。

　皮下組織は脂肪組織を多く含むまばらな線維性結合組織であり，脂肪の貯蔵およびクッションの役割がある。

図1　皮膚組織の構造

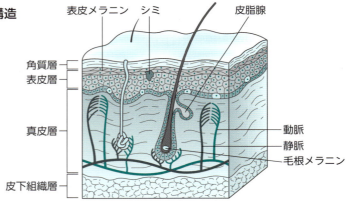

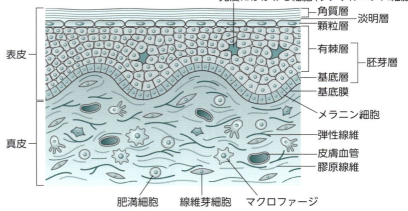

高線量率被ばくによる皮膚症状と発症時期

皮膚の紅斑や剥離は，基底細胞の損傷により角質細胞の供給が停止することで生じる放射線障害である。また，皮膚のターンオーバー（基底細胞から垢となって表皮からはがれ落ちるまで）が約30日程度であることから，皮膚に対する放射線障害はおおよそ30日以内に発症することになる。

表1 皮膚に対する放射線障害のしきい値と症状

線量範囲[Gy]	症状（確定的影響）	発症時期[日]	確率的影響
3程度	皮膚の軽度紅斑	2〜3	
3〜10	皮膚の重度紅斑	14〜21	
>3	脱毛	14〜18	
8〜12	乾性皮膚剥離	25〜30	皮膚がんなど
15〜20	湿性皮膚剥離	20〜28	
15〜25	水泡形成	15〜25	
>20	潰瘍（皮膚内）	14〜21	
>25	壊死	>21	

(IAEA：Diagnosis and Treatment of Radiation Injuries, 1998. より引用)

08 眼・水晶体への影響

吉野浩教，門前　暁

✴ 眼・水晶体の構造

眼球はビデオカメラとよく似た構造をもち，外界からの光を像として投影するための光学系（角膜，水晶体）と，結像した光情報を神経信号に変換する網膜とで構成されている（図1）。

> **Point**
> 水晶体は角膜や網膜などと比べて放射線感受性が高く，放射線の影響を受けやすい。従って，水晶体は放射線防護の重要な対象となる。

水晶体は外から入ってきた光を屈折させ，網膜に焦点を合わせるレンズ状の透明体である。水晶体は水晶体上皮細胞と上皮細胞が分化した水晶体線維細胞が水晶体嚢という被膜に包まれた構造をしており（図2），水晶体内には血管がない。

水晶体の前半分は前嚢，後ろ半分は後嚢，前嚢と後嚢の境界は赤道部とよばれる。水晶体上皮細胞は前嚢の内側（前嚢下）に層を形成している。赤道付近の増殖帯にある水晶体上皮細胞は分裂し，水晶体線維細胞に分化しながら，ゆっくりと内部に移行していく。水晶体嚢の中には水晶体線維細胞が木の年輪のように規則正しく配列しており，古い水晶体線維により構成される中心部分を核，新しい水晶体線維細胞により形成される核の外側部分を皮質とよぶ。

水晶体上皮細胞の細胞分裂は生涯を通じて起こっている。水晶体には老化した細胞を体外に排除する機構がないため，細胞の生存にかかわらずすべての細胞が水晶体内に留まることになる。

> **補足**
> 分化の過程で，細胞核などの細胞小器官が消失し，屈折率が一様となるため，水晶体は透明となる。

図1 眼（矢状断）の構造

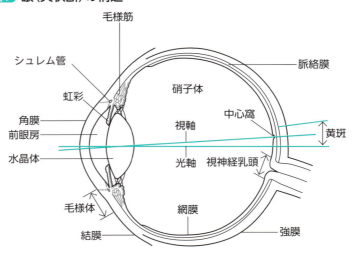

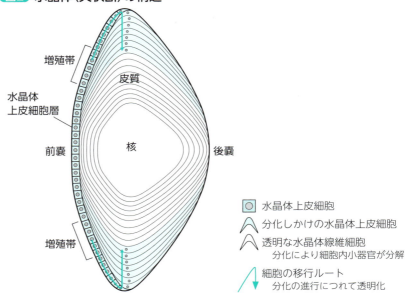

図2 水晶体（矢状断）の構造

（藤通有希 ほか：保健物理 Vol.49, No.3, 日本保健物理学会, 2014. より引用）

被ばくによる眼・水晶体への影響

　眼・水晶体における放射線被ばくによる急性障害として角膜炎や結膜炎などが起こる。また、晩発性障害として**白内障**、角膜潰瘍、放射線網膜症が生じる。このなかで、放射線感受性の高い水晶体の疾患である白内障が特に重要である。

　白内障は、本来透明な水晶体が混濁し、それにより光の乱反射や網膜への不到達が起き、視覚が障害される疾患である。発症部位によって主に後嚢下白内障、皮質白内障、核白内障の3つに分類される。白内障は放射線や糖尿病などの病理的要因によっても誘発されるが、白内障の主因は加齢である。加齢による白内障（加齢性白内障）で最も多いのは皮質白内障である。

　白内障の主な発症機構として、水晶体上皮細胞から水晶体線維細胞への分化不全による細胞小器官の残存、水晶体線維細胞の配列の乱れ、**クリスタリン**[*1]の異常凝集が考えられている。

　放射線被ばくによって誘発される白内障（以下、放射線白内障）の特徴として以下が挙げられる。

> **用語 アラカルト**
>
> ＊1　クリスタリン
> 水晶体を構成する主要水溶性タンパク質で、水晶体の透明度と弾性保持に重要な働きをする。

● 放射線白内障は放射線曝露による増殖帯の水晶体上皮細胞の障害が要因となって発症する。障害を受けた細胞は膨化し、正常な線維細胞への分化ができず細胞小器官をもったまま水晶体の後方にまわり、中央部に集まる。変性した細胞が後嚢下に集まり水晶体混濁を引き起こす（図3）。放射線白内障で最も多いのはこの後嚢下白内障で、次いで皮質白内障である。核白内障については電離放射線との関連性は認められていない。

● 加齢性白内障の初期段階の混濁は赤道上（図3）で始まるため、初期段階であれば加齢によるものと放射線に起因するものとの区別は可能であるが、進行後では区別は困難となる。

図3 電離放射線による後嚢下白内障の発症

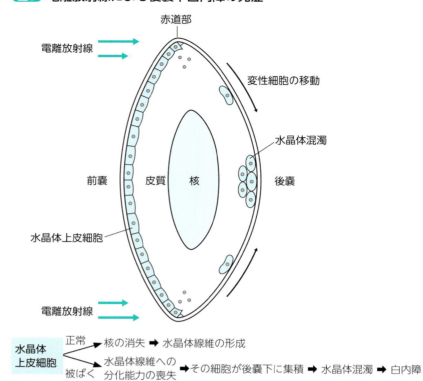

(福士政広 編：診療放射線技師 ブルー・ノート 基礎編 3rd edition, メジカルビュー社, 2012. より引用)

- ICRPは放射線白内障を組織反応に分類している。ICRP Publication 41では，視覚障害性白内障のしきい線量は急性被ばくで5Gy（2〜10Gy），分割・遷延被ばくでは8Gyより大きいとされていたが，2012年に刊行されたPublication 118ではそのしきい線量が引き下げられ，被ばく後20年以降に視覚障害性白内障が生じるしきい線量は急性被ばくおよび慢性被ばくともに0.5Gyとされている。
- 白内障の潜伏期間は6カ月〜数十年で，平均では2〜3年である。被ばく線量の増加に伴い潜伏期間は短くなる。
- 放射線の線質により障害に違いがみられ，中性子線などの高LET（linear energy transfer，線エネルギー付与）放射線では白内障が起きやすい。

◉参考文献
- Hall, E.J. and Giaccia, A. J. : Radiology for the Radiologist 7 th edition, Lippincott Williams & Wilkins, 2011.
- 日本放射線技術学会 監：放射線生物学 改訂2版, オーム社, 2011.
- 窪田宜夫 編著：新版 放射線生物学, 医療科学社, 2015.
- 福士政広 編：第1種放射線取扱主任者試験 マスター・ノート 3rd edition, メジカルビュー社, 2015.
- 福士政広 編：診療放射線技師 ブルー・ノート 基礎編 3rd edition, メジカルビュー社, 2012.
- 藤通有希 ほか：保健物理, 49(3)：131-138, 2014.
- 赤羽恵一 ほか：保健物理, 49(3)：145-156, 2014.
- ICRP Publication 118, 2012.
- 岡田隆夫 編：集中講義 生理学 改訂2版, メジカルビュー社, 2014.
- 村松正實 ほか編：分子細胞生物学辞典 第2版, 東京化学同人, 2008.

09 胎児の発育段階と放射線の影響

島田幹男, 松本義久

はじめに

妊娠した女性が放射線被ばくをすると胎児も同時に被ばくする。これを胎内被ばくという。胎児は母胎内で著しい速さで成長しているため, 妊娠時期によって身体の形成度が異なり, 放射線感受性も異なってくる。そのため, 胎児の放射線影響について考察する前に胎児の発生について知っておく必要がある。

胎児の発生

ヒトの発生はまず受精から開始し, 8日目までを着床期, その後妊娠8週までを胎芽といい, 妊娠9週目以降を胎児という。胎芽期のうち, 特に妊娠3〜8週目は器官形成期とよばれ, 循環器系, 呼吸器系, 消化器系, 神経系などの臓器が形成される時期となる。妊娠9週目以降は胎児成長期とよばれ, 器官形成が進み, それぞれの臓器が成長する時期となる。

図1 受精後の胎児の発育

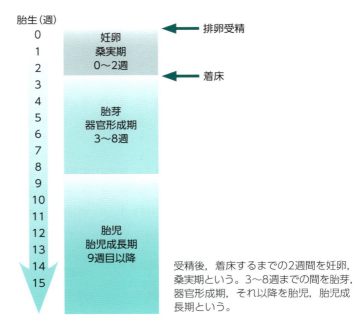

受精後, 着床するまでの2週間を妊卵, 桑実期という。3〜8週までの間を胎芽, 器官形成期, それ以降を胎児, 胎児成長期という。

> Point

表1 胎児期の放射線被ばくの影響としきい線量

区分	期間	影響	しきい線量
着床前期	受精後8日目まで	胚死亡	0.1Gy
器官形成期	受精後9日〜8週目まで	奇形	0.1Gy
胎児期	受精後8〜25週目まで	精神発達遅滞	0.2〜0.4Gy
	受精後8〜40週目まで	発育遅滞	0.5〜1.0Gy
全期間		発がんと遺伝的影響	―

放射線の胎児への影響

①着床前期

妊娠初期の着床前期（受精後8日目まで）に放射線を被ばくすると流産になる。このときのしきい線量は0.1Gyである。この期間の放射線感受性は最も高く，この間に卵細胞が被ばくなどにより少しでも異常を生じると，細胞は完全に死滅する。着床が行われると細胞に異常はないということである。

②器官形成期

器官形成期は胎芽がさまざまな体内の器官を形成する時期であり，放射線に被ばくすると被ばくした器官の発生に異常が生じる。影響が現れる時期は被ばくした器官に依存するが，身体的な奇形が生じるのはこの時期である。

しきい線量は0.1Gyである。器官形成期は妊娠8週目までを指すが，例外として脳の発育が不全となる小頭症は妊娠8〜15週目までの間に生じるとされる。

広島・長崎の原爆において発生した小頭症は特に原爆小頭症といわれる。

③胎児成長期

妊娠8〜15週目までに被ばくすると精神発達遅滞が生じる。精神発達遅滞のしきい線量は0.2〜0.4Gyとされる。また，発育遅滞のしきい線量は0.5〜1.0Gyとされる。

表2 胎児における放射線の影響

被ばく時期	影響
着床前期（受精後8日目まで）	妊卵死滅，着床障害，流産
器官形成期（9日〜8週目まで）	大きな奇形，流産，胎児死亡，新生児死亡
胎児成長期（9〜15週目まで）	小さな奇形，視覚聴覚機能障害，知能障害，運動障害，小頭症
成長期（16週〜出産まで）	精神発達障害，発がん

胎児期被ばくと奇形

器官形成期に現れる身体的奇形はさまざまである。器官ごとに現れる奇形の種類は表3のとおりである。

表3 胎児期の身体的奇形

脳神経系	眼球	骨格	その他
無脳症	小眼球症	頭蓋骨異常	内臓逆位
小頭症	小角膜症	成長障害	生殖腺異常

胎児期被ばくと精神発達遅滞

胎児期の被ばくは脳神経系にも影響を及ぼす。身体的な奇形が現れるのは通常器官形成期である受精後9日〜8週目までであるが、脳神経の発生への影響は8〜15週目までもみられ、小頭症のように大脳の発生に影響を及ぼす。また、8〜25週目までの被ばくで精神発達遅滞の影響がみられる。

小児への影響

小児は成人と比較して発がんのリスクが高いといわれている。

放射線発がん① 事例

はじめに

　放射線に発がん作用があることは，放射線の発見からほどなく認識されるようになった。Maria Curie（マリー　キュリー），娘のIrene Curie（イレーヌ　キュリー）はいずれも白血病で生涯を閉じており，放射線被ばくとの関連が考えられている。ここでは，職業，医療，原爆・水爆，原子力事故などによる放射線被ばくと発がんとの関連についての歴史的事実を振り返る。

職業に関連した被ばくによる発がんの事例

放射線科医の皮膚がん

　X線に起因すると考えられる発がんの最初の事例として，放射線科医の手の皮膚がんの報告が，X線の発見からわずか数年後の1902年にすでになされている。その後も，X線を診断に用いる内科医，歯科医，診療放射線技師などの皮膚がんの事例が，放射線に対する安全基準が導入される1920年代前半まで続いた。フィルムを手で保持したことが被ばくの原因であると考えられる。また，当時のX線はエネルギーが低く，透過性が低いため，皮膚の浅部の被ばくが大きかったと考えられる。

ウラン鉱山労働者の肺がん

　第二次世界大戦の前後，欧米のウラン鉱山の鉱夫で肺がんの増加が認められた（図1a）。ウランおよび子孫核種のラジウム，ポロニウムなどを含む粉塵を吸い込んだことが原因と考えられている。また，換気が悪いためラドンが蓄積したことも被ばくを助長した。粉塵は肺胞表面に吸着し，飛程が短く，強力なα線に周辺の細胞がさらされ，がん化したと考えられる。

ダイヤルペインターの骨腫瘍

　ダイヤルとは時計の文字盤のことで，ダイヤルペインターとは文字盤に数字を書く職人で，多くは若い女性であった（図1b）。蛍光塗料にラジウムを混ぜると，夜でも光って見えるため，文字盤を書くのに用いられた。小さな文字盤に字を書くため，ダイヤルペインターは塗料をつけた絵筆を舌で舐めて先を整える習慣があった。塗料に含まれるラジウムは骨に蓄積する性質（骨親和性）がある。特に，下顎の骨に集積し，細胞がα線にさらされた結果，骨腫瘍が多発した。

図1 職業被ばく

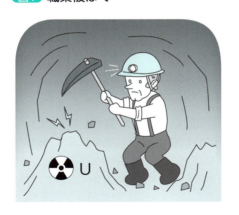
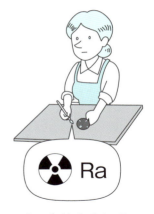

a　ウラン鉱山労働者　　　　b　ダイヤルペインター

医療に関連した被ばくによる発がんの事例

■造影剤トロトラストによる肝がん

　トロトラストのトロはトリウム，トラストはコントラストの一部をとったもので，二酸化トリウム（ThO_2）を含む血管造影剤として，日本でも一時期用いられた（図2）。^{232}Thや子孫核種の^{224}Raは，それぞれ主として肝臓と骨に蓄積して$α$線を放出し，肝がんと白血病の増加がみられた。

■強直性脊椎炎患者のX線治療による白血病

　1935〜1944年ごろのイギリスで，強直性脊椎炎の痛みを和らげるため，脊髄のいろいろな部位にX線治療を受けた患者に白血病の増加が認められた。また，ラジウム投与を受けた患者に骨腫瘍がみられた。

■X線による頭部白癬治療を受けた小児の甲状腺がん，脳腫瘍など

　1950年ごろ，頭皮に白癬菌が寄生した小児に対して，X線を照射して脱毛する治療が行われていた。この治療を受けた小児で甲状腺がん，脳腫瘍，唾液腺がん，皮膚がん，白血病などの増加が認められた。

図2 造影剤による被ばく

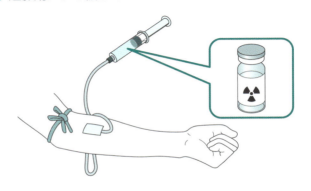

人工気胸術治療中にX線撮影を受けた結核患者の乳がん

アメリカ，カナダで，人工気胸術を施された結核患者の効果確認のため，X線による胸部透視を反復して行った結果，乳がんが認められた。また，乳腺炎のX線治療を受けた患者でも乳がんの増加が認められた。

原爆・水爆，原子力事故に関連した発がんの事例

広島・長崎原爆被爆者の発がん

1945年8月6日に広島，9日に長崎に原子爆弾が投下された。原爆被爆生存者約12万人(広島約8万4千人，長崎約3万6千人)，およびその子供の健康調査が現在も継続されている。ICRP勧告などの放射線防護の基準策定において，貴重な基礎データとなっている。白血病は潜伏期間2～3年の後に現れ，5～7年後に最大となり，ほとんどは15年以内に発症した。固形腫瘍の潜伏期間は白血病より長く10～60年になる。線量とがん発症頻度との関係については次項目で詳しく述べる。

マーシャル諸島水爆実験に伴う住民の甲状腺がん

1954年のマーシャル諸島での水爆実験が行われた際，住民が^{131}Iを含むフォールアウト(放射性降下物)を吸入し，甲状腺の結節や良性・悪性腫瘍が増加したとされる。

チェルノブイリ原子力発電所事故

1986年4月26日に発生した旧ソビエト連邦(現ウクライナ)のチェルノブイリ原子力発電所事故では，事故後4～5年後から甲状腺がんの増加が認められた。^{131}Iを含む牛乳などの食品の摂取が主な原因と考えられている。

11 放射線発がん② 線量とリスクの関係

松本義久，島田幹男

はじめに

前項目では放射線による発がんの事例を挙げた。ここでは，これまでの事例を基に，放射線量とがん発症のリスクとの量的関係について学ぶ。

がんリスクとその表現

そもそもがんの「リスク」とは何だろうか。例えば，ある集団のなかで被ばくをした人と(通常の自然放射線以外の)被ばくをしなかった人で，がんを発症した人，発症しなかった人の数が下の表のようになったとする。

	がん発症あり	がん発症なし	計
被ばくあり	A	B	A+B
被ばくなし	C	D	C+D

この場合，被ばくした人のがんの発症リスクは $\frac{A}{A+B}$，被ばくしなかった人のがんの発症リスクは $\frac{C}{C+D}$ である。いわば，発症した人の割合である。これを**絶対リスク**という。

では，被ばくした人は，被ばくしなかった人に比べて，がんの発症リスクはどれだけ増えているか？ この表現の仕方に相対リスク，過剰相対リスク，過剰絶対リスクがある。

相対リスクと過剰相対リスク

相対リスクとは，被ばくした人の絶対リスクが，被ばくしなかった人の絶対リスクの何倍か，つまり比で表すものである。相対リスクは英語のrelative riskの頭文字をとって**RR**と表記されることが多い。

$$RR = \frac{\frac{A}{A+B}}{\frac{C}{C+D}}$$

過剰相対リスクとは，相対リスクから1を引いたもので，被ばくした人の絶対リスクが，被ばくしなかった人の絶対リスクの何倍分増えたかを表すものである。例えば，2倍に増えた場合は，相対リスクは2，過剰相対リスクは1である。過剰相対リスクは英語のexcess relative riskの頭文字をとって**ERR**と表記されることが多い。

$$ERR = RR - 1$$

また，1GyあたりのERR(ERR/Gy)という表現もよく用いられる。

過剰絶対リスク

過剰絶対リスクとは，絶対リスクがどれだけ増えたか，つまり差で表すものである。絶対リスクは1万人あるいは10万人の集団で1年あたり何人発症するかで表すことが多い。従って，過剰絶対リスクは，1万人・年あたりあるいは10万人・年あたり何人という形で表される。過剰絶対リスクは英語のexcess absolute riskの頭文字をとってEARと表記されることが多い。

$$EAR = \frac{A}{A+B} - \frac{C}{C+D}$$

広島・長崎原爆被爆生存者の固形腫瘍リスク

図1は広島・長崎被爆生存者の被ばく線量と固形腫瘍のリスクを示したものである。固形腫瘍とは，胃がん，肺がん，乳がん，脳腫瘍など，塊になって増殖するがんのことをいい，後に述べる白血病以外のほぼすべてのがんを含むと考えてよい。縦軸は過剰相対リスクを表している。横軸は，重み付けした結腸線量をGyで表している。これは，生物影響の大きさを考慮して，中性子の吸収線量に10をかけたものとγ線の吸収線量の和をとったものである。重み付けの仕方が等価線量とは若干異なるが，シーベルト（Sv）で表した等価線量とほぼ同じと考えてよい。

全体的には，2Gy程度まで線量にほぼ比例して過剰相対リスクが増える傾向が認められる。このことから，**線量と固形腫瘍のリスクの関係は直線（linear, L）モデルに適合する**とされる。傾きは1Gyあたりおよそ0.5である（正確にはERR/Gy=0.47）。もし線量と過剰相対リスクが比例するのであれば，0.2Gyでは過剰相対リスクが0.1となり，がんのリスクが1.1倍に増えることになる。

図1 広島・長崎原爆被爆生存者の被ばく線量と固形腫瘍リスクの関係

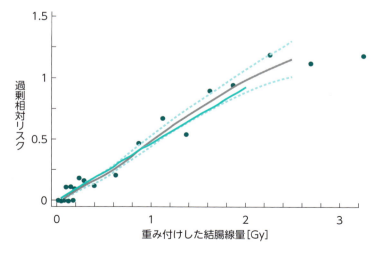

―：被爆時年齢30歳の人が70歳に達した場合に当てはめた，ERRの線形線量反応
―：線量区分別リスクを平滑化したノンパラメトリックな推定値
----：平滑化推定値の上下1標準誤差

(Preston et al.：Radiation Research，2007．より引用)

0.2Gy以下の低線量域ではこの直線からのずれが大きくなる。過剰相対リスク0の上に並んだ点があり，これらの点ではがんのリスクの増加が認められないことになる。一方で，過剰相対リスクが0.1以上の点もある。このようなことから，低線量域でがんのリスクが増加するかどうか，増加するとして高線量域でのデータに基づいた直線関係に従うかどうかは現時点では結論付けられないとされている。特に低線量域で線量とがんリスクにどのような関係があるかについては次項目で述べる。

✳ 広島・長崎原爆被爆生存者の白血病リスク

図2は広島・長崎被爆生存者の白血病のリスクを示したものである。縦軸は過剰絶対リスクを表している。これは，白血病は通常での絶対リスクが小さく，相対リスク，過剰相対リスクで表現しようとした場合に，分母の誤差が大きくなり，結果としてリスクの誤差が大きくなるためである。横軸は，重み付けした骨髄線量をGyで表している。重み付けの意味は固形腫瘍のときと同じであるが，白血病の細胞は骨髄で生じるため，結腸の代わりに骨髄での線量を横軸としている。

線量と白血病のリスクは直線-2次曲線（linear-quadratic，LQ）モデルに適合するとされる。白血病では染色体転座が多く認められる。染色体転座は，2本の異なる染色体上で二本鎖切断が生じ，誤って繋ぐことによって起こると考えられる〔「3章 分子・細胞レベルでの放射線影響」の「6 染色体突然変異（染色体異常）」(p.118) 参照〕。この2つの二本鎖切断が1個の粒子・光子でできる場合と2個の粒子・光子でできる場合が考えられ，前者の頻度は線量に比例し，後者の頻度は線量の2乗に比例すると考えられる。

白血病の場合，0.2Gy以下ではEARが増加しているかどうかは現時点では結論付けられないとされている。

図2 広島・長崎原爆被爆生存者の被ばく線量と白血病リスクの関係

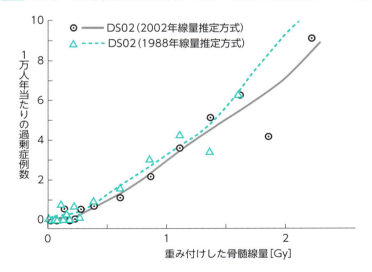

(Preston et al.：Radiation Research，2004. より引用)

12 放射線発がん③ 低線量域でのリスクについての考え方

松本義久，島田幹男

はじめに

原爆被爆者の固形腫瘍の過剰相対リスクをみると，0.2～2Gyの線量域では線量にほぼ比例しているが，0.2Gy以下の低線量域ではどのような関係になっているか明確でないことを前項目で述べた。ここでは，その理由を考察するとともに，低線量域でのがんリスクについての考え方を学ぶ。

疫学研究の特色と限界

ヒトにおける被ばく線量とがんリスクの関係を調べるために，実験をすることは倫理的に許されない。できることはさまざまな理由で被ばくしたヒトの集団を追跡調査することである。このような研究を**疫学研究**という。今まで疫学研究が行われた集団の例として，本章「10 放射線発がん① 事例」(p.176)，「11 放射線発がん② 線量とリスクの関係」(p.179)で述べた医療被ばくや職業被ばくした人，広島・長崎の原爆被爆者などがある。

動物実験で被ばく線量とがんリスクの関係を調べるのであればおそらくこのようにするだろう。

①個体差のない（個体差を考えなくてよい）動物を十分な数用意する（マウスであれば近交系マウス[*1]を用いる）。
②餌の種類や量，水，生活サイクル（昼と夜の長さ）などをきちんと管理して飼育する。
③ある決まった時期（年齢，月齢，週齢など）に決まった量の放射線を照射する。
④引き続き，②と同様に条件をきちんと管理しながら飼育し，どのようながんがいつ起こったかを記録する。

放射線がどれだけがんを起こすかを知りたいわけであるから，当然それ以外の条件を揃えるのが理想的である。これは動物実験では可能だが，ヒトでは不可能である。ここにヒトの疫学研究の難しさや限界がある。たとえば，①の個体差に相当するのはヒトでは個人差であるが，遺伝的にがん患者が多い家系などが存在する。②，④の生活習慣に関しては，例えば喫煙は肺がんのリスクを高めることや，野菜不足・運動不足は大腸がんのリスクを高めることなどが知られているが，疫学研究の際に，生活習慣を強制的に揃えることは不可能である。もし低線量域でのがんのリスクがあったとしても，個人差や生活習慣による変動に埋もれる可能性は十分に考えられる。従って，仮に低線量域でがんのリスクの変化がみられなかったとしても，実際にはある可能性を否定できない。わかるのは，あったとしても個人差や生活習慣による変動に埋もれる程度に小さいということである。

> **用語アラカルト**
>
> *1 近交系マウス
> 近親交配を繰り返すことによって作られた，ほとんどまったく同じ遺伝子をもつマウスの集団。

低線量域での線量-効果関係についてのモデル

それでは，低線量域でのがんリスクは実際にはどうなっているのだろうか？これについていくつかのモデルがあるが，代表的なものを以下に挙げる。

①高線量域でみられる直線関係を低線量域まで延長（外挿）するモデル（図1a）。直線しきい値なし（linear non-threshold：LNT）モデルとよばれる。

②がんにもしきい値があり，その線量まではがんのリスクが増加せず，その線量以上では線量に応じてリスクが直線的に増加すると考えるモデル（図1b）。

③低線量域ではがんリスクは自然発生レベルより減少し，ある線量から増加に転じると考えるモデル（図1c）。これをホルミシス*2という。

④低線量域でのがんのリスクは①のモデルから推定されるよりも大きいとするモデル（図1d）。培養細胞でみられる低線量超感受性*3やバイスタンダー効果*4が基になっている。

この4つのモデルのなかで，④のモデルに合うデータはほとんどが培養細胞を用いたもので，ヒトや動物の個体レベルでのデータがほとんどない。個体レベルのデータがあるのは①～③のモデルである。このうち，②，③のモデルではある線量までがんのリスクが増加しないことになる。一方，①のモデルではどんなに少ない線量であっても，がんが自然発生レベルからわずかながら増加することになる。①～③のモデルのなかで，①が科学的に正しいと考えられているとか，①を支持する論文が最も多いということでは必ずしもないが，最も慎重な考え方であることから，これを支持するというのが国際放射線防護委員会（International Commission on Radiological Protection：ICRP）の考え方である。

用語アラカルト

*2　ホルミシス
がんリスクを下げるだけでなく，低線量の放射線では健康促進効果をもたらすことをいう。メカニズムについて不明な部分も多いが，免疫機能，抗酸化能，DNA修復能の促進などが提唱されている。

*3　低線量超感受性
一般に，培養細胞に放射線を照射した場合の生存率を，横軸に吸収線量，縦軸に生存率の対数をとって表すと，肩をもった，上に凸の直線になる。しかし，低線量域を詳細に解析すると，わずかに下に凸の部分が現れる，つまり高感受性を示すという報告がある。

*4　バイスタンダー効果
低線量では細胞集団のなかで，放射線が当たった細胞と当たっていない細胞が混在しうる。このような状況で，放射線が当たっていない細胞に染色体異常，突然変異，細胞死などが起こる現象が多くの細胞で観察されており，これをバイスタンダー効果という。メカニズムには不明な部分も多いが，一酸化窒素（NO）や隣接細胞間のギャップ結合を介したメカニズムが提唱されている。

図1　低線量域における線量とがんリスクの関係についての4つの代表的なモデル

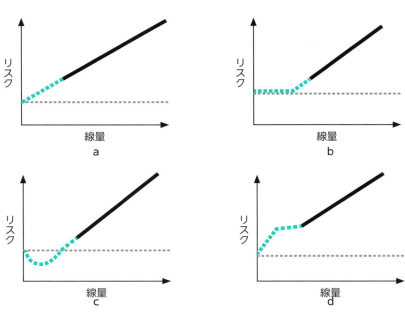

✻ 線量・線量率効果係数(DDREF)

　原爆被爆者の被ばく線量のほとんどは，爆発の瞬間に放出されたγ線，中性子線によるものである。従って，高線量率被ばくである。同じ線量であっても，短時間で被ばくしたときに比べて，長時間で少しずつ被ばくしたときには影響が小さくなる。これを**線量率効果**という。

　従って，高線量・高線量率被ばくのデータを基に，低線量・低線量率被ばくのリスクを評価しようとする場合，前者を直線的に外挿したものを何分の1かにする，つまり1より大きなある値で割るのが妥当ということになる。この割る値を**線量・線量率効果係数**(dose and dose-rate effectiveness factor：DDREF)という。

　では，DDREFは具体的にいくつとすればよいか？　動物実験のデータはおおむね2〜10の間の値を示している。ICRPは，**吸収線量が0.2Gy以下の場合，または，吸収線量率が0.1Gy/時間以下の場合**については，**DDREFとして2を適用することを勧告**している。これは上記の範囲2〜10のなかで最も小さな値であり，小さな値で割るということは，リスクを最大限に評価しようとしていることになる。

13 遺伝性影響

松本義久，島田幹男

はじめに

生殖器官，すなわち精巣，卵巣が放射線を被ばくした場合，精子，卵子のDNAに起こった変化，つまり突然変異が子孫に遺伝する可能性が考えられる。これを**遺伝性影響**という。被ばくした個体の子供に現れる影響を**次世代影響**，孫以降の世代も含める場合は**継世代影響**ということもある。遺伝性影響は動物実験では確認されているが，ヒトでは確認されていない。

動物実験における遺伝性影響①

1927年にアメリカのHermann J. Muller（ハーマン　マラー）は，キイロショウジョウバエを用いた巧妙な実験を行い，X線による突然変異の発生を示した。マラーはこの業績により，1946年にノーベル医学・生理学賞を受賞した。

ショウジョウバエのメスは2本，オスは1本のX染色体をもつ。まず，マラーは青色の翅（はね）をもつオスにX線を照射した（図1）。翅の色を決定する遺伝子はX染色体上にあり，青色は潜性である。従って，このオスを無色透明の翅をもつメスと交配すると，第1代（F1）ではオス，メス問わずすべて無色透明の翅をもつハエが生まれる。次に，F1のメスを無色透明の翅をもつオスと交配すると，第2代（F2）では青色の翅をもつオスと無色透明の翅をもつオスが半分ずつ生まれるはずである（メスはすべて無色透明の翅をもつ）。ところが，まれにF2に青色の翅をもつオスがまったく生まれないようなF1のメスが出てくる。マラーは，これはこのF1のメスが親のオスから引き継いだX染色体に潜性の致死変異

> **補足**
> 2017年9月に日本遺伝学会は，優性・劣性という用語は「優れた形質，劣った形質という意味は本来まったくないにもかかわらず，誤解を受けやすい」ことから，これらに代わって顕性・潜性という用語を用いることを提案した。これを受けて，2019年7月に日本学術会議は，「高等学校の生物教育における重要用語の選定について（改訂）」のなかで，優性・劣性に代わって顕性・潜性を見出し語とすることとした。本項目では，この日本学術会議の報告に従い，顕性・潜性という用語を用いている。

図1 マラーの実験

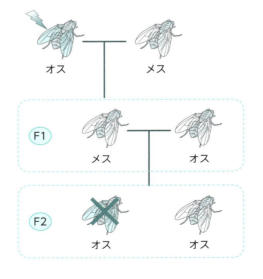

が生じたためと考えた。F1においてこのようなメスが出てくる頻度からX染色体に突然変異（潜性の致死変異）が生じる頻度を推定した。X線の線量や線量率を変えることにより，突然変異率が線量に比例して増加する，また，線量率を変えても変化しないという結果を得た。

動物実験における遺伝性影響②

アメリカのWilliam L. Russellらは1950〜1980年代にかけて，100万匹を超えるマウスを用いて，突然変異出現頻度を調べた。使ったマウスの数から俗に「メガマウス実験」ともよばれる。

ラッセルらは，オスマウスに高線量率（72〜90R/分，1Gy/分弱）と低線量率（1〜800mR/分）でX線，γ線照射を行い，メスマウスと交配を行った。このメスマウスは，毛の色，耳の長さなど，外から容易に識別できる7つの形質に関して，それぞれ顕性遺伝子と潜性遺伝子を1対ずつ（ホモで）もっている。このメスマウス自体は潜性の形質を示すが，オスマウスと交配するとその仔は顕性遺伝子と潜性遺伝子を1個ずつもつので，顕性の形質を示す。しかし，オスマウスから受け継いだ遺伝子に変異が生じていた場合，毛の色，耳の長さなどに潜性形質が現れるようになっている。この実験で，高線量率照射でも低線量率照射でも線量に応じて突然変異出現頻度の増加がみられる，同じ線量で比較すると低線量率照射の場合の突然変異出現頻度は高線量率照射の場合の約3分の1であるという結果を得た。自然突然変異の頻度は1遺伝子あたり0.0001%程度で，高線量率照射の場合1Gyあたり0.0002%程度の割合で増加した。つまり，0.5Gy程度で自然突然変異頻度の2倍になる計算となった。

図2 マウスにおける放射線誘発突然変異の頻度

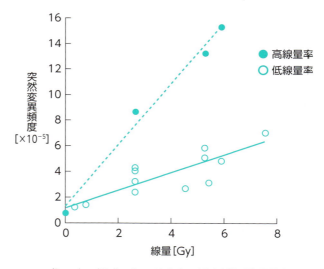

(Russel and Kelly : Proc. Natl. Acad. Sci. USA, 79, 542-544, 1982. をもとに作成)

ヒトにおける遺伝性影響

　原爆被爆生存者の子供，子孫に遺伝性影響が現れるかどうかの調査が現在も行われているが，これまで放射線被ばくによる影響は認められていない。調査項目は，出生時の異常（死産，奇形など），体重，性比などに加え，年齢ごとの死亡率，がん発生率，健康状態などを生涯にわたって追跡するもの，染色体異常，タンパク質発現，最近ではDNAの塩基配列の変化など細胞，分子レベルでの検査も行われている。

　なぜ，遺伝性影響は動物実験では認められているのに，ヒトでは認められていないのだろうか。ヒトにおけるこのような調査には，動物実験にはない限界が必然的に伴う。先述の「メガマウス」実験では，遺伝的に均一と考えてよいマウス（近交系という）を多数用いている。まず，突然変異頻度は非照射の場合で10万分の1程度，1Gyの被ばくでの増加は10万分の2程度である。統計的な変動を考えると，少なくとも100万人程度調べなければ頻度を正確に求めることは無理であろう。なお，原爆被爆生存者の子供の調査対象人数は最大で14万人程度である。さらに，動物実験では，前述のように潜性変異を検出するための巧妙な工夫がなされている。ヒトにおいても突然変異の多くは潜性であると考えられるが，このような工夫を行うことはできない。マウスでの突然変異の頻度は10^{-5}オーダーであるから，両方の遺伝子に変異が生じる確率は10^{-10}オーダーと考えられる。このようなことから，ヒトにおける遺伝性影響はあったとしても検出がきわめて難しいことが予想される。

生殖細胞と放射線感受性

　本章「6 生殖器系への影響」（p.165）で学んだように，精巣では，幹細胞である精原細胞から，精母細胞，精細胞を経て精子がつくられる。放射線被ばくをすると精原細胞が最も死にやすい。その後，精母細胞，精細胞と続き，精子が最も死ににくい。一方，突然変異の起こりやすさはこの逆で，精子で最も起こりやすく，精原細胞で最も起こりにくい。

　また，卵巣では，幹細胞である卵原細胞から，卵母細胞を経て卵子がつくられる。ヒトの場合，出生時には卵母細胞まで分化が進んで，卵原細胞はほとんど残っていない。放射線を被ばくすると卵母細胞のほうが卵子より死にやすく，一方で突然変異は卵子のほうが卵母細胞より起こしやすい。

ヒト遺伝性影響リスクの推定

　ヒトにおける遺伝性影響のリスク推定法には，直接法と間接法がある。よく用いられるのは**間接法**で**倍加線量法**ともよばれる。ヒトでの放射線による遺伝性影響は確認されていないので，線量あたりの誘発頻度は不明である。しかし，自然突然変異の頻度は2.95×10^{-6}/遺伝子/世代とされている。一方，マウスでの低線量率での突然変異の誘発頻度は3.6×10^{-6}/遺伝子/Gyとされている。前者を後者で割ると，0.82Gyとなる。つまり，ヒトでも吸収線量あたり同じ頻度で突然変異が誘発されるとすると，0.82Gyが倍加線量ということになる。これを基に，ICRPの1990年，2007年勧告では倍加線量を1Gyとしている。

まとめのチェック

☐☐	1	人体に対する放射線被ばくの種類を挙げよ。	▶▶ 1 放射線被ばくには外部被ばくと内部被ばくがあり，全身が放射線にさらされるものを全身被ばく，身体の一部が放射線にさらされるものを局所被ばくという。
☐☐	2	全身に急性被ばくをした後に生じる個体死について，被ばく線量により生存期間や死因がどのように異なるか説明せよ。	▶▶ 2 2〜10Gyの急性全身被ばくをすると，60日以内(ヒトの場合)に造血器障害で，10〜数十Gyの被ばく線量では被ばく後3〜10日で消化器系の障害により死亡する。50Gy以上の被ばくをした場合，中枢神経系の障害により2日以内に死亡する。
☐☐	3	血球の源となる細胞を何というか。また，成人の生体内では主にどの臓器・組織に存在するか。	▶▶ 3 造血幹細胞といい，成人では主に骨の赤色骨髄に存在する。
☐☐	4	人体が放射線にさらされ，造血障害を発症した。このときの血球減少の過程について説明せよ。	▶▶ 4 放射線により幹細胞が死滅または分化が抑制されることで，血液細胞の供給が停止する。末梢血中ではそれらの細胞の感受性と血球寿命に依存して，リンパ球，好中球，血小板，赤血球の順に減少していく。赤血球においては血球寿命である約120日後から減少が顕著になる。
☐☐	5	消化管構成器官である食道，胃，大腸，小腸を，放射線被ばくによる組織反応が起きやすい順に並べよ。	▶▶ 5 小腸，大腸，胃，食道。
☐☐	6	全身に高線量率で20Gyの被ばくがあった。そのときの症状について述べよ。	▶▶ 6 被ばく直後から前駆症状として放射線宿酔がみられるほか，神経系組織の損傷によって，ショックなどで5日以内に死亡する可能性がある。それ以降生存した場合は皮膚障害のほか，腸管組織および造血組織への障害が発症することが予想される。

☐☐	7	男性および女性の生殖器が被ばくした場合に生じる組織反応を述べよ。また，急性被ばくにおけるそのしきい線量を答えよ。	▶▶ 7 放射線被ばくにより生殖細胞が障害され，その結果不妊が生じる。急性被ばくにおける永久不妊のしきい線量は男性で6Gy，女性で3Gyである。
☐☐	8	皮膚の成り立ちと放射線による皮膚障害について説明せよ。	▶▶ 8 皮膚は，基底層にある基底細胞から有棘細胞，顆粒細胞，角質細胞の順に皮膚表面に向かい分化が進み，表皮を構成する。もし高線量率高線量の放射線に皮膚がさらされた場合，皮膚幹細胞を含む基底層の細胞分化停止または細胞死が起こり，表皮が構成されず脱落によって真皮などが剥き出しとなり，潰瘍や壊死が生じる。過去の事例では皮膚移植や間葉系幹細胞移植などの治療が実施された。
☐☐	9	眼の中で放射線感受性の高い部位と，放射線被ばく後にその部位に生じる疾患を述べよ。	▶▶ 9 水晶体の放射線感受性が高く，放射線被ばくにより白内障が発症する。
☐☐	10	着床前期と器官形成期にみられる放射線影響をそれぞれ挙げよ。	▶▶ 10 着床前期：胚死亡，器官形成期：奇形。
☐☐	11	ラジウムを含む蛍光塗料で時計の文字盤に数字を書く職人（ダイヤルペインター）ではどのようながんが多発したか。	▶▶ 11 下顎の骨腫瘍が多発した（ラジウムが骨親和性元素であるため）。
☐☐	12	二酸化トリウムを含む血管造影剤（トロトラスト）を投与された患者ではどのようながんが多発したか。	▶▶ 12 肝がんと白血病が多発した（トリウムは肝臓に，子孫核種のラジウムは骨に集積するため）。
☐☐	13	相対リスク，過剰相対リスクとは何か。	▶▶ 13 相対リスクとは，ある集団でのリスクの対象集団でのリスクに対する比のこと。過剰相対リスクとは相対リスクから1を引いたものをいう。

まとめのチェック

☐☐	14	過剰絶対リスクとは何か。	▶▶ 14 過剰絶対リスクとは，ある集団でのリスクと対象集団とのリスクの差のことをいう（通常，人・年あたりどれだけ増えたかで表す）。
☐☐	15	広島，長崎原爆被爆生存者の固形腫瘍，白血病のリスクはどのようなモデルに適合するか。	▶▶ 15 固形腫瘍（の過剰相対リスク）は直線モデル，白血病（の過剰絶対リスク）は直線-2次曲線（LQ）モデルに適合するとされる。
☐☐	16	低線量域での線量-効果関係についてのモデルにはどのようなものがあるか。	▶▶ 16 直線しきい値なし（LNT）モデル，しきい値モデル，ホルミシスモデル，低線量超感受性モデルなど。
☐☐	17	DDREFとは何か。また，ICRP 2007年勧告ではどのような値を勧告しているか。	▶▶ 17 線量・線量率効果係数（dose and dose rate effectiveness factor）。低線量・低線量率放射線の影響を高線量・高線量率放射線の影響から外挿する場合，直線的に外挿した値をこの値で割る。ICRP 2007年勧告では2を勧告している。
☐☐	18	遺伝性影響を示した動物実験の例を挙げよ。	▶▶ 18 マラーの実験（ショウジョウバエ），ラッセルの実験（メガマウス実験）など。
☐☐	19	倍加線量とは何か。また，ヒトにおける倍加線量はどの程度と見積もられているか。	▶▶ 19 倍加線量とは突然変異頻度を自然誘発突然変異頻度の2倍にするような放射線量のことである。ヒトの倍加線量はほぼ1Gyと見積もられている（ICRP 1990年，2007年勧告による）。

5章 放射線影響から生体を守る仕組み

01 DNA修復①
塩基損傷，一本鎖切断の修復

島田幹男，松本義久

はじめに

放射線の生体への影響で最も大きいものがDNA（deoxyribonucleic acid：デオキシリボ核酸）への損傷である。DNA損傷の種類や生じるメカニズムについては「3章 分子・細胞レベルでの放射線影響」の「4 放射線によるDNA損傷」（p.108）で述べた。ここでは生物に備わっているDNA損傷の修復メカニズムについて解説する。

DNAはヒトだけではなく，原核生物である大腸菌から真核生物である酵母，さらには虫や植物，哺乳類に至るまですべての種で遺伝物質として備わっている。それらすべての種の細胞の中にあるDNAは放射線や紫外線を浴びると損傷を受ける。このDNA損傷を放置しておくと突然変異が生じ，細胞のがん化あるいは細胞死が起こる。そのため，DNAは正確に修復される必要がある。DNA修復機構は大腸菌からヒトまで等しく備わっており，生物の生死にかかわる重要な機構である。

図1 放射線照射によるDNA損傷とその修復

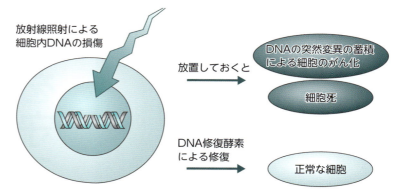

DNA損傷は放置しておくと細胞死や細胞のがん化の原因となる。DNA損傷は細胞に備わったDNA修復機構によって修復される。

DNA損傷の原因

DNAの損傷は紫外線や放射線を浴びるだけでなく，化学的な薬剤によっても引き起こされる。いくつかの抗がん剤はDNAに損傷を与えることにより細胞死を誘導し，がん細胞を殺傷するという方法をとっている。

また，ヒトなどの高等生物の細胞は酸素を取り込むことにより栄養のやりとりを可能にしているが，その副産物として細胞内のミトコンドリアから活性酸素が放出される。この活性酸素は非常に反応性が高い物質で，DNAを高確率で攻撃する。よって細胞内では放射線を浴びなくても日常生活ですでに大量のDNA損傷が生じているのである。

DNA一本鎖切断および塩基損傷の修復

DNA修復機構が損傷の種類によって異なり，機能する分子も多岐にわたる．本項目では塩基損傷と一本鎖切断の修復システムについて解説する．

> Point
>
> 【塩基損傷の修復機構】
> - 塩基除去修復
> - ヌクレオチド除去修復
> - 転写共役修復
> - ミスマッチ修復

塩基除去修復（base excision repair：BER）

損傷した塩基が除去された後，空いた部分を元どおりに埋めることによって修復されるため，塩基除去修復とよばれる．塩基への損傷は放射線を浴びなくても通常の生体の代謝で常に生じている．そのため，この修復機構は普段から最も忙しく働き続けていることになる．塩基除去のステップは損傷の種類によって異なっており，それぞれに対応したタンパク質が存在している．

塩基除去修復の分子ステップ（図2）

①塩基除去修復は損傷した塩基を除くため，まずDNAグリコシラーゼという酵素が塩基と糖鎖の結合を切断する．
②塩基が除去された部位をAP部位（apurinic/apyrimidinic site）というが，このAP部位はAPエンドヌクレアーゼによってDNA鎖の5'末端側が加水分解される．
③この反応によりDNA鎖は5'末端側がOH基，3'末端側がデオキシリボースリン酸となる．3'末端側のデオキシリボースリン酸は専用の分解酵素によって除去される．
④その後，DNA合成酵素であるDNAポリメラーゼが新しくDNAを合成し，最後にDNAリガーゼというDNAどうしを結合させる酵素によってDNAは元どおりに修復される．

表1 塩基除去修復に関与する主なタンパク質と機能

DNAグリコシラーゼ	DNAの塩基と糖鎖の結合を切断する
APエンドヌクレアーゼ	脱塩基部位（AP部位）を除去する
DNAポリメラーゼ	DNA鎖を合成する
DNAリガーゼ	DNAどうしを結合する
XRCC1	足場タンパク質として他のタンパク質が損傷部位に集まるために必要である

XRCC：X-ray repair cross complementing

図2 塩基除去修復のメカニズム

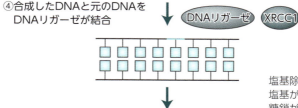

塩基除去修復では損傷を受けた塩基がまず除去される。その後、糖鎖が除去されて、空いた部位に新しくDNAが合成される。

ヌクレオチド除去修復（nucleotide excision repair：NER）

ヌクレオチド除去修復は主に紫外線を浴びたときに生じるピリミジンダイマーの修復に寄与する。ピリミジンダイマーは塩基どうしが共有結合するタイプの損傷を受けるため、塩基損傷よりも大規模に損傷部位が除去されなければならない。損傷部位を含んだ広い範囲（数十塩基）がごっそり除去されるイメージである。紫外線に感受性をもつ遺伝病患者は、この修復機構の関係遺伝子に異常がある。

ヌクレオチド除去修復の分子ステップ（図3）

①XPCによりDNA損傷部位が認識される。
②損傷した塩基を含む部位のDNA二本鎖がTFⅡH（XPB、XPD）により開裂する。

③その後，損傷した塩基を含む両端のDNAがERCC1-XPFにより切断され損傷部位が除去される。
④次に一本鎖状になったDNA鎖を鋳型として，DNAポリメラーゼによって新しいDNAが合成される。
⑤DNAリガーゼが合成されたDNAと元のDNAを結合することによってDNA修復が完了する。

図3 ヌクレオチド除去修復と転写共役修復のメカニズム

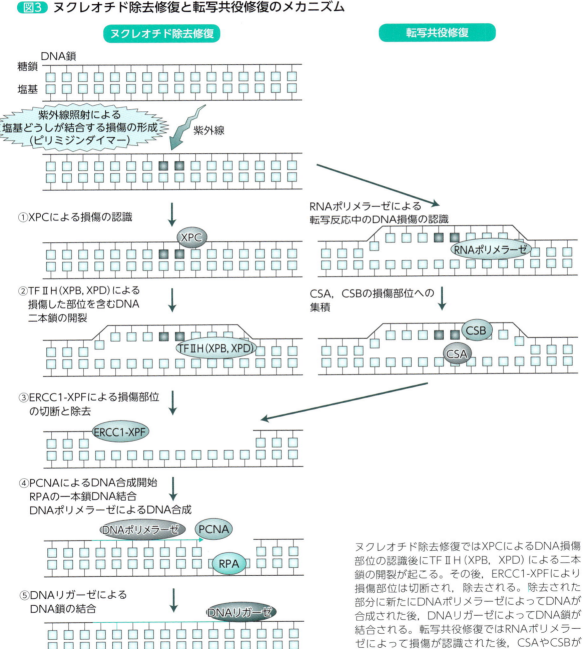

ヌクレオチド除去修復ではXPCによるDNA損傷部位の認識後にTFⅡH（XPB，XPD）による二本鎖の開裂が起こる。その後，ERCC1-XPFにより損傷部位は切断され，除去される。除去された部分に新たにDNAポリメラーゼによってDNAが合成された後，DNAリガーゼによってDNA鎖が結合される。転写共役修復ではRNAポリメラーゼによって損傷が認識された後，CSAやCSBが損傷部位に集まってくる。その後は通常のヌクレオチド除去修復の経路で修復される。

表2 ヌクレオチド除去修復に関与する主なタンパク質と機能

XPC	DNA損傷部位の認識
TFⅡH(XPB, XPD)	DNA二本鎖の開裂
ERCC1-XPF複合体	損傷部位を含むDNA鎖の切断
PCNA	DNA合成開始に必要
RPA	DNA一本鎖に結合しDNA合成を進める
DNAポリメラーゼ	DNA合成を行う
DNAリガーゼ	DNAどうしを結合する

XP：xeroderma pigmentosum
TFⅡH：transcription factor ⅡH
ERCC1：excision repair closs-complementing 1
PCNA：proliferating cell nuclear antigen
RPA：replication protein A

転写共役修復（transcription coupled-repair：TCR）

　転写と共役したヌクレオチド除去修復のことである．大腸菌や酵母からヒトまで備わっている修復経路である．通常，細胞の中のDNAは遺伝子発現のためにRNAポリメラーゼがDNAに結合し，RNAの合成を行っている．これを転写というが，RNAポリメラーゼの活性がDNA損傷に出会うと妨げられることがある．そうすると，すぐにDNA損傷は取り除かれるように反応が進む．コケイン症候群に関係するタンパク質がこの反応に関与するが，多くのステップは通常のヌクレオチド除去修復に共通している．

ミスマッチ修復（mismatch repair：MMR）

　ミスマッチ修復はDNA複製の間違いによって生じる塩基のミスマッチを修復するシステムである．放射線照射によって生じることはないが，修復する仕組みが除去修復に分類されるためにここで紹介する．ミスマッチは本来塩基どうしのペアがAとT，GとCで行われるのに対し，AとGといった異なる相手がペアになり，その部位が不安定になってしまうことである．厳密には損傷ではないが塩基損傷のようにミスマッチの部位が除去されてから正常な塩基が挿入される．

　大腸菌ではMutS，MutL，MutHなどのタンパク質がミスマッチに関与していることが知られており，哺乳類細胞でも多くの関連タンパク質がみつかっているが，修復機構は不明な点が多い．

02 DNA修復②　二本鎖切断の修復

島田幹男, 松本義久

はじめに

放射線によって生じるDNA損傷はすべて完全に修復される必要があるが, 特にDNA二本鎖切断は重篤な損傷であるため, 修復されなければ**染色体の転座**[*1]や**細胞死**[*2]に至る。

DNA二本鎖切断修復は大きく分けて相同組換え修復と非相同末端結合修復に分類できる。どちらも非常に重要な修復機構であり, 酵母からヒトまで広く存在する。2つの修復機構は, 修復の正確性と細胞周期により活性度が異なる。これら2つの修復機構が働きを分けることにより修復が常時円滑に進む。

> **Point**
> 【2種類の主な二本鎖切断修復】
> ● 相同組換え修復　　● 非相同末端結合修復

用語アラカルト

＊1　染色体の転座
複数の染色体が切断された後, 元どおりに結合せずに違う染色体と結合してしまうために生じる現象。

＊2　細胞死
細胞は自分の染色体DNAの損傷が修復できないと判断すると, 自ら死ぬようにプログラムされており, これを細胞死（アポトーシス）という。

相同組換え修復 (homologous recombination (HR) repair)

◾️基本概念

相同組換え反応は同じ配列をもつDNAどうしが組換わることにより生じる。2種類の二本鎖切断修復の概念図を図1に示す。DNAは通常二本鎖であるため, 相同な染色体があると図のように片方の染色体の一本鎖がもう片方の染色体の一本鎖に入り込み, 鋳型のように振る舞う。そして**DNAポリメラーゼ**[*3]というDNA合成酵素によって, 鋳型を基に新しいDNAが合成されるという仕組みである。

◾️相同組換えと減数分裂

相同組換え反応はDNA損傷が生じたとき以外にも細胞の**減数分裂**[*4]反応として重要である。通常1つの細胞の核の中には父由来と母由来の2つのセットの染色体が存在する。これら2つの染色体が相同組換えを起こし, 新たな染色体を生み出すのが減数分裂である。

◾️相同組換えと姉妹染色分体

DNAの二本鎖切断が生じた際に使用される相同な染色体は, 姉妹染色分体とよばれる染色体である。細胞周期のなかのDNA合成期（S期）にDNA複製が起こると, 次の細胞分裂までの間に細胞の核内には4セットの染色体（父親由来, 母親由来の染色体がそれぞれ複製されるため）があることになる。これを姉妹染色分体という。この時期に放射線により二本鎖切断が起こるとそれぞれの姉妹染色分体を利用して相同組換え修復が起こる。

用語アラカルト

＊3　DNAポリメラーゼ
DNA合成酵素。酵母やヒトなど種によってさまざまなDNAポリメラーゼがあるが, 基本的にはDNAの一本鎖を鋳型としてDNAを合成する。

＊4　減数分裂
生殖細胞特異的な分裂。通常の細胞分裂を有糸分裂というのに対して減数分裂という。父親由来と母親由来の染色体がランダムに組換え反応を起こし, 新しい染色体を生み出す分裂機構。

図1 2種類の二本鎖切断修復の概念図

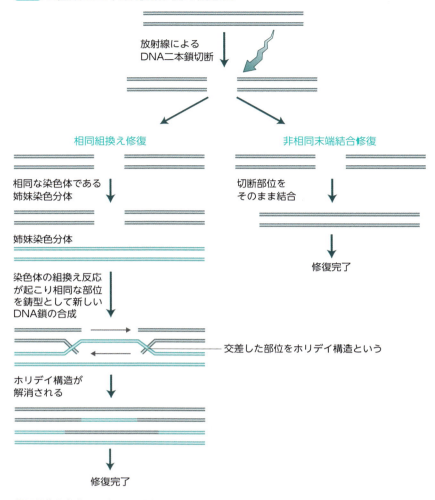

相同組換え修復では相同な染色体である姉妹染色分体を鋳型として利用し，新たにDNAを合成する。途中でDNAどうしが交差する状況が生じるが，これをホリデイ構造という。DNAの合成が終わるとホリデイ構造が解消されてDNA修復が完了する。非相同末端結合修復の反応様式はシンプルで，切断した末端どうしを直接結合する。

表1 相同組換え修復に関与する主なタンパク質と機能

ATM	DNA修復タンパク質をリン酸化して制御
NBS1	損傷センサー
MRE11	損傷センサー
RAD50	損傷センサー
RPA	DNA組換え
RAD51	DNA組換え

ATM：ataxia telangiectacia mutated
NBS1：Nijmegen breakage syndrome1
MRE11：meiotic recombination 11
RPA：replication protein A
RAD：酵母から単離されたradiation sensitive mutantsに由来

相同組換え修復と細胞周期

相同組換え修復は姉妹染色分体が存在するDNA複製後から分裂するまでのG_2期にかけての活性が高い。

非相同末端結合修復(non-homologous end joining (NHEJ) repair)

基本概念

非相同末端結合修復は切断されたDNA末端を直接結合する修復機構である。相同組換え修復のように鋳型を必要としないため反応も迅速に行われ，二本鎖切断が生じた際の主な修復経路といえる。しかし，切断された断面から塩基が欠如した場合もそのまま結合してしまうため，正確な修復が保障されず，不正確な修復機構ともいえる。

非相同末端結合修復と細胞周期

非相同末端結合修復は相同組換え修復の活性が低いG_1期に活性が高く，この2つの修復機構がうまくお互いをカバーしているような状況にある。S/G2期にも相同組換えを補佐するように機能している(図2)。

非相同末端結合と免疫反応

非相同末端結合はDNA修復以外にも免疫反応であるV(D)J組換え[*5]にも関与しており，遺伝的にこれらの関連タンパク質が欠損すると，免疫系に異常がみられる疾患の原因となる。

用語アラカルト

[*5] V(D)J組換え
免疫細胞であるB細胞で生じる組換え様式。免疫反応において異物が体に侵入すると，それに対応する抗体を作製する。このとき，さまざまな異物に対応するために抗体の多様性を作ることが原因で起こる。

表2 非相同末端結合修復に関与する主なタンパク質と機能

Ku70	DNA損傷末端への結合，センサー
Ku80	DNA損傷末端への結合，センサー
DNA-PKcs	DNA修復タンパク質をリン酸化して制御
XRCC4	足場として機能
XLF	足場として機能
Artemis	DNA損傷末端を削る
Ligase IV	DNAを結合する

図2 2つの修復機構の細胞周期における活性の違い

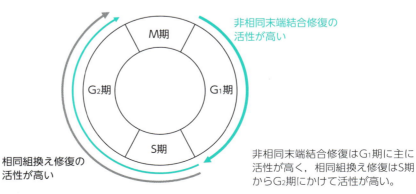

相同組換え修復の活性が高い

非非同末端結合修復の活性が高い

非相同末端結合修復はG_1期に主に活性が高く，相同組換え修復はS期からG_2期にかけて活性が高い。

▍リン酸化H2AXによるDNA二本鎖切断の認識

　放射線によってDNAの二本鎖切断が生じた際に起こる細胞内での初期反応にヒストンH2AXのリン酸化が挙げられる。ヒストンH2AXは，ヒストンH2A*6 の一種である。

　ヒストンH2Aのうち約20％がH2AXであり，二本鎖切断が生じるとリン酸化タンパク質であるATM，ATR，DNA-PKcsによってリン酸化を受ける。これは二本鎖切断修復の初期の反応で修復タンパク質はリン酸化H2AXを目標に集まってくる。

> **用語アラカルト**
>
> ＊6　ヒストンH2A
> DNAが通常小さく折りたたみ構造をとるために巻きついているタンパク質のうちの1つ。

✴ 二本鎖切断修復の分子システム

　ここまで2種類の二本鎖切断修復のおおまかなシステムについて紹介してきた。次にこれらの修復系にどういったタンパク質が関与するかを詳しく紹介する。

▍相同組換え修復の分子反応

①まず二本鎖切断が生じるとMRE11/RAD50/NBS1（それぞれのアルファベットの頭文字をとってMRN複合体とよばれる）の3つのタンパク質からなる複合体が切断部位に集まってくる。このMRN複合体がDNAの切断があることを知らせるセンサー的な役割を担う。

②そしてリン酸化酵素であるATMが切断部位にやってくる。ATMは二量体を形成しており，互いをリン酸化し合う。これを自己リン酸化という。自己リン酸化はATM自身の活性化の合図となるものである。

③センサータンパク質群による修復開始の合図の次に組換えタンパク質が集まってくる。RPAというタンパク質が一本鎖DNAに結合し，DNA-タンパク質フィラメントという状態を作り出す。その後，RPAはRAD51というタンパク質に置き換わり，組換え修復が進行していく。組換えの際，DNAが交差している部位をホリデイ構造という。

④相同な染色体を鋳型としてDNAポリメラーゼがDNA合成を行う。

⑤ホリデイ構造が解消されて新たに合成されたDNAが結合し修復が完了する。

▍非相同末端結合修復の分子反応

①G1期に二本鎖切断が生じるとKu70/Ku80という2つのタンパク質の複合体が切断部位に結合する。また，ほぼ同時期にDNA-PKcsというリン酸化タンパク質が切断部位に集まり，修復の合図をする。

②次に，XRCC4，XLF，Artemisタンパク質が切断部位に集まる。XRCC4，XLFは足場タンパク質として他のタンパク質が集まってくる補助をすると考えられている。またArtemisはDNAの末端を削るエキソヌクレアーゼ活性をもっており，損傷末端の状態によって末端部分を修復しやすいようにトリミングする。

③最後に，LigaseIVというタンパク質が切断されたDNA末端どうしを直接結合することによりこの修復は完了する。

図3 2種類の二本鎖切断修復分子機構

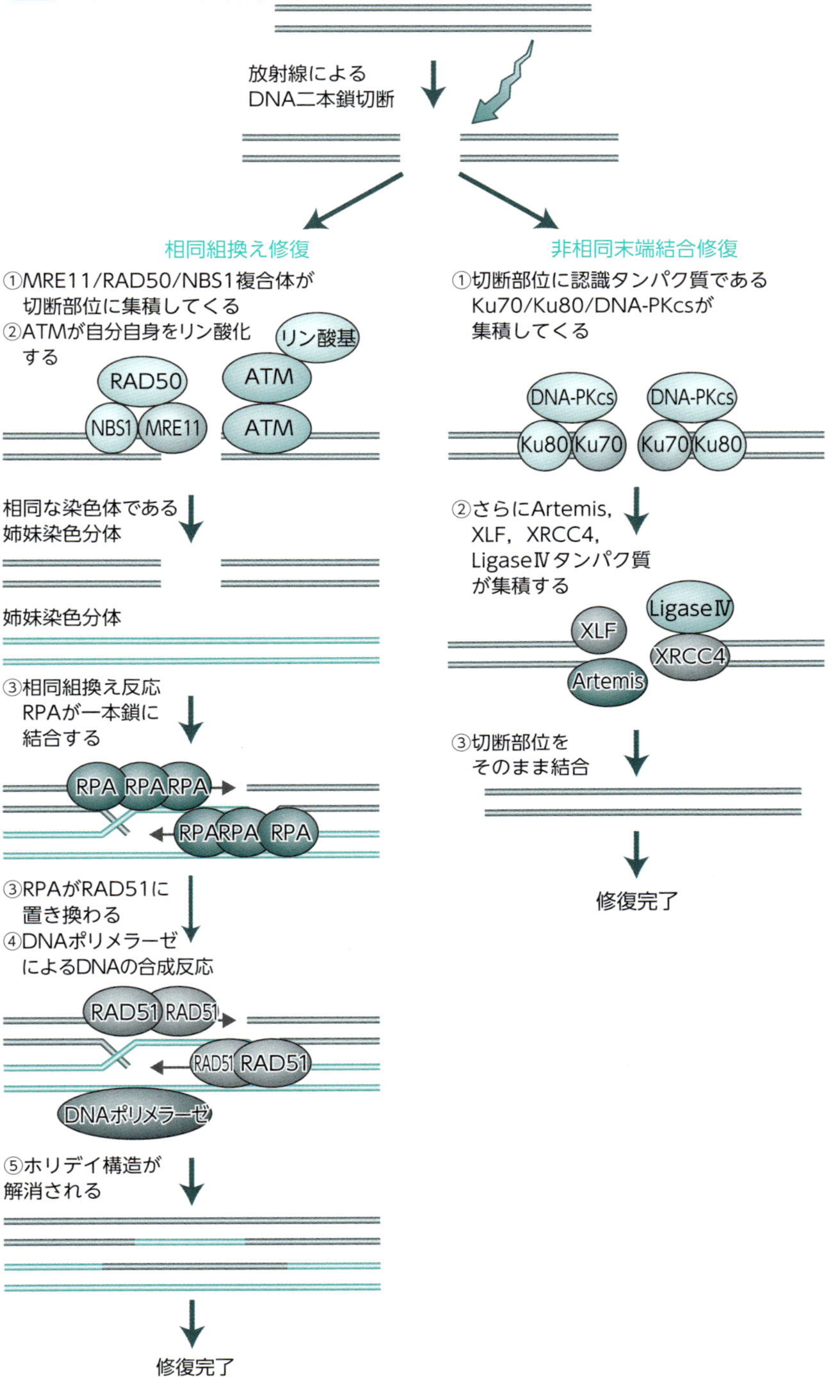

放射線によるDNA二本鎖切断

相同組換え修復

①MRE11/RAD50/NBS1複合体が切断部位に集積してくる
②ATMが自分自身をリン酸化する

リン酸基
RAD50 ATM
NBS1 MRE11 ATM

相同な染色体である姉妹染色分体

姉妹染色分体

③相同組換え反応 RPAが一本鎖に結合する

RPA RPA RPA
RPA RPA RPA

③RPAがRAD51に置き換わる
④DNAポリメラーゼによるDNAの合成反応

RAD51 RAD51
RAD51 RAD51
DNAポリメラーゼ

⑤ホリデイ構造が解消される

修復完了

非相同末端結合修復

①切断部位に認識タンパク質であるKu70/Ku80/DNA-PKcsが集積してくる

DNA-PKcs DNA-PKcs
Ku80 Ku70 Ku70 Ku80

②さらにArtemis, XLF, XRCC4, LigaseIVタンパク質が集積する

LigaseIV
XLF XRCC4
Artemis

③切断部位をそのまま結合

修復完了

相同組換え修復はMRNタンパク質複合体がDNA切断部位に集まってくることから反応が始まる。その後，二量体を形成したATMタンパク質が集まってきて自分自身をリン酸化する。これをきっかけに，さまざまなタンパク質が修復のために切断部位に集まってくる。主な反応としてはRPAによるDNAタンパク質間のフィラメントの形成に続き，RAD51がDNAに結合する。そしてDNAポリメラーゼが相同な染色体を鋳型として新たなDNAを合成する。その後，DNAが交差しているホリデイ構造が解消されて修復が完了する。
非相同末端結合修復はまずKu70/Ku80の二量体が切断部位に結合することから反応が始まる。その後，DNA-PKcs, Artemis, XLF, XRCC4が切断部位に集まってくる。最終的にLigaseIVというDNAリガーゼが切断されたDNAどうしを直接結合して修復は完了する。

03 細胞周期チェックポイント

島田幹男, 松本義久

はじめに

　細胞が被ばくした際，最も注意を払わなければならないのは染色体DNAへの損傷である．DNA損傷は修復されなければ，突然変異や細胞死の原因となりうるからである．そして，このとき重要なのは細胞の現在の状況，すなわち細胞周期である．

　細胞には細胞周期というものがあり，細胞分裂期，DNA合成期など，いくつかの時期に分かれている．細胞が被ばくした際に，その細胞が現在いるポイントで止まって修復を完成させるためのシグナルが細胞周期チェックポイントである．

細胞周期チェックポイント

　細胞は1回分裂して次に分裂するまでの間に自らのDNAを合成して複製し，2つ分の細胞小器官を合成し分裂への準備をしている．すなわち，細胞分裂期（mitosis：M期）を起点に間期（gap phase：G_1期），DNA合成期（DNA synthesis：S期），間期（gap phase：G_2期）を経て再び細胞分裂が行われる．これを細胞周期とよぶ．

　そして，それぞれのステップから次のステップへ移行する際に細胞内に異常がないかのチェックが行われる．これを細胞周期チェックポイントとよぶ．

図1　細胞周期チェックポイントの概要

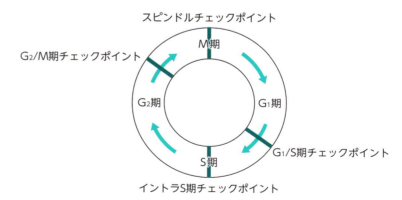

　細胞分裂期（M期）はスピンドルチェックポイント，間期（G_1期）からDNA合成期（S期）への関門であるG_1/S期チェックポイント，S期内にはイントラS期チェックポイント，そして間期（G_2期）からM期へ移行する際のG_2/M期チェックポイントがある．

■放射線を照射したときの細胞周期チェックポイント

①修復が可能な場合

　放射線を細胞に照射するとDNA損傷が生じる。細胞は直ちに修復を開始するが，その前に現在の細胞周期が次のステップに移らないように停止信号が発動する。その後，DNA損傷が無事修復されるとこの停止信号は解除され，細胞周期が進み始める。

②修復が不可能な場合

　放射線によってあまりにも多くのDNA損傷を負ってしまい，修復が不可能だと細胞周期チェックポイントが判断すると，停止信号を出さずに直ちに細胞は**細胞死（アポトーシス）**[*1]へと向かう。

■細胞周期チェックポイントの種類

　細胞周期チェックポイントはそれぞれのステージから次のステージに移る際に活性化する。例えば，現在G_1期であれば次のS期に移るまでのことを指し，G_1/S期チェックポイントという。同様にG_2期とM期の間にG_2/M期チェックポイントがある。

　ただ，S期とM期の場合は別の機構が活性化する。細胞周期において重要なイベントはS期のDNA複製（合成）とM期の細胞分裂であるため，G_1期やG_2期に損傷を受けた場合，S期やM期に移る前に修復を完了させなければならない。しかし，S期やM期に損傷を受けた場合は，その場で修復やチェックをしなければ細胞は死んでしまうか，突然変異が残ってしまう。そこでS/G_2期チェックポイントではなくイントラS期チェックポイントとM期**スピンドルチェックポイント**[*2]が活性化する。

> **Point**
>
> 【損傷が起きたステージによる細胞周期チェックポイントの種類】
> - M期で起きた場合：スピンドルチェックポイント
> - G_1期で起きた場合：G_1/S期チェックポイント
> - S期で起きた場合：イントラS期チェックポイント
> - G_2期で起きた場合：G_2/M期チェックポイント

■細胞周期チェックポイントにおける分子経路

　それぞれの細胞周期チェックポイントでは異なるタンパク質分子のシグナルが活性化され制御されている。

表1 細胞周期チェックポイントにおける主な分子経路

スピンドルチェックポイント	Mad2 → Cdc20
G_1/S期チェックポイント	ATM → CHK2 → p53 → p21 → サイクリン/CDK
イントラS期チェックポイント	ATM/ATR → NBS1 → SMC1/FANCD2
	ATM/ATR → CHK1/CHK2 → Cdc25A
G_2/M期チェックポイント	ATM/ATR → CHK1 → Cdc25A → サイクリンB/Cdc2

用語アラカルト

*1 細胞死（アポトーシス）
プログラムされた細胞死ともいう。細胞が自らを不要なものだと判断し自殺すること。

*2 スピンドルチェックポイント
「スピンドル」とは微小管のことである。M期は微小管が染色体を分配する中心的な役割を担っており，このチェックポイントは正確な染色体の分配を行うために重要である。

■細胞周期チェックポイントのキータンパク質

①p53

　細胞周期チェックポイントはp53というタンパク質を中心に，さまざまなタンパク質が協調的に作用することにより制御されている。p53の名前はタンパク質のサイズが53kDa前後であることに由来する。

　p53は「原がん遺伝子」あるいは「ゲノムDNAの守護神」ともよばれる重要な遺伝子である。多くのがん細胞はp53遺伝子に異常をきたしており，このこと（p53が正常でいること）ががんにならないための重要なポイントであることを示している。

　p53はさまざまな細胞周期チェックポイントタンパク質を制御しており，DNA損傷が生じた際もDNAが正常に修復されるのを監視している。

②CHK1，CHK2

　CHK1（チェック1），CHK2（チェック2）タンパク質はその名のとおりチェックポイントタンパク質という意味で，細胞周期チェックポイントを制御している。タンパク質の機能としてはリン酸化酵素であり，他の細胞周期チェックポイントタンパク質をリン酸化することにより分子シグナルを制御している。

　CHK1は主にG_2/M期チェックポイント，CHK2は主にG_1/S期チェックポイントで中心的な働きをしている。

③NBS1

　NBS1は二本鎖切断修復経路のうちの相同組換え修復のセンサーとなるタンパク質であるが，同時にS期におけるチェックポイントシグナルの伝達を担うことがわかってきている。

④ATM，ATR

　ATM，ATRはそれぞれリン酸化酵素であり，CHK1やCHK2のように細胞周期チェックポイントタンパク質をリン酸化して制御している。ATMは主にG2/M期チェックポイント，ATRはG1/S期チェックポイントの中心タンパク質である。ATM，ATRの詳細な機能については本章「5 放射線への細胞応答における重要分子① DNA-PK，ATM，ATR」（p.210）を参照のこと。

⑤サイクリンおよびCDK

　これらのタンパク質は細胞周期エンジンのタンパク質である。すなわち，実質的に細胞周期を動かしているタンパク質群であるため，ATMやATRからの合図があると，それらは最終的にサイクリン/CDKにシグナルが到達し細胞周期を止める原動力となる。

図2 細胞周期チェックポイントにおける分子経路

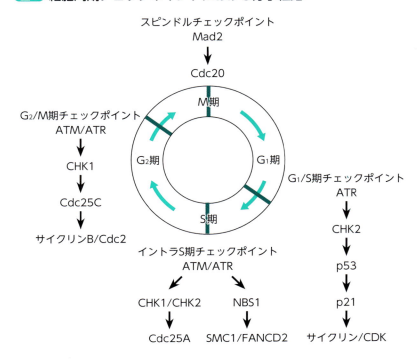

さまざまなチェックポイントタンパク質が細胞周期に依存して厳密に制御している。

細胞周期チェックポイントと疾患とのかかわり

①細胞のがん化

細胞周期チェックポイントと疾患の関係で最も重要なものはがんである。そもそも、細胞周期チェックポイントは細胞ががん化しないように監視するためのシステムであり、これの破綻は細胞のがん化を意味している。

②遺伝的な疾患

ATMやATR、NBS1など、細胞周期のチェックポイントで重要な因子を生まれつき欠損している遺伝病ではさまざまな発生疾患を示す。身体全体の発育不全や脳神経系の発生不全など、身体のさまざまな部位に影響を及ぼす。

アポトーシス

はじめに

　放射線照射後のDNA損傷によるアポトーシスの意義としては，損傷後の細胞周期停止や修復によって修復しきれない細胞の除去機構として説明されることが多いが，これは分裂死タイプの細胞におけるアポトーシスの役割を説明しているに過ぎない。急性放射線症の標的細胞である血球系の細胞や幹細胞，生殖細胞などの放射線高感受性細胞では，DNA修復と並行あるいは優先してアポトーシスが進行する細胞があることが知られている。**生体あるいは子孫を維持するうえで将来にわたって有害な影響を及ぼす可能性の高い細胞ほど，アポトーシスによる排除機構が働きやすい傾向にある。**

　がんの放射線治療では，初期応答におけるアポトーシス頻度はその後の腫瘍制御と相関しないことも多く，「3章 分子・細胞レベルでの放射線影響」の「7 放射線による細胞死」(p.123)では分裂死（分裂期破局）や老化を重要視することの必要性について解説した。しかし，**急性放射線症，特に造血器系症候群におけるアポトーシスの寄与は大きく，**アポトーシス制御によって放射線防護効果が得られることも明らかにされつつある〔「6章 放射線影響を修復する要因」の「6 放射線防護剤」(p.244) 参照〕。また，放射線治療においても，白血病などの造血器系疾患や，標的がん周辺の一部リスク臓器，あるいは分裂死細胞における遅発性アポトーシスなどにおいてかかわりの深い細胞死である。

　本項目では，アポトーシス，特に放射線誘発アポトーシスの分子機構について解説する。

内因性アポトーシスと外因性アポトーシス

　アポトーシス経路は，**内因性経路**と**外因性経路**の2つに大別される。これを**図1**に示した。2つの経路で最初に活性化する**カスパーゼ**とよばれるプロテアーゼの種類は2つの経路で異なり，内因性経路は**カスパーゼ-9**，外因性経路は**カスパーゼ-8**が特徴的な複合体形成をきっかけに**開始カスパーゼ**として活性化する。外因性経路は，デスリガンドとよばれる細胞外の細胞死誘導リガンドが，細胞膜上のデスレセプターと結合することを起点として始まるアポトーシス経路であり，**細胞死の引き金となるイベントが細胞の「外」から始まることが特徴**である。これらのデスリガンドは，FasL（Fasリガンド）は主として細胞傷害性T細胞，TNF（tumor necrosis factor：腫瘍壊死因子）は主としてマクロファージなどの免疫細胞によって産生され，標的細胞にアポトーシスを誘導する。外因性経路の基本分子に転写活性化による発現量亢進を前提とする分子はなく，時間的に速やかに遂行されることもこの経路の特徴である。また，活性化したカスパーゼ-8によってBidが切断されて活性化されると，Bid切断体によってミトコンドリア以降の内因性経路が共通経路として活性化することもある。

　放射線誘発アポトーシスで重要な経路は，もう一方の内因性経路である。内

図1 内因性アポトーシス経路と外因性アポトーシス経路

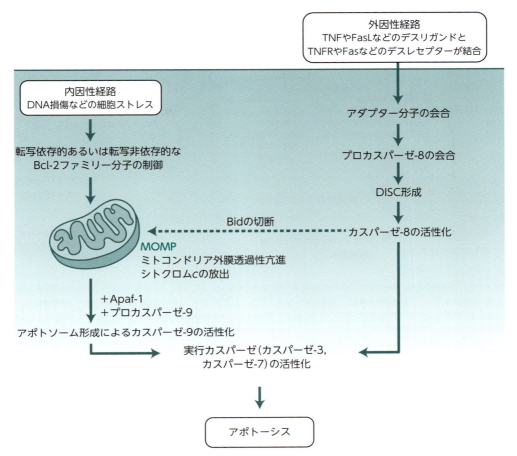

DISC：death-inducing signaling complex

(Chipuk, J. E. and Green, D. R.：Cell Death Differ. 13, 994-1002, 2006. より改変引用)

因性経路は，**DNA損傷や増殖因子の除去などの細胞ストレス**によって引き起こされ，アポトーシス促進や抑制にかかわる**Bcl-2ファミリー分子の活性が変化**する．Bcl-2ファミリー分子の活性制御には，転写を介した調節機構と，転写を介さない機構があり，これらの機構には細胞周期チェックポイント機構で既に登場している**がん抑制因子p53**が主な役割を担っている．

＊ミトコンドリア経路

　内因性経路のアポトーシス誘導において最も重要な位置を占めるのは**ミトコンドリア**である．ミトコンドリアは，**細胞の呼吸**だけでなく，**アポトーシス誘発分子の貯蔵庫**としての役割も果たしており，それらの分子はミトコンドリアの膜間スペース（**膜間腔**）に蓄えられている．このミトコンドリアの二面性を象徴する分子は**シトクロムc**である．この分子は，普段は呼吸鎖における重要な**電子伝達分子**として機能しているが，内因性アポトーシス誘発時にミトコンドリア外膜の膜透過性が亢進すると，図2のように細胞質に放出されて**Apaf-1**（apoptotic protease activating factor-1）とよばれる分子と結合し，**カスパーゼ-9の活性化**に必要な**アポトソーム**（apoptosome）形成の引き金となる．このミ

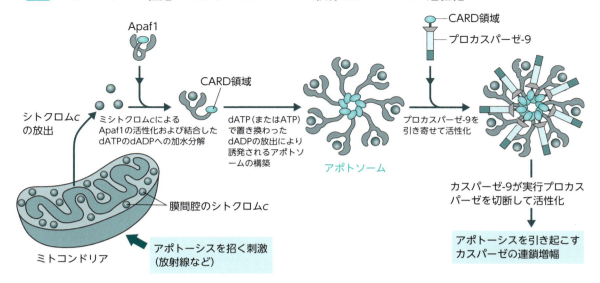

図2 ミトコンドリア経路におけるアポトソームの形成とカスパーゼ-9活性化

シトクロム c の放出からカスパーゼ-9 の活性化に至るまでを示している。ミトコンドリアの膜間スペースに蓄えられている種々のアポトーシス誘発分子は、細胞質に漏出しないようアポトーシス抑制性の Bcl-2 タンパク群によって制御されている。放射線などの内因性アポトーシス刺激は、アポトーシス促進性の BH3 タンパクなどを活性化し、Bcl-2 タンパク群のミトコンドリア保護機能を失わせて、ミトコンドリア外膜の膜透過性を亢進させる。

(中村桂子 ほか監訳：THE CELL 細胞の分子生物学 第5版、ニュートンプレス、2010. より改変引用)

トコンドリア外膜の膜透過性亢進は、**MOMP**(mitochondrial outer membrane permeabilization)とよばれ、**MOMPの制御が内因性アポトーシスの制御に直結**している。

ミトコンドリアに至る放射線誘発アポトーシス経路

Bcl-2 ファミリー分子は、細胞死誘導シグナルのない普段は、ミトコンドリアの正常な膜機能を妨げないが、**内因性アポトーシス刺激の種類に応じて特定のアポトーシス促進性の Bcl-2 ファミリー分子**(特にBH3タンパク)**が活性化**する。図3に示すように、増殖因子が欠乏すると、それまで抑制タンパク質と結合していた Bad が遊離して活性化する。また、放射線などによる DNA 損傷では、**p53 標的遺伝子産物である Noxa や PUMA といった BH3 タンパクが転写活性化**される。細胞内で発現量を増したそれらの BH3 タンパクが、アポトーシス促進性の BH123 タンパクや、アポトーシス抑制性の Bcl-2 タンパクを抑制することで MOMP が引き起こされ、**膜間スペースの電子伝達分子などを失ったミトコンドリアは機能不全に至る**。このように特定の刺激に対して応答できるよう、特定の BH3 タンパクを哺乳類細胞は用意するようになったため、Bcl-2 ファミリー分子のなかで BH3 タンパクは最も種類が多い(図4)。

図3
ミトコンドリアに至るアポトーシス経路

アポトーシス刺激の種類に応じて特定のBH3タンパクが活性化する。活性化したBH3タンパクはミトコンドリア外膜でBaxやBakを活性化して、MOMPを引き起こす。このBaxやBakの活性化機構については、これらの分子が複合体を形成して、膜間タンパクを漏出させる膜孔を形成すると考えられている。また、p53自身がミトコンドリアのBcl-2ファミリー分子に直接作用してMOMPを引き起こす場合もある。なお、Bcl-2やBcl-x_Lは、BaxやBakに拮抗してアポトーシス抑制的に働く。

(Adrain, C. and Martin, S. J.：TRENDS in Biochemical Sciences 26, 390-397, 2001. より改変引用)

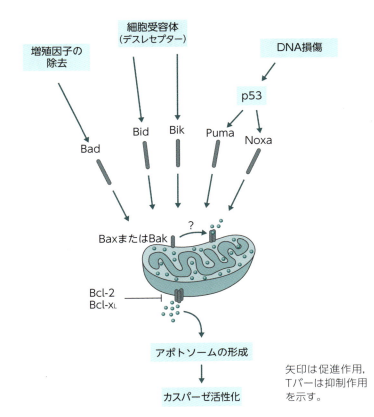

矢印は促進作用、Tバーは抑制作用を示す。

図4 アポトーシス制御・実行の中心分子

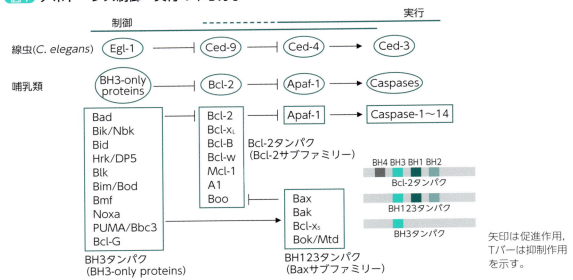

矢印は促進作用、Tバーは抑制作用を示す。

アポトーシス制御・実行にかかわるこれら分子のすべてを覚える必要はないが、基本的な枠組みは、単純な多細胞生物である線虫から哺乳類であるヒトまで遺伝的に保存されている。進化の過程で、哺乳類ではカスパーゼは14種類に、Bcl-2ファミリー分子はさらに種類が増し、現在知られているだけでも20種類以上の分子がみつかっている。カスパーゼ-1など、いくつかのカスパーゼは、アポトーシスよりも炎症性サイトカインの産生にかかわっている。Bcl-2ファミリー分子は、進化上保存されたBH（Bcl-2 homology）ドメインとよばれる4つの相同領域を少なくとも1つ有しており、4つすべてをもつBcl-2タンパクはミトコンドリアを保護してアポトーシスを抑制する。一方、BH4ドメインだけを欠くBH123タンパクや、BH3ドメインのみを有するBH3タンパクはアポトーシス促進性であり、正反対の活性を有するこれらの分子が拮抗し合うことでミトコンドリアの恒常性が保たれている。

(森田明典：放射線生物研究 40(4), 360-384, 2005. および中村桂子 ほか監訳：THE CELL 細胞の分子生物学 第5版、ニュートンプレス、2010. より改変引用)

05 放射線への細胞応答における重要分子①
DNA-PK，ATM，ATR

松本義久，島田幹男

はじめに

本章の「1 DNA修復① 塩基損傷，一本鎖切断の修復」(p.192)～「4 アポトーシス」(p.206)で，われわれの細胞にはDNA損傷が生じた際に，これを修復したり，修復が完了するまで細胞周期を一時停止（**細胞周期チェックポイント**）したり，自ら死に至ったりすることで，細胞自身，個体あるいは種を守る仕組みが備わっていることを学んだ。このような仕組みを発動するには，まず，細胞がDNA損傷に気付くことが必要である。そのため，細胞にはDNA損傷のセンサーといえる分子が存在する。そのなかで，特に重要なDNA-PK，ATM，ATRについて紹介する。

DNA-PK，ATM，ATRとは？

DNA-PKとは**DNA依存性プロテインキナーゼ**（DNA-dependent protein kinase）の略である。DNA-PKは二本鎖DNAの末端に結合して活性化する（スイッチがオンになる）という性質がある。二本鎖DNAの末端に通常染色体末端にしか存在しない。それ以外に二本鎖DNA末端ができるのはDNAが切れた場合である。このことから，**DNA-PKcs，Ku70，Ku80は非相同末端結合によるDNA二本鎖切断修復において重要な役割を担う**。DNA-PKは1つの分子ではなく，**DNA-PKcs**（DNA-PK catalytic subunit）および**Ku70，Ku80**（Ku86ともいう）の3つの分子から構成される。このうち，DNA-PKcsは触媒機能を担い，Ku70とKu80はヘテロ二量体（これをKuという）を形成し，DNA末端への結合能を担う。

ATMは**毛細血管拡張性運動失調症**（ataxia-telangiectasia）の原因遺伝子である〔「7 放射線高感受性遺伝病」(p.218)参照〕。ATR（ATM- and Rad3-related）はATMと出芽酵母菌のRad3に類似した分子として発見された。**ATM，ATRは細胞周期チェックポイントにおいて重要な役割を担う**。ATMはDNA二本鎖切

補足

● Kuの構造はドーナツ

図1はKuの構造を示したものである。ドーナツのような構造（上半分は食べられてしまったようだが）をしていて，ドーナツの穴の部分でDNAに結合する。そのため，針の穴に糸を通すような形で，DNAの端からしか結合できない。われわれの体の中で，細胞はこのようにしてDNA二本鎖切断をみつけているのである。シンプルで見事なメカニズムである。

図1　X線結晶構造解析で解明されたKuの構造

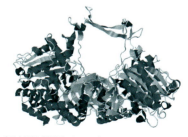

〔日本蛋白質構造データバンク(PDBj)より引用〕

断,ATRはDNA複製や修復過程に現れるDNA一本鎖部分のセンサーとなって細胞周期チェックポイント応答を引き起こす.

✻ DNA-PK, ATM, ATRはタンパク質リン酸化酵素

図2にDNA-PKcs, ATM, ATRの構造の模式図を示す.平均的な大きさのタンパク質は300〜500個のアミノ酸からなるので,DNA-PKcs, ATM, ATRはその10倍程度もある巨大なタンパク質である.

DNA-PKcs, ATM, ATRのカルボキシル末端付近には構造上似ている部分がある.その1つがキナーゼ領域である.キナーゼとはリン酸化酵素の総称で,タンパク質リン酸化酵素,脂質リン酸化酵素,核酸リン酸化酵素などがある.DNA-PK, ATM, ATRはタンパク質リン酸化酵素(プロテインキナーゼ)であるが,ヒトに500種類以上あるとされるタンパク質リン酸化酵素のなかでも,特に構造上類似した一群を形成する.これらは他のタンパク質リン酸化酵素より,脂質リン酸化酵素の1種であるホスファチジルイノシトール3-リン酸キナーゼに似ていることから,PIKKファミリーとよばれる.

DNA-PKcs, ATM, ATRは構造のみならず,性質,機能にも共通点がある.特に,どのタンパク質のどの部位をリン酸化しやすいかに共通性がある.これらによってリン酸化されることがよく知られているタンパク質,部位として,たとえば,p53の15番目のセリン(Ser15),ヒストンH2AXの139番目のセリン(Ser139)などがある.

図2 DNA-PKcs, ATM, ATRの構造(模式図)

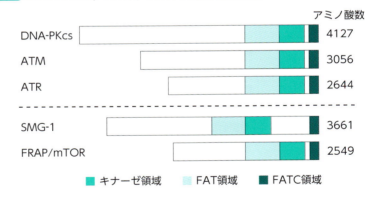

✻ DNA-PKcs, ATM, ATRはDNA損傷部位に呼び込まれる

DNA-PKcs, ATMはDNA二本鎖切断に,ATRは一本鎖DNA部分に呼び込まれる(これを「動員」ということがある).これらは直接DNAに結合するのではなく,DNAに結合する別のタンパク質を介して間接的に結合する(図3).

DNA-PKcsの場合,上記のようにKuを介してDNA二本鎖切断に結合する.ATMは,Nbs1/Mre11/Rad50(NMR)複合体を介してDNA二本鎖切断に結合する.また,ATRの場合は,一本鎖DNAにまずRPA(replication protein A)が結合し,次にRPAにATRIP(ATR-interacting protein)が結合し,さらにATRがATRIPに結合する.つまり,Ku, NMR複合体,RPAとATRIPがDNA異常構造とDNA-PKcs, ATM, ATRのアダプターとなっている.

補足

● DNAは線路？

DNAは分子スケールでみればどこまでも続く。ヒトの細胞の核の直径は10μmくらいだが，染色体1本のDNAを引き延ばすと数cmになる。DNAを線路に当てはめて考えると，線路では2本のレール，DNAでは2本の鎖が並行に並んでいる。DNAはらせんで，2本の鎖の向きは逆である。レールが突然途切れていたり，1本がなくなっていたりしたら，列車はきちんと走れない。DNAもそうである。2本並行にどこまでも続いていなければならない。夜中走っている線路の点検車のように，DNA-PK，ATM，ATRはDNAが切れていないか，1本なくなっていないかを点検しているのである。

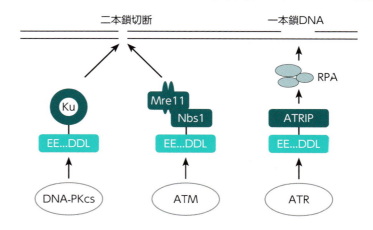

図3 DNA-PKcs，ATM，ATRがDNA損傷部位に呼び込まれる仕組み

さらに，Ku80，Nbs1，ATRIPのC末端近くにある共通の配列（EE…DDL：Eはグルタミン酸，Dはアスパラギン酸，Lはロイシン）が，それぞれDNA-PKcs，ATM，ATRとの結合に必要であることがわかっている。DNA-PKcs，ATM，ATRはリン酸化酵素であること，DNAの異常な構造を感知することだけでなく，その仕組みにも共通点がある。

放射線治療への応用

DNA-PK，ATM，ATRはDNA損傷のセンサーとして重要な分子である。これらの分子に異常をもつ細胞は，放射線に高い感受性を示す。従って，これらの分子の機能を阻害すれば，がん細胞が放射線で死にやすくなる（感受性が高くなる）ことが期待される。このことから，これらの分子の機能を阻害する物質（阻害剤）の探索，開発が盛んに行われている〔「6章 放射線影響を修飾する要因」の「5 放射線増感剤」（p.241）参照〕。

補足

● 1995年はDNA修復とチェックポイントの夜明けの年

1995年は，それまでほとんど不明であったDNA二本鎖切断修復機構（現在でいう非相同末端結合による修復）に光が差し込んだ夜明けの年である。当時，DNA修復といえば，紫外線損傷のヌクレオチド除去修復研究が進んでおり，色素性乾皮症の遺伝子の多くが明らかになっていた。

一方，DNA二本鎖切断については，酵母の電離放射線感受性変異株の解析から相同組換えにかかわる遺伝子がいくつか同定され，それに対応するヒト遺伝子も一部みつかっていた。しかし，非相同末端結合に関してはまったくのブラックボックスであった。手がかりとして期待されていたのは，げっ歯類の電離放射線感受性変異株で，特徴の共通性と相補試験によって，同一遺伝子を欠損していると考えられる9個のグループ（相補群）に分類されていた。このことから，電離放射線感受性にかかわる遺伝子は少なくとも9個あると考えられ，それぞれの群で欠損している遺伝子を*XRCC1〜9*（XRCC：X-ray repair cross-complementing）と仮に名付けて，遺伝子探索が行われていた。特に，4群，5群，7群の細胞は電離放射線感受性の他にV(D)J組換えに異常を示すという共通点があった。7群には重症複合免疫不全マウス（scid）が含まれる。

この研究が大きな展開をみせたのは1994年である。*XRCC5*がKu80であることが明らかになった。その前年，KuがDNA-PKcsと複合体を形成することが明らかになっていたが，1993年，DNA-PKcsは*XRCC7*（つまりscidマウスの欠損遺伝子）であるこ

とを3つのグループがほぼ同時に報告した。ただし，DNA-PKcsの遺伝子が大きく，解析が困難であったため，このときは，DNA-PKcsの遺伝子配列も変異がどこにあるかも明らかにされないままであった。

　一方，毛細血管拡張性運動失調症（AT：ataxia telangiectasia）遺伝子の探索も精力的に行われていたが，行き詰まった状況にあった。それまで，ATについても相補試験が行われ，4個の群に分けられていた。つまり，4つの遺伝子があるだろうと予想されていた。1995年，イスラエルのShilohらがATの遺伝子をついに同定したと発表したとき，2つの驚きがあった。1つは，相補群に関係なく，1つの遺伝子（ATM）に変異があるということ，もう1つはATM遺伝子が脂質リン酸化酵素に似ているということであった。以前にATMと同様，細胞周期チェックポイントにかかわると考えられる酵母のRad3が同定され，脂質リン酸化酵素に似ていることが報告されていた。脂質リン酸化がどのように細胞周期チェックポイントにかかわるか新たな謎が生まれた。

　1995年の10月，イギリスのJacksonらがDNA-PKcs遺伝子の全長をついに明らかにしたと発表した。驚いたことに，ATM，そして脂質リン酸化酵素に似ていた。当時，DNA-PKはタンパク質リン酸化酵素であることが明らかだったため，ATM，酵母のRad3，それから続々みつかったさまざまな生物の細胞周期チェックポイントを司る分子がタンパク質リン酸化酵素であろうという光がみえたのである。

※相補試験：例えば，2種類の紫外線高感受性あるいは電離放射線高感受性を示す細胞があったとする。これらをウイルス（センダイウイルス）や試薬（ポリエチレングリコール）を用いて融合する。もし，2種類の細胞が異なる遺伝子に異常をもっていれば，融合した相手の細胞が正常な遺伝子をもっているので，修復機能が回復し，感受性が正常になる。これを相補という。一方，もし，2種類の細胞が同じ遺伝子に異常をもっていれば，相補は起こらず，高感受性のままである。このようにして，さまざまな紫外線感受性，電離放射線感受性細胞を同じ遺伝子を欠損すると考えられるものごとに分類していったのである。

◯参考文献
- Taccioli GE et al.：Ku80：product of the XRCC5 gene and its role in DNA repair and V(D)J recombination. Science, 265：1442-1445, 1994.
- Smider V et al.：Restoration of X-ray resistance and V(D)J recom-bination in mutant cells by Ku cDNA. Science, 266：288-291. 1994.
- Kirchgessner CU et al. ：DNA-dependent kinase (p350) as a candidate gene for the murine SCID defect. Science, 267: 1178-1183, 1995.
- Blunt T et al. ： Defective DNA-dependent protein kinase activity is linked to V(D)J recombination and DNA repair defects associated with the murine scid mutation. Cell, 80: 813-823, 1995.
- Peterson SR et al.：Loss of the catalytic subunit of the DNA-dependent protein kinase in DNA double-strand-break-repair mutant mammalian cells. Proc Natl Acad Sci USA, 92：3171-3174, 1995.
- Savitsky K et al. ：A single ataxia telangiectasia gene with a product similar to PI-3 kinase. Science, 268：1749-1753, 1995.
- Hartley KO et al. ：DNA-dependent protein kinase catalytic subunit：a
relative of phosphatidylinositol 3-kinase and the ataxia telangiectasia gene product. Cell, 82: 849-856, 1995.

06 放射線への細胞応答における重要分子② p53

森田明典

はじめに

　本書ではさまざまな放射線応答分子が登場するが，放射線生物学や腫瘍学においてp53が果たす役割は非常に重要である。**多細胞生物にとって，自身の体内に生じた異常な細胞は見過ごすことのできない存在であり，このような異常がないかを細胞内で監視し，排除する役割の多くをp53に任せている。**

　アメリカ国立生物工学情報センターが運営する医学・生物学分野の学術文献検索サービスPubMed（http://www.ncbi.nlm.nih.gov/pubmed）にて，「p53」をキーワードに論文検索すると，1979年の発見から2016年3月末まで，80000報以上の科学論文がp53を研究報告の対象としており，2011年以降は毎年約5000報のペースで新規報告が追加され続けている。この分子が担う監視役としての役割と，その役割を正常に果たせなくなってしまったときの病理学的諸問題の解明に，現在も多くの研究者の労力が割かれている。このようにp53に関する情報の蓄積は膨大であるが，本項目では，p53がもつ数多くの役割のうち，特に重要なものについて説明する。

p53発見のあらまし

　p53は，1979年，SV40（Simian virus 40）とよばれる腫瘍ウイルスを用いて**形質転換させたマウス細胞で顕著に存在するようになる分子量53 kDa（キロダルトン）のタンパク質**として発見された。腫瘍ウイルスによって前がん状態となった細胞で現れること，また，その後多くのがん細胞で高発現していることが明らかとなったことから，ヒトがん細胞からクローニングされたp53をコードする遺伝子の名は，*TP53*（tumor protein p53：がんタンパクp53）と名付けられた。さらに，がん細胞からクローニングされた*TP53*のcDNAを，げっ歯類の正常線維芽細胞に*RAS*がん遺伝子とともに導入すると，導入した細胞の形質転換を促進したことから，当初この遺伝子は**がん遺伝子とみなされていた**。

　このような認識を一変させたのは，正常なヒト細胞から単離された野生型*TP53*遺伝子の配列が，がん細胞から単離された*TP53*遺伝子の配列とわずかに異なること，および正常ヒト細胞由来の*TP53*遺伝子を*RAS*がん遺伝子とともに正常細胞に導入すると，形質転換が抑制されることが1984年に明らかにされたことによる。2つのcDNAを比較すると，p53タンパクにアミノ酸置換を引き起こすような点突然変異（すなわち**ミスセンス変異**）がヒトがん細胞由来cDNAにあったため，**当初単離されたcDNAが変異型p53をコードしていた**ことが判明した。その後数年のうちに，さまざまな種類のヒトがん細胞の*TP53*遺伝子座位に多くの突然変異が見出された。***TP53*遺伝子は，ヒトがん細胞で最も多くの変異が認められる「がん抑制遺伝子」**であることが明らかとなっており，よく発生するヒトがんのおよそ30〜50%に*TP53*遺伝子の変異が認められる。

機能獲得型の性質を示すp53変異

後ほど詳述するが，p53は特定の標的遺伝子を転写活性化する転写因子（transcription factor）として機能するため，配列特異的なDNA結合能を有している。図1aでは，ヒトがんの変異型p53によく認められる変異を示した。高頻度に変異が生じるのは，コアドメインとよばれるDNA結合ドメインであることがヒストグラムからわかり，実際にこのドメインの特定のアミノ酸変化ががん化と密接に関連している。

図1 TP53に生じる変異の特徴と優性阻害型モデル

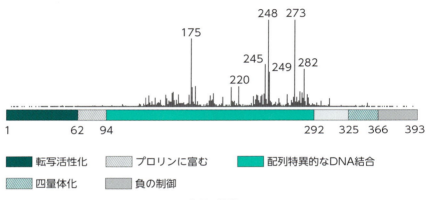

a 変異の特徴

全長393アミノ酸からなるヒトp53アミノ酸配列におけるヒトがん点突然変異の位置。各アミノ酸における変異頻度をヒストグラムで示した。ミスセンス変異が頻出するのは，コアドメインとよばれる緑で示したDNA結合ドメインに集中し，アミノ酸の位置番号が明示されている箇所は「ホットスポット変異」とよばれる，特に高頻度の変異箇所を示す。ホットスポット変異は，DNAとの結合に必要な塩基性アミノ酸か，p53分子自体の構造維持に必要なアミノ酸に起こるミスセンス変異がほとんどである。

(Joerger, A. C. and Fersht, A. R.：Oncogene 26, 2226-2242, 2007. より改変引用)

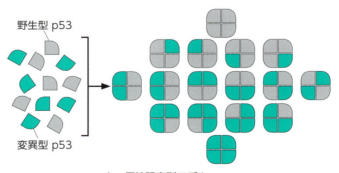

b 優性阻害型モデル

野生型TP53遺伝子と変異型TP53遺伝子がヘテロ接合型である場合の優性阻害型（dominant-negative）モデル。p53タンパクは，通常はBの最上部に示すように青色の野生型p53四分子からなるホモ四量体として機能する。しかし，相同染色体（17番染色体）の一方のTP53遺伝子がホットスポット変異などによって構造が変化した赤色の変異型p53になると，その変異型p53が四量体形成能を失っていない場合，16分の15は赤色の変異型p53の混成によって機能が損なわれ，正常な機能をもつ青色ホモ四量体の存在比は16分の1にまで低下してしまう。

(Weinberg, R. A.：The Biology of Cancer, Robert A. Weinberg, Garland Science. 2007. より改変引用)

正常な*TP53*遺伝子は細胞の増殖を抑制する「がん抑制遺伝子」として機能するが，先に述べたように相同染色体（p53の場合，17番染色体）の一方の*TP53*遺伝子に特定のミスセンス変異が生じると，細胞の増殖能を促進する形質転換能を獲得することから，まるで「がん遺伝子」のように振る舞う。このように**1度の変異でもたらされるがん性の機能獲得型変異は，「がん遺伝子」の特徴**であり，がん抑制遺伝子は本来，*RB*遺伝子のように相同染色体上の遺伝子座の双方の機能が不活性化される「機能喪失型変異」が前提のはずである。ところが，生化学的解析からp53が四量体として機能することが明らかとなり，変異型p53が支配的となる仕組みは，図1bに示す**優性阻害型**（dominant-negative）モデルによって説明することが可能となった。

　図1bのように，相同染色体の片方の遺伝子座のみにミスセンス変異があるヘテロ接合性p53変異は，がん性変異の第一段階として，異常細胞の生存に有利に働くが，**実際のヒトがんの*TP53*遺伝子では，ヘテロ接合性は喪失（LOH）して，染色体の双方で変異型になってしまっている場合がほとんど**である。すなわち，がん細胞にとっては，ヘテロ接合性状態において16分の1の割合で正常に機能するp53でさえ取り除く必要があることを意味する。このようにがん細胞にとって「都合の悪い」p53のがん抑制機能とは一体どのようなものか，以下に解説する。

✳ がん抑制因子として働くp53の機能

　がん抑制因子として働くp53の機能を端的に表す言葉として，「**ゲノムの守護神**（guardian）」や「**がん抑制の門番**（gatekeeper）」がある。その名が示すとおり，p53は放射線や抗がん剤によるDNA二本鎖切断だけでなく，種々のゲノム損傷ストレスに応じて活性化する（図2）。また，p53は，5'-Pu-Pu-Pu-C-(A/t)-(T/a)-G-Py-Py-Py-3'という10塩基配列（Pu：プリン塩基，Py：ピリミジン塩基，A/t：Aよりtとなる頻度が低い，T/a：Tよりaとなる頻度が低い）が，0〜13塩基をはさんで2回直列に繰り返した総20〜33塩基と，その相補鎖からなる二本鎖DNAを含む**標的遺伝子プロモーターに四量体として結合し，転写活性化する転写因子**である（図2）。**転写活性化される標的遺伝子の機能は細胞周期チェックポイント，DNA修復，アポトーシス，血管新生阻害の4つに大別される**。高感受性間期死タイプ〔「3章 分子・細胞レベルでの放射線影響」の「7 放射線による細胞死」（p.123）参照〕の細胞では，すぐにPUMAやNoxa〔本章「4 アポトーシス」（p.206）参照〕といったアポトーシス誘導因子が転写活性化されるが，分裂死タイプの細胞では，増殖停止シグナル分子の転写活性化による増殖遅延や細胞周期進行の阻害が顕著であり，細胞周期チェックポイント機構が働いているうちにDNAが修復されるよう機能する。この際，DNA修復を促進するタンパク質の遺伝子を転写活性化させることもある。このような細胞は，その後，増殖サイクルに復帰，老化，あるいは分裂期破局やアポトーシスなどの細胞死，のいずれかの運命に至る。また，がんの進展を阻害するため，血管新生の拮抗タンパク質もp53転写を通して活性化される。

　図2に関して，p53機能を失ったがん細胞の特徴を端的に述べると，p53変異がん（あるいはp53ヌル変異がん）は，図2で示した4つのがん抑制能を失っており，これらの機能を喪失したことによってがん細胞の生存にとって有利に働くことになる。理解しやすいのはアポトーシス誘導能と血管新生阻害能の喪失である。アポトーシスを起こしにくく，血管新生能の高い細胞は当然ながらがん

の悪性度を高める。一方，細胞周期チェックポイントとDNA修復機構が不完全となることについては，放射線や化学療法剤の感受性を高めかねない変化ではあるが，**がんのクローン進化に有利とされる「ゲノム不安定性」を高める変化として，細胞世代あたりの変異頻度を高めている**と考えられている。

　図2からも，非常に多くの機能をp53一分子に任せていることがわかる。しかも，ヒトは通常のがん抑制遺伝子とは異なり，二撃ではなく一撃で破綻してしまう危うい「がん抑制遺伝子TP53」に依拠しているのである。ヒトの約60倍（3.8t）の体重を誇るゾウは，ヒトよりはるかに多くの細胞をもっているため，ヒトとほぼ同じ長さの一生の間により多くの細胞分裂を行う必要があり，それにつきまとう細胞分裂リスクに備える必要がある。そのためゾウの細胞はp53遺伝子のコピーを38個ももち（細胞あたりの総数として40個），がんによる死亡率もゾウ（約5％）はヒト（約20〜30％）よりずっと低いことが明らかにされている。ゲノム異常の監視役であり発がんを抑制するp53を，ヒトがなぜコピー数を2個のままにしているのかは，今も謎である。

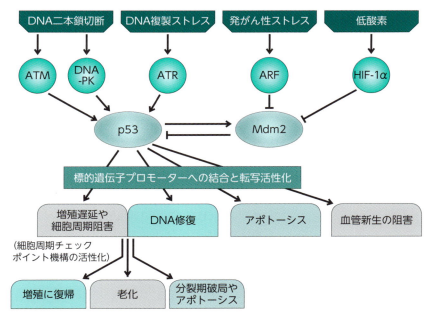

図2 p53による標的遺伝子の転写活性化によって増強されるシグナル

ストレスフリーな環境下ではp53はMdm2を介して速やかに分解され，存在量が低く抑えられている。ストレスを感知するのは，ATMやATRなどの「ケアテイカー（管理人）」タンパクであり，一連のケアテイカーの働きを介して「ゲイトキーパー（門番）」であるp53の発現量が蓄積，活性化する。DNA損傷ストレスでは，先述したATMやATRなどがp53をリン酸化することによってMdm2との結合を低下させる。p53を蓄積させるもう1つの方法としては，発がん性ストレスにおけるARFや低酸素環境におけるHIF-1αなどのようにMdm2の機能を阻害する方法がある。p53転写によって発現が増強される標的遺伝子の機能は，細胞周期チェックポイント，DNA修復，アポトーシス，血管新生阻害の4つに大別される。細胞周期チェックポイントにかかわる代表的な標的遺伝子産物として，p21とよばれるタンパク質が重要な役割を果たしている。

07 放射線高感受性遺伝病

島田幹男, 松本義久

はじめに

放射線は通常ヒトのDNAに損傷を引き起こし,その線量依存的に身体に対してさまざまな影響を及ぼすが,生まれつき遺伝子に欠損があり,通常よりもはるかに放射線に対して抵抗力をもたないことがある。これらの遺伝病[*1]を放射線高感受性遺伝病とよぶ。この疾病では主にDNA修復に関与する遺伝子の一部または機能が生まれつき欠損しているために放射線によってDNA損傷が引き起こされても修復することができない。

また,DNA修復の機能は放射線によるDNA損傷以外にも生物の発生の過程で生じる代謝物が起こすDNA損傷の修復にも寄与するため,放射線高感受性遺伝病はさまざまな発生学的疾患を併発することが多い。

ここでは放射線に感受性をもつ遺伝病を広義に解釈し,DNA修復機能が欠損している遺伝病を紹介する。

> **用語アラカルト**
> [*1] **遺伝病**
> 生まれつき遺伝子が欠損している,または不完全なために生じる疾病。症状は原因遺伝子によってさまざまである。

Point

【放射線高感受性遺伝病とその原因遺伝子】
- 毛細血管拡張性運動失調症:*ATM*
- ナイミーヘン症候群:*NBS1*
- AT様疾患:*MRE11*
- セッケル症候群:*ATR*
- ファンコニ貧血:*FA遺伝子群*
- LigaseIV症候群:*LigaseIV*
- 色素性乾皮症:*XP遺伝子群*
- コケイン症候群:*CS遺伝子群*
- ブルーム症候群:*BLM*
- ワーナー症候群:*WRN*
- 複合免疫失調マウス:*PRKDC*(*DNA-PKcs*)

毛細血管拡張性運動失調症
(ataxia telangiectasia:AT,原因遺伝子:*ATM*)

ATとその原因遺伝子*ATM*(ataxia telangiectasia mutated)は放射線高感受性遺伝病では最も重要かつ有名であろう。世界中で4万人に1人の確率で発生し,その分布はトルコ,ノルウェー,コスタリカ,イラン,サウジアラビアなど多方面にわたる。疾患の表現形としては放射線感受性以外に小脳運動失調症が顕著であるほか,精神遅滞などの症状を呈する。

*ATM*の遺伝子産物[*2]はヒトでは3056のアミノ酸からなる分子量350kDaの巨

> **用語アラカルト**
> [*2] **遺伝子産物**
> 遺伝子であるDNAを鋳型に生成されるタンパク質のこと。

大タンパク質である．ATMタンパク質はリン酸化酵素でありDNA修復に関与するさまざまなタンパク質をリン酸化することにより制御している．

ナイミーヘン症候群（Nijmegen breakage syndrome：NBS，原因遺伝子：NBS1）

ナイミーヘン症候群は1981年にオランダのナイミーヘン市で最初に報告された遺伝病でその臨床症状はATと類似する点が多い．NBSは臨床症状として高発がん性，鳥様顔貌，小頭症を呈する重篤な遺伝病である．

遺伝子産物であるNBS1は分子量95kDaのタンパク質でDNAに二重鎖切断が生じた際にセンサーとして機能し，相同組換え修復経路に重要な因子である．DNA修復経路のほか，細胞周期チェックポイント*3や細胞分裂に重要な中心体*4の複製制御にも関与するため，NBS1を完全に欠損したノックアウトマウス*5は胎生致死となる．ヒトの患者では完全欠損ではなく26kDaや70kDaのNBS1断片が発現しており部分的にNBS1が機能しているため，生まれてくると考えられる．

AT様疾患（AT like disorder：ATLD，原因遺伝子：MRE11）

その名のとおり運動失調症など上記ATに類似した臨床症状を示す遺伝病であるが，原因遺伝子産物MRE11は分子レベルではNBS1と複合体を形成し，DNA修復経路のセンサーとして機能すると考えられている．

セッケル症候群（Seckel syndrome，原因遺伝子：ATR）

セッケル症候群はNBSと類似した臨床症状をもち，鳥様顔貌，小頭症を呈する遺伝病である．原因遺伝子はATRでその遺伝子産物は2644のアミノ酸で分子量300kDaのタンパク質である．

セッケル症候群の原因遺伝子はATRのほか，PericentrinやCEP152が報告されており，それらの遺伝子の機能的な関係が深いことが示唆されており，DNA修復以外に中心体の機能制御にも重要であることが予想される．

ファンコニ貧血（Fanconi anemia，原因遺伝子：FA遺伝子群）

染色体不安定性症候群*6の代表的な遺伝病の1つである．ファンコニ貧血は再生不良性貧血や先天性奇形を示す．この疾患の患者細胞はDNA架橋剤*7に対して感受性を示し，その原因遺伝子はFA遺伝子群としてファミリーを形成している．

また，いくつかのFA遺伝子は家族性乳がん*8の原因遺伝子と同一であり，その分子機能によって異なる症状を示す．

用語アラカルト

***3 細胞周期チェックポイント**
細胞は一度分裂して再度分裂するまでの間に間期（gap phase：G1期），DNA合成期（DNA synthesis phase：S期），間期（gap phase：G2期），細胞分裂期（mitotic phase：M期）といったステップを経るが，それぞれのステップの間に細胞内でDNA損傷のような異常があれば細胞周期を停止してチェックする機構が存在する．これを細胞周期チェックポイントとよぶ．

***4 中心体**
細胞が分裂する際に娘細胞をそれぞれの側（極）へ引っ張る張力の中心となる細胞内小器官．

***5 ノックアウトマウス**
人為的に特定の遺伝子を欠損させて作製されたマウス．

***6 染色体不安定性症候群**
染色体を維持するための遺伝子に生まれつき異常がある疾患の総称．DNA修復機構のほか，染色体の分配や分裂に関与する遺伝子に異常があると細胞内で正常な数や形の染色体が維持できなくなる．放射線高感受性遺伝病は多くの場合，染色体不安定性症候群に分類される．

***7 DNA架橋剤**
DNA鎖の塩基どうしを共有結合させる薬剤．抗がん剤としての作用はDNA架橋によるDNA損傷を大量に引き起こすことにより細胞死を誘導させる．代表的なDNA架橋剤は抗がん剤でもあるマイトマイシンCおよびシスプラチン．

***8 家族性乳がん**
BRCA1（breast cancer 1）およびBRCA2（breast cancer 2）に変異をもつことが原因で生じる乳がん．BRCA1およびBRCA2はDNA修復機構や中心体の複製や分裂制御に機能する．

LigaseⅣ症候群（LigaseⅣ syndrome, 原因遺伝子：*LigaseⅣ*）

小頭症，発育遅滞，免疫不全を呈する遺伝病である。原因遺伝子産物のLigaseⅣはDNA修復経路のなかでも非相同末端結合（non-homologous end joining：NHEJ）修復経路に関与する。

NHEJはDNA修復のほか，免疫系において重要なV(D)J組換えとよばれる機構に関与しているために*LigaseⅣ*の機能欠損は放射線感受性や重篤な免疫不全を呈する。

紫外線高感受性遺伝病

色素性乾皮症（xerodegma pigmentosum：XP, 原因遺伝子：*XP遺伝子群*）

紫外線に対して感受性を示す遺伝性疾患。皮膚がんの発生率が高い。原因遺伝子の*XP*遺伝子群は紫外線により生じたDNA損傷を取り除くヌクレオチド除去修復に関与する。

コケイン症候群（Cockayne sundrome：CS, 原因遺伝子：*CS遺伝子群*）

色素性乾皮症と同様に紫外線に対して感受性を示す遺伝性疾患。早老症*9など色素性乾皮症とは若干異なる臨床症状を示す。原因遺伝子の*CS*遺伝子群は転写共役修復に関与している。

ヘリカーゼタンパク質異常の遺伝病

ブルーム症候群（Bloom syndrome, 原因遺伝子：*BLM*）

臨床症状として発育不全，免疫疾患，不妊を呈する。原因遺伝子産物のBLMはDNAヘリカーゼ活性をもつ。主にDNA複製やDNA組換えの際のホリデイ構造を解消するために機能する。

ワーナー（ウェルナー）症候群（Werner syndrome, 原因遺伝子：*WRN*）

臨床症状として早老症，白内障を呈する遺伝病である。原因遺伝子産物のWRNはDNAヘリカーゼ活性をもつ。

複合免疫失調マウス（SCIDスキッドマウス）

複合免疫失調症〔（severe combined immunodeficiency：SCID, 原因遺伝子：*PRKDC（DNA-PKcs）*〕

NHEJ因子の機能異常によって免疫細胞であるT細胞およびB細胞の機能が欠損することにより生じる免疫不全疾患である。複合免疫不全マウスは免疫経路で重要なV(D)J組換えを欠損した突然変異マウスとして樹立された。原因遺伝子は*PRKDC（DNA-PKcs）*である。

用語アラカルト

＊9 早老症
細胞の老化などが原因で一般より早く老化が進む疾患。

表1　放射線高感受性遺伝病とその特徴

遺伝病	原因遺伝子	臨床症状	放射線への感受性	紫外線への感受性
毛細血管拡張性運動失調症	ATM	小脳運動失調症，精神遅滞	高い	―
ナイミーヘン症候群	NBS1	小頭症，鳥様顔貌	高い	―
AT様疾患	MRE11	神経変性疾患，運動失調症	高い	―
セッケル症候群	ATR	小頭症，鳥様顔貌	―	高い
ファンコニ貧血	FA遺伝子群	再生不良性貧血，奇形	高い	―
LigaseIV症候群	LigaseIV	小頭症，発育遅滞，免疫不全	高い	―
色素性乾皮症	XP遺伝子群	皮膚がん	―	高い
コケイン症候群	CS遺伝子群	早老症，白内障	―	高い
ブルーム症候群	BLM	発育不全，免疫不全	高い	―
ワーナー症候群	WRN	早老症，白内障	高い	―
複合免疫失調症	PRKDC (DNA-PKcs)	―	―	―

放射線高感受性遺伝病とそれらの原因遺伝子の役割の関係

遺伝病とその原因遺伝子産物はすべてDNA修復経路で重要な因子であり，お互いに相互作用し合い機能している。特にATM，ATR，DNA-PKcsは**PI-3Kリン酸化酵素**[*10]の仲間であり，これら3つのリン酸化酵素はDNA修復を制御する因子として中心的な役割を担っている。

また，DNA修復機構は放射線や化学薬剤により生じたDNA損傷を修復するほか，免疫系や臓器の発生時に生じるDNA損傷の修復にも寄与するため，DNA修復遺伝子を欠損した遺伝病患者は多様な疾患をもって産まれてくることが多い。図1に疾患とその原因遺伝子，さらにその転写産物であるタンパク質が関与する分子経路の相関図を示す。

> **用語アラカルト**
>
> *10　PI-3Kリン酸化酵素
> イノシトール3リン酸化酵素。細胞内においてさまざまなタンパク質をリン酸化することにより分子シグナル伝達を制御している。

図1　放射線高感受性遺伝病とDNA修復の分子メカニズム

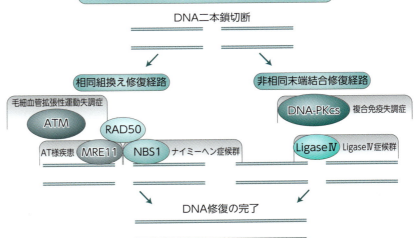

DNA二本鎖切断修復経路にかかわる遺伝子群の欠損はさまざまな臨床症状を呈する遺伝病の原因となる。

まとめのチェック

☐☐ 1	塩基除去修復におけるDNAグリコシラーゼの役割を説明せよ。	▶▶ 1 塩基と糖鎖の結合を切断し、損傷した塩基をDNA鎖から除去する。
☐☐ 2	塩基除去修復とヌクレオチド除去修復の違いを説明せよ。	▶▶ 2 塩基除去修復は1塩基単位で除去するのに対し、ヌクレオチド除去修復は数十塩基単位で除去する機構である。
☐☐ 3	相同組換え修復の活性が高いのは細胞周期のなかでいつか。	▶▶ 3 主にS期からG_2期にかけて活性が高い。
☐☐ 4	非相同末端結合修復がDNA修復以外で機能する重要な機構は何か。	▶▶ 4 免疫細胞であるB細胞において生じるV(D)J組換え機構に必要である。これにより、さまざまな種類の異物に対応する抗体の多様性を生み出している。
☐☐ 5	細胞周期チェックポイントに破綻をきたすとどうなるか。	▶▶ 5 DNA修復が完了しないまま細胞周期が進行するため、細胞死や突然変異の蓄積による細胞がん化の原因となる。
☐☐ 6	細胞周期チェックポイントで重要なタンパク質を挙げよ。	▶▶ 6 p53、ATM、CHK1、CHK2など。
☐☐ 7	アポトーシスの主要2経路において、最初に活性化するカスパーゼはそれぞれ何か。	▶▶ 7 内因性経路はカスパーゼ-9、外因性経路はカスパーゼ-8が、それぞれ特異的な複合体形成を介して開始カスパーゼとして活性化する。
☐☐ 8	p53によって転写活性化される標的遺伝子産物のうち、アポトーシス誘導に関わるBH3タンパクを2つ挙げよ。	▶▶ 8 PUMA、Noxa。
☐☐ 9	アポトソームを構成する主要3分子を挙げよ。	▶▶ 9 Apaf-1、シトクロムc、(プロ)カスパーゼ-9。
☐☐ 10	ヒトがんの変異型p53において、高頻度に変異が認められるドメインはどこか。	▶▶ 10 ミスセンス変異が集中するのは、DNA結合ドメインである。DNAとの結合に必要な塩基性アミノ酸か、p53分子自体の構造維持に必要なアミノ酸に変異が生じる。

☐☐	11	p53によって転写活性化される標的遺伝子産物の重要機能を4つ挙げよ。	▶▶ 11	細胞周期チェックポイント，DNA修復，アポトーシス，血管新生阻害。
☐☐	12	変異型p53による優性阻害モデルについて説明せよ。	▶▶ 12	相同染色体の一方の*TP53*遺伝子が変異し，構造が変異したp53になると，形成された四量体のうち，16分の15は変異型p53の混成によって機能が損なわれてしまう。
☐☐	13	ATMのタンパク質としての機能は何か。	▶▶ 13	リン酸化酵素であり，他のDNA修復タンパク質をリン酸化することによってDNA修復シグナル伝達系を制御している。
☐☐	14	ナイミーヘン症候群の臨床症状を述べよ。	▶▶ 14	主に高発がん性，精神遅滞，小頭症，発育遅滞が挙げられる。

6章 放射線影響を修飾する要因

01 細胞周期と放射線感受性の関係

松本義久

はじめに

「2章 人体を構成する細胞，分子」の「7 細胞増殖，細胞分裂，細胞周期」(p.66)で細胞周期について学んだ．放射線感受性は細胞がいつ放射線を浴びたかによっても異なる．これには，「5章 放射線影響から生体を守る仕組み」の「2 DNA修復② 二本鎖切断の修復」(p.197)で学んだDNA二本鎖切断の修復が深くかかわっていると考えられている．

細胞周期の同調

細胞周期による放射線感受性の違いを調べるために，まず，細胞周期をそろえることが必要となる．細胞を培養していると，ある細胞はG_1期，別の細胞はS期といったように，細胞周期のすべての段階に一様に分布する．それぞれの時期にある細胞の割合は，その時期の長さによって決まる．

細胞周期のある段階から進めない，あるいは進まないような処理をすると，細胞をその段階に集めることができる．その後，薬剤を取り除くなどして細胞周期進行が可能な状態に戻すと，細胞周期が再び回り始める．そのとき，少なくともしばらくの間は，すべての細胞が細胞周期の同じ時期にある．これを細胞周期の同調という(図1)．細胞周期の同調にはいくつかの方法がある．

接触阻害，血清飢餓

細胞を培養皿上で培養する場合，細胞が培養皿一面に増殖し，隣の細胞と接触すると，細胞周期がG_1/G_0期で停止する．この細胞を低密度でまき直すと細胞周期が再び進行し始める〔「3章 分子・細胞レベルでの放射線影響」の「9 亜致死損傷回復と潜在的致死損傷回復」(p.134)参照〕．また，細胞増殖には増殖因子を必要とする．通常の細胞培養では，増殖因子は血清によって供給されているため，培地に加える血清の量を減らすことにより，細胞周期がG_1/G_0期で停止する．血清を添加することにより細胞周期が再び回り始める．

チミジン処理

DNAの構成成分の1つであるチミジンを適切な量だけ合成するよう，チミジンが多いと合成量を抑制する仕組みがある．チミジンの合成経路は同じピリミジンに属するシトシンと一部共通である．そのため，過剰量のチミジンを培地に添加すると，細胞はチミジンとともにシチジンの合成をも停止する．そうすると，DNA合成に必要なシチジンの量が不足し，DNA合成ができなくなり，G_1期とS期の境目で停止する．

ノコダゾール，コルセミド処理

ノコダゾール，コルセミドは微小管重合の阻害剤である．これらの薬剤を培

図1 細胞周期の同調

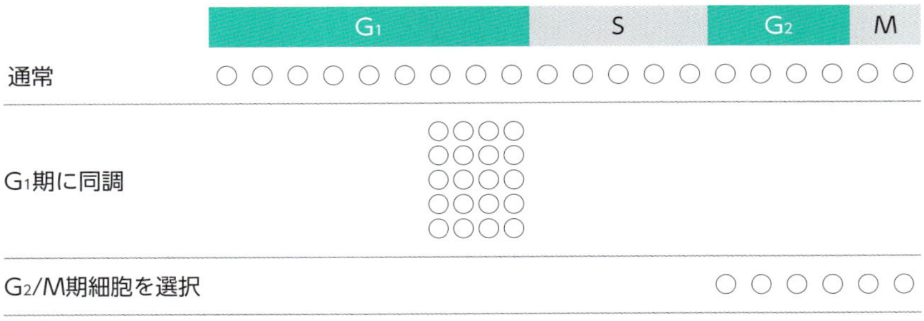

G1
S
G2
M
通常
G1期に同調
G2/M期細胞を選択

地に添加すると，M期の紡錘体の形成が抑制され，細胞周期の進行がM期で停止する。

遠心（エルトリエータ）による分画

細胞の大きさ（あるいは直径）は細胞周期のどの段階にあるかによって異なる。理論的には，G_1期の最初で分裂直後の細胞と比べてM期の分裂直前の細胞では体積が2倍大きくなるはずである。そこで適切な条件で遠心分離を行い，細胞を大きさによって分けることができる。実際には，一定の速度で液体を遠心力と逆方向に流し，力がつりあったところに細胞が集まるようにする。このような特殊な遠心分離機をエルトリエータという。

細胞周期による放射線感受性の違い

同調した細胞をさまざまなタイミングで照射することにより，細胞周期による放射線感受性の違いを調べることができる。一般に，図2の実線で示すように，放射線感受性はM期に最も高くなる（細胞生存率は低くなる）。逆に，最も放射線感受性が低くなるのはS期の後半からG_2期にかけてである（細胞生存率は高くなる）。細胞の種類によっては，図2の破線で示すように，G_1期の前半でいったん放射線感受性が低くなるものもある。

図2 細胞周期による放射線感受性の違い

M
G1
S
G2
M
高
生存率
低
低
放射線感受性
高
M期からの時間

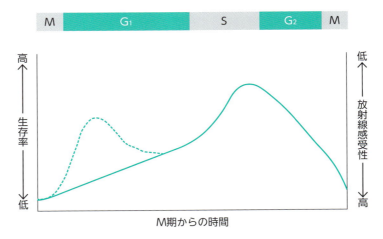

まず，M期に放射線感受性が高くなる理由として，「3章 分子・細胞レベルでの放射線影響」の「6 染色体突然変異（染色体異常）」(p.118)で学んだように，染色体を分配するときにDNA二本鎖切断があるとエラーが起こる可能性が高くなることが考えられる。また，染色体が凝縮しているため，DNA修復酵素が近付きにくいことも理由の1つと考えられる。

一方，S期の後半からG$_2$期にかけて放射線感受性が低くなるのは，「5章 放射線影響から生体を守る仕組み」(p.191)で学んだDNA二本鎖切断修復の分子メカニズムに関係していると考えられる。DNA二本鎖切断修復の主な機構として，非相同末端結合と相同組換えがある。相同組換えは精度は高いが，姉妹染色分体を必要とするため，S期の後半からG$_2$期に限定される。S期からG$_2$期には，姉妹染色分体があることから，相同組換えを利用して精度の高いDNA二本鎖切断修復が可能であるため，放射線感受性が低いと考えられる（図3）。

相同染色体を互いに異なる分子だと考えれば，G$_1$期にはDNAは1つしか存在しないが，S期後半からG$_2$期にかけては2分子が存在することになる。姉妹染色分体はそれぞれがバックアップとなることができ，細胞は相同組換えという仕組みによってそれを見事に利用していると考えることもできる。

図3 細胞周期によって放射線感受性が異なる理由についての1つの説明

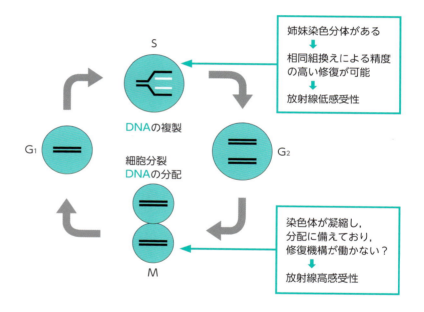

02 分割照射と線量率の効果

松本義久

はじめに

放射線の影響は線量によって決まるが、線量が同じでも1回で浴びたか、数回に分けて浴びたかによって影響は異なる。また、短時間に浴びた場合と長時間にわたって少しずつ浴びた場合は影響が異なる。細胞レベルでは「3章 分子・細胞レベルでの放射線影響」の「9 亜致死損傷回復と潜在的致死損傷回復」(p.134)で学んだ亜致死損傷回復、分子レベルでは「5章 放射線影響から生体を守る仕組み」の「1 DNA修復① 塩基損傷、一本鎖切断の修復」(p.192)、「2 DNA修復② 二本鎖切断の修復」(p.197)で学んだDNA修復が働くためである。

分割照射の効果

「3章 分子・細胞レベルでの放射線影響」の「9 亜致死損傷回復と潜在的致死損傷回復」(p.134)で学んだことをおさらいしよう。Elkind(エルカインド)は、同じ線量を2回に分けて照射すると、1回で照射したときより生存率が上がることを発見した。そして、1回目の照射でできた損傷のうち一部は、単独では死に至らないが、さらに損傷が積み重なると死に至るような状態、つまり亜致死損傷であり、2回目の照射までの間にこれが回復するという概念を提唱した。

線量率効果

図1のように、分割照射を繰り返すことを考えよう。1回あたりの線量をDとする。2回、3回と繰り返していくと、1回で同じ線量を照射した場合の生存率との差がだんだんと広がっていく。分割照射を繰り返す場合の生存率曲線は太い直線のようになる。1回あたりの線量Dを小さくしていくと、この直線の傾

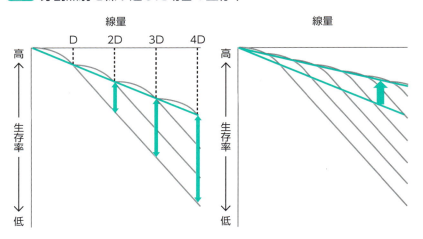

図1 分割照射を繰り返した場合の生存率

きはだんだん小さくなる。つまり、生存率が高くなる。Dを極限まで小さくすると、この直線は生存率曲線の原点での接線になる。

次に、この分割照射の間隔を徐々に短くすることを考える。エルカインドの実験では、1回目と2回目の照射の間隔を長くすると生存率が上がるが、ある程度のところでほぼ一定になった。この一定になる時間で亜致死損傷の回復が完了すると考えられる。分割照射の間隔がそれより短ければ、亜致死損傷の回復は不完全なものとなる。従って、生存率は生存率曲線の原点での接線よりは小さくなる（下になる）。分割照射の間隔を延ばすにつれて、接線に近付いていく。

「1章 放射線・放射性物質の基礎」の「5 放射線量と単位」(p.17)で時間あたりの線量を「線量率」ということを学んだ。低線量率で連続的に照射をするということは、分割照射の1回あたりの線量を極限まで小さくすることであり、さらに線量率を下げるということはその間隔を長くすることである。従って、低線量率で連続的に照射した場合の細胞生存率は、1回照射した場合より高くなる。また、線量率が低いほど生存率は高くなる。これを線量率効果という。

これと同様に一般的に生物効果（例えば突然変異、発がんなど）は、分割照射や低線量率照射を行った場合、同じ線量を1回で照射した場合に比べて小さくなる。

✲ 分割照射のタイミングと生物効果

もう一度、分割照射の話に戻る。分割照射の場合、一般的に間隔が長いほうが細胞生存率が高くなる。これは亜致死損傷がより完全に修復されるためと考えられる。しかし、エルカインドの実験では間隔を4時間とした場合、2時間とした場合より生存率が低くなる。

これは以下のように説明される。最初は細胞周期のすべての時期に均等に細胞が分布しているが、時期によって放射線感受性が異なるため、1回目の照射で放射線抵抗性のS期後半からG_2期にかけての細胞が多く生き残る。この細胞集団はやがて放射線感受性が高いM期にさしかかる。このタイミングで2回目の照射を行うと、1回目で生き残った細胞が高い確率で死に至る。エルカインドの実験で用いられた細胞の場合、S期の後半あるいはG_2期からM期まで細胞周期が進行する時間が4時間程度であったと考えられる。このように照射によって、生きている細胞の細胞周期上での分布が変わる（そろう）ことを再分布（ReassortmentあるいはRedistribution）という。

また、間隔を延ばしていくと、生存率が一定となった後、さらに上昇し始める。これは生き残った細胞が分裂して、そのいずれかが生き残ればコロニーが形成されるためと考えられる。がん治療においては、間隔をある程度以上延ばすと、がん細胞が増えることになる。これを再増殖（RepopulationまたはRegeneration）という。

さらに、照射の後しばらくすると、酸素が十分に供給されて放射線感受性が高い細胞が死んで、低酸素細胞に酸素が行きわたるようになり、放射線抵抗性が低減する。これを再酸素化（Reoxygenation）という。

これらのことは治療においても重要であり、Repair, Reassortment（またはRedistribution）, Repopulation（またはRegeneration）, Reoxygenationは「4つのR」とよばれる〔（「7章 放射線によるがん治療」の「3 治療における分割照射」(p.262),「4 4つのR」(p.266)参照）〕。

図2 間隔を変えて分割照射を行った場合の細胞生存率の変化

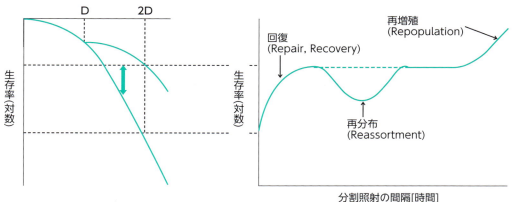

> **補足**
>
> ● **分割照射と線量率の効果を野球で理解する**
>
> ある野球の試合で10本のヒットを打たれたとする。いずれもシングルヒットで，走者は1つずつ先の塁に進むとする。何点取られるだろうか。
>
> まず，1つのイニングで10本打たれ，後のイニングはヒットを打たれなかった場合，最初の3本のヒットで満塁になるが，まだ点は取られない。4本目で初めて点を取られ，10本目までで7点取られることになる。
>
> 次に，2つのイニングで5本ずつ打たれた場合，いずれも4本目，5本目のヒットで1点ずつ，合計4点取られることになる。1イニングで10本打たれるより，失点は少ない。
>
> では，1回から8回まで1本ずつ，9回だけ2本打たれたらどうだろう。これもヒットは合計10本だ。しかし，取られる点は0点だ。
>
> 放射線の影響もこれに似ている。1つ目の場合が1回の高線量率照射（急性照射），2つ目の場合が2回の分割照射，3つ目の場合が低線量率長期照射に対応する。
>
> 福島第一原発事故の後，一般の方々に放射線の影響の解説をしたとき，この話だけは老若男女を通じてわかっていただけたように思う。わが国では，野球，それからソフトボールはとても人気があるスポーツで，みんなルールを知っているからだ。しかし，海外ではさっぱりである。ほとんどの人は野球のルールを知らない。「バスケットボールか，アメリカンフットボールならわかるんだけど」と言われても，それでは説明することができない。

線エネルギー付与(LET)と生物学的効果比(RBE)

はじめに

「1章 放射線・放射性物質の基礎」(p.1)で,同じ吸収線量でも放射線の種類やエネルギーが異なると生物効果が異なることを学んだ。また,「3章 分子・細胞レベルでの放射線影響」の「1 直接作用と間接作用」(p.100)で線エネルギー付与(LET)について学んだ。ここでは,LETと生物影響との関係について学ぶ。

線エネルギー付与(LET)

放射線が飛跡に沿って,単位長さあたりに与えるエネルギーを線エネルギー付与(LET:linear energy transfer)という。単位としては,通常keV/μmが用いられる。表1はいくつかの代表的な放射線のLETを示したものである。同じ種類の放射線において,エネルギーが高いほうがLETが大きいとは限らないことに注意してほしい。ここでの例ではむしろ逆である。粒子の場合,エネルギーが高いということは速度が大きいことになるので,電離,励起作用を起こしてから次に作用を引き起こすまでにより長い距離を動くためである。光子の場合も,光電効果やコンプトン効果によって電子を弾き出し,その電子が電離を引き起こすので,同様である〔「3章 分子・細胞レベルでの放射線影響」の「1 直接作用と間接作用」(p.100)参照〕。

表1 代表的な放射線の線エネルギー付与(LET)

放射線		LET[keV/μm]
光子	^{60}Co γ線	0.2
	250kV X線	2.0
陽子線	10MeV	4.7
	150MeV	0.5
14MeV 中性子線		12(飛跡平均) 100(エネルギー平均)
2.5MeV α線		166
2GeV Feイオン線		1000

LETが異なる放射線の作用

X線などLETが比較的小さい放射線を低LET放射線,α線,重粒子線のようにLETが比較的大きい放射線を高LET放射線という。図1はヒト,マウスなどの培養細胞にX線と重粒子線を照射した場合の生存率を模式的に示したものである。重粒子線に対する生存率曲線はX線に対する生存率曲線より下にある。

図1 ヒト，マウスなどの培養細胞のX線と重粒子線に対する生存率

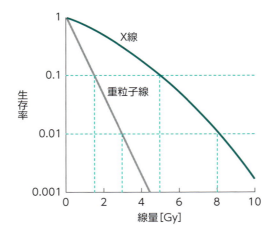

つまり，同じ線量での生存率はX線に比べ，重粒子線のほうが小さいということである。あるいは，同じ効果を与える線量がX線に比べて，重粒子線では小さいという言い方もできる。

また，X線に対する生存率曲線は緩やかにカーブしている（肩をもつ）。一方，重粒子線に対する生存率曲線は直線状である（肩がない，あるいは小さい）。肩は亜致死損傷回復を反映しているので〔「3章 分子・細胞レベルでの放射線影響」の「9 亜致死損傷回復と潜在的致死損傷回復」（p.134）参照〕，このことは重粒子線の場合，X線に比べて亜致死損傷回復が起こりにくいことを示している。

生物学的効果比（RBE）

放射線の種類やエネルギーによる生物効果の違いを定量的に表すために，次の生物学的効果比（RBE：relative biological effectiveness）が用いられる。

$$\text{RBE} = \frac{\text{ある生物効果を得るのに必要な基準放射線の吸収線量[Gy]}}{\text{同じ生物効果を得るのに必要な着目放射線の吸収線量[Gy]}}$$

基準放射線としては，管電圧250kVのX線やコバルト60線源から発生するγ線が用いられる場合が多い。

図1の場合，生存率0.1となる線量はX線で5Gy，重粒子線で1.5Gy程度である。従って，RBE＝5÷1.5＝3.3となる。一方，生存率0.01となる線量はX線で8Gy，重粒子線で3Gy程度である。従って，生存率0.01で考えるとRBE＝8/3＝2.7となり，生存率0.1のときと異なる。このように，RBEは生存率によって異なる。

RBEを左右する因子

先述したように，RBEは生存率，より一般的には生物効果の程度によって異なる。

1回照射と分割照射でも異なる。図2の破線はX線を2Gy（がん治療における1回あたりの標準的線量）ずつ繰り返して照射した場合の生存率を示している。亜致死損傷回復により，1回照射の場合に比べて生存率が高くなる。一方，重粒子線の場合は，亜致死損傷が小さい（あるいはほとんどない）ため，1回照射

図2 分割照射を行った場合のRBE

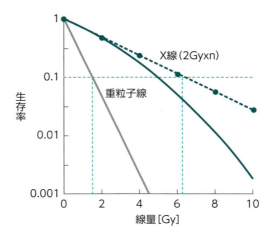

と分割照射で生存率はほとんど変わらない。生存率0.1を与える線量はX線で6.3Gy，重粒子線で1.5Gy程度であるから，RBE＝6.3÷1.5＝4.2となり，1回照射の場合と異なる。

　線量率を変えた場合も同様のことが起こる。分割照射で1回あたりの線量を小さくしたり，線量率を低くしたりすると，X線などの低LET放射線の場合，照射の間や照射中に損傷の修復が起こる。一方，重粒子線などの高LET放射線ではこのような修復があまり働かない。そのため，低LET放射線と高LET放射線の違いが大きくなり，RBEが大きくなる傾向がある。

　細胞の種類によってもRBEは異なる。DNA修復，特に，DNA二本鎖切断修復にかかわる遺伝子を欠損する細胞では，DNA修復機能が正常な細胞に比べてRBEが小さくなる傾向がある。DNA修復酵素の阻害剤を添加した場合も同様である〔本章「5 放射線増感剤」（p.241）参照〕。正常な細胞の場合，低LET放射線により生じた損傷のなかには修復できるものの割合が高く，高LET放射線により生じた損傷のなかには修復できないものの割合が高くなる。一方，DNA修復機能に欠陥があると，低LET放射線により生じた修復しやすい損傷の修復もできないため，低LET放射線と高LET放射線の致死効果の差が小さくなる。言い方を変えれば，低LET放射線により生じた損傷は正常なDNA修復機能があれば修復できるものが多いが，高LET放射線により生じた損傷はDNA修復機能が正常であっても異常であっても，いずれにしても修復できないものが多いということである。

　次項目で学ぶように，酸素濃度によってもRBEは異なる。温度によってもRBEは異なる。間接効果を担うラジカルの拡散速度が温度による影響を受けるためである。

✳ LETとRBEの関係

　図3にLETとRBEの関係を示す。100keV/μm程度までは，LETの増加とともにRBEが大きくなる。増加のしかたは直線的ではなく，10 keV/μmを超えたあたりから，急激に増加するようになる。一方，100 keV/μmを超えるとRBEが減少し始める。

図3 LETとRBEの関係

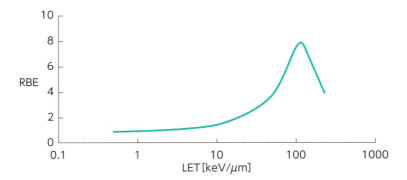

図4 クラスター損傷

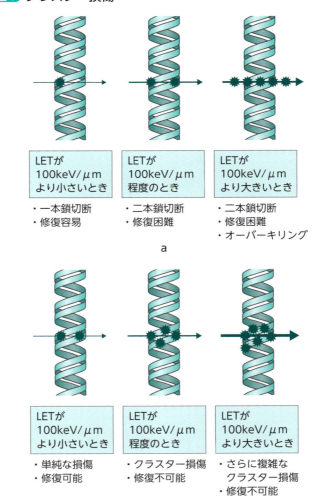

a

b

補足

● RBEと放射線加重係数

「1章 放射線・放射性物質の基礎」の「5 放射線量と単位」(p.17)で学んだように，放射線の種類やエネルギーによる影響の違いを考慮して放射線加重係数が決められており，これを吸収線量にかけて等価線量を求める。X線，γ線と比べて何倍相当かということであるから，ここで学んだRBEと定義が似ている（同じといってもよい）。細胞生存率に注目すると重粒子線のRBEは3前後である。一方，放射線加重係数は20と決められている。一見大きくかけ離れているようにみえる。

なぜこのように異なるのだろうか。放射線加重係数は，正確には，低線量・低線量率の確率的影響に関するRBEである。細胞生存率曲線でも，線量が0に近付いていくと，X線の場合は傾きが小さくなり，重粒子線の場合は傾きが変わらないので，RBEは大きくなっていく。また，放射線加重係数を決める際，注目する生物効果は細胞の生死ではなく，がんや遺伝性影響，あるいはその原因と考えられる突然変異や染色体異常である。

なぜ，LETとRBEの関係はこのようになるのだろうか。図4aはその1つの説明を模式的に描いたものである。LETが高いということは，電離の密度が高いということである。電離がまばらであれば，放射線がDNAを横切る際に引き起こす電離はほとんどの場合1個で，主にDNA一本鎖切断が生じると考えら

れる。徐々に電離が密になってくると，放射線がDNAを横切る際に2個の電離を与えて，DNA二本鎖切断が生じると考えられる。さらに電離密度が高くなると，DNAを横切る間に，DNA二本鎖切断を生じるうえにさらに余分な電離を引き起こすことになる。いわばエネルギーの無駄遣いである。英語ではオーバーキリング(overkilling)ともいわれる。

　もう1つの説明は，電離密度が高くなるにつれ，DNA上で局所的に多数の損傷ができ，修復が困難になるというものである(図4b)。例えば，DNA二本鎖切断の近くに一本鎖切断や塩基損傷が存在するようなものである。このような**損傷をクラスター損傷**という。クラスター損傷もある程度損傷が密集して修復ができなくなると，それ以上損傷が加わっても生物効果は大きくならないと考えられる。どちらも修復できないことに変わりはないからで，これもやはりオーバーキリングである。

酸素効果

はじめに

私たちは酸素を使い，糖や脂肪を燃焼することによって，生命活動に必要なエネルギーを得ている。この酸素は放射線の影響にも大きくかかわっている。酸素非存在下では酸素存在下に比べ，放射線影響が小さくなる。このことは，がん治療においてもきわめて重要である。

酸素効果

図1に通常の空気（酸素濃度21％）中と窒素中で細胞にX線照射を行った場合の生存率を示す。窒素中（酸素非存在下）で照射した場合，通常の空気中（有酸素下）で照射した場合に比べ，生存率が高くなる。同じ生存率（たとえば0.1）を与える線量をみると，有酸素下では5Gy，酸素非存在下では12.5Gyである。このように，酸素非存在下に比べ，酸素存在下で放射線影響が大きくなることを酸素効果という。

図2は酸素濃度と生物効果の大きさを模式的に示したものである。酸素非存在下での生物効果の大きさを1としている。酸素濃度が高くなるにつれ，生物効果は大きくなる。ただし，酸素濃度が5％以上で酸素非存在下の3倍程度になり，それ以上は増加しない。例えば，100％酸素中で細胞を照射しても，通常の空気中で照射した場合とほとんど効果に違いはない。酸素非存在下と通常の空気中のちょうど中間程度の影響がみられるのは，通常の空気中酸素濃度の50分の1程度，つまり，0.4～0.5％のときである。

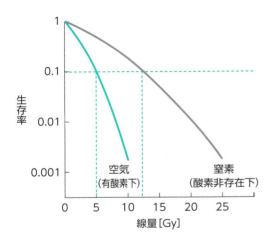

図1 酸素存在下，非存在下での細胞生存率曲線

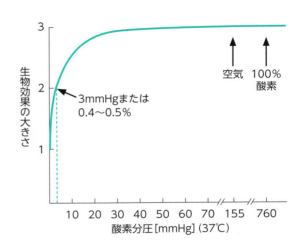

図2 酸素濃度と生物効果の大きさとの関係

酸素効果のメカニズム

放射線の生体分子(特にDNA)に対する作用には,直接作用と間接作用があることを「3章 分子・細胞レベルでの放射線影響」の「1 直接作用と間接作用」(p.100)で学んだ。間接作用は,溶媒(生体の場合は主に水)が放射線による電離,励起を受け,これによって生じたフリーラジカルが溶質(DNA)に反応することによって起こる作用である。酸素は反応性が高く,フリーラジカルによって生じたDNA損傷と反応して,修復されにくい形にする(これを固定という)と考えられている。

酸素増感比(OER)

酸素効果を定量的に表すために,次の酸素増感比(OER:oxygen enhancement ratio)が用いられる。

$$OER = \frac{酸素非存在下である生物効果を得るのに必要な吸収線量[Gy]}{有酸素下で同じ生物効果を得るのに必要な吸収線量[Gy]}$$

図1の場合,生存率0.1でOERを求めると12.5÷5=2.5となる。

LET,RBE,OERの関係

X線に比べてLETが高い中性子線ではOERが小さくなる。α線の場合,有酸素下でも酸素非存在下でも細胞生存率はほとんど変わらない。つまり,OERはほぼ1である。LETの増加に伴い,OERは減少する。それを示したのが図3a

図3 LET,OER,RBEの関係

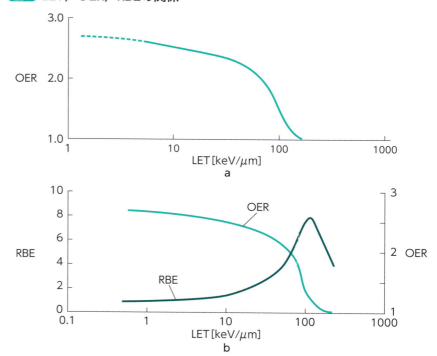

のグラフである．さらに，RBEと重ねて描いたのが図3bのグラフである．

LETの増加とともにRBEは増加するので，OERとはまるで真ん中に鏡を置いて移したように対称である．しかし，LET 100keV/μm以上でRBEは減少していくのに対し，OERはそのまま1に近付いていく．

低酸素細胞

ヒトの身体には至るところに血管が通っており，酸素が運ばれてくる．肺から離れるにつれ，酸素濃度は低下していくものの，通常の空気中の4分の1～5分の1以上である．従って，放射線の効果は，正常組織のなかではあまり変わらない．

がん細胞も活発な増殖のために，栄養や酸素を必要とすることから，がん組織の中で血管の造成が行われる〔「7章 放射線によるがん治療」の「1 細胞腫瘍の生物学的特徴」(p.252)参照〕．これを**血管新生**という．ところが，活発な増殖のために，血管の造成が追い付かない．そこで，血管から離れ，栄養や酸素の供給が不十分な箇所が出てくる（図4）．このような箇所にある細胞を**低酸素細胞**という．低酸素細胞での酸素濃度は通常の空気中の数十分の1以下になることがしばしばある．栄養や酸素の供給が生存に必要なレベル以下になるとがん細胞が死ぬが，活発に増殖できないまでも生き続ける場合がある．この酸素濃度になると，酸素効果のため，放射線の効果が小さくなる．そのため，低酸素細胞は放射線抵抗性であり，がん治療において大きな問題となっている．低酸素細胞をみつける技術，放射線感受性を上げる薬剤の開発〔本章「5 放射線増感剤」(p.241)参照〕が行われている．

また，上記のように，高LET放射線ではOERが小さくなる．つまり，高LET放射線は低酸素細胞に対しても有効ということである．このことは，がん治療における重粒子線の特長の1つである．

図4 がん組織と低酸素細胞

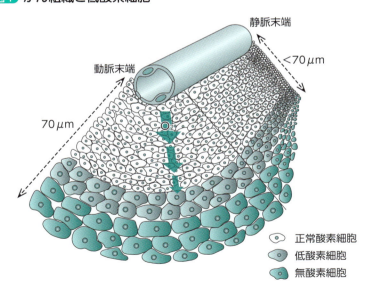

(Hall E.J., Giaccia A.J.: Radiobiology for the Radiologist, Lippincott Williams & Wilkins, 2011. より引用)

再酸素化(Reoxygenation)

　有酸素細胞，低酸素細胞を含むがん組織に放射線を照射すると，酸素効果のため，低酸素細胞より有酸素細胞のほうがよく死ぬ。死んだ細胞は酸素を消費しないので，もともと低酸素細胞であった細胞の一部は，酸素の供給を受けて，もはや低酸素細胞ではなくなる。これを**再酸素化**という。この段階で次の照射を行うと，再酸素化された細胞を効率的に死に至らしめることができる。そうすると，さらに血管から遠くまで酸素が行きわたるようになり，2回目の照射で生き残った低酸素細胞の一部が再酸素化される。このように再酸素化が起こるタイミングで分割照射を行うことで，もともとあった低酸素細胞を徐々に再酸素化して放射線治療効果を高めることができる(図5)。分割照射における**4つのR**の1つとして再酸素化が挙げられるゆえんである〔「7章 放射線によるがん治療」の「4 4つのR」(p.266)参照〕。

図5 再酸素化による低酸素細胞のがん治療効果の向上

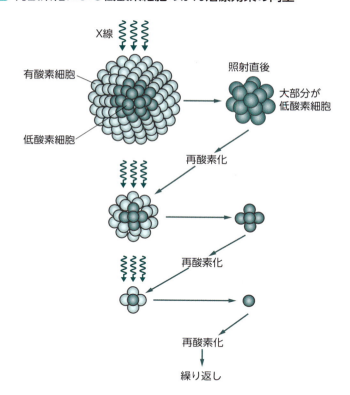

05 放射線増感剤

松本義久，島田幹男

はじめに

　放射線に対する感受性を高める薬剤を**放射線増感剤**という。がんの放射線治療の際に，放射線増感剤を併用することにより，がん細胞の殺傷効果を高めることができる。では，どのようにして感受性を高めるか？　主なものとして，DNA（deoxyribonucleic acid：デオキシリボ核酸）に取り込ませて放射線に対する反応性を高めるもの（ハロゲン化ピリミジン），低酸素細胞で酸素の代わりをするもの（低酸素細胞増感剤），DNA修復を阻害するもの（DNA修復酵素阻害剤）がある。

ハロゲン化ピリミジン

　図1に示す4つの化合物のなかで，デオキシチミジンはDNAを構成する物質の1つである。ウリジンは通常RNA（ribonucleic acid：リボ核酸）に含まれるが，DNAには含まれない。シチジンの脱アミノ化により生じることがあるが，細胞はこれを異常と察知し，取り除いて修復する〔塩基除去修復，「5章 放射線影響から生体を守る仕組み」の「1 DNA修復① 塩基損傷，一本鎖切断の修復」（p.192）参照〕。5-ブロモデオキシウリジン（BUdR, BrdUともいう），5-ヨードデオキシウリジン（IUdR）は，デオキシチミジンのピリミジン環の5位のメチル基がそれぞれシュウ素原子，ヨウ素原子に置き換わったものである。一方で，デオキシウリジンの5位の水素原子が置き換わったものとみることもできる。そのため，「○○○ウリジン」という名称がついている（デオキシチミジンも「5-メチルデオキシウリジン」ということもできる）。デオキシウリジンと異なり，

図1　ハロゲン化ピリミジンの分子構造

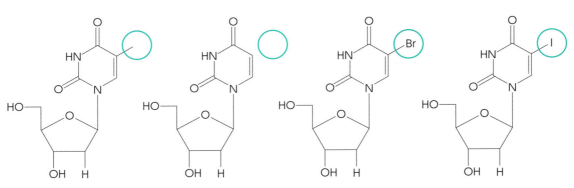

デオキシチミジン　　　デオキシウリジン　　　5-ブロモデオキシウリジン　　　5-ヨードデオキシウリジン
(deoxy thymidine)　　(deoxy uridine)　　　　(5-bromo deoxy uridine,　　　　(5-iode deoxy uridine, IUdR)
　　　　　　　　　　　　　　　　　　　　　　　BrdU/BUdR)

構造の違いは丸で囲んだ部分のみである。

DNA複製の際にDNAに取り込まれる。これは、シュウ素原子、ヨウ素原子のファンデルワールス半径がメチル基のそれに近いためと考えられる。シュウ素、ヨウ素は光や放射線に対する反応性が高いため、BUdRやIUdRをDNAに取り込んだ細胞は放射線感受性が高くなる。ただし、BUdRの場合、短波長の可視光に対する感受性も高くなるので、注意が必要である。

低酸素細胞増感剤

前項目で解説したように、低酸素細胞は放射線抵抗性であり、がん治療の際に支障となる。そのため、低酸素細胞において酸素の代わりとなって働く物質の探索、開発が進められてきた。代表的なものとして、ミソニダゾール（図2）がある。

図2 ミソニダゾールの分子構造

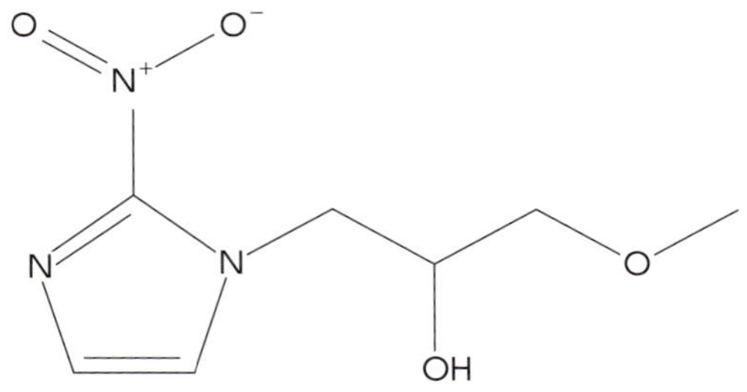

DNA修復酵素阻害剤

1990年代以降、DNA修復酵素が次々に明らかになって以降、これらの酵素の阻害剤の探索、開発が精力的に行われてきた。さらに、構造生物学の進展により、コンピュータを用いて化合物をデザインする研究も増えてきている。特異性が高く、副作用が少ない薬剤も開発されてきている。

特に、DNA二本鎖切断修復において重要な役割を担うDNA依存性プロテインキナーゼ〔DNA-PK，「5章 放射線影響から生体を守る仕組み」の「2 DNA修復② 二本鎖切断の修復」(p.197)参照，「5 放射線への細胞応答における重要分子① DNA-PK，ATM，ATR」(p.210)参照〕の阻害剤開発研究が多く行われている。最初にみつかったのは、wortmannin（ウォルトマニン）である。ウォルトマニンは当初ホスファチジルイノシトール3-リン酸キナーゼ(PI3K)を阻害することが発見されたが、後に、DNA-PK触媒サブユニットがPI3Kと構造上類似していることが明らかになり、ウォルトマニンによって阻害されることが示された。さらに、毛細血管拡張性運動失調症原因遺伝子産物であるATM〔「5章 放射線影響から生体を守る仕組み」の「2 DNA修復② 二本鎖切断の修復」(p.197)参照，「3 細胞周期チェックポイント」(p.202)参照，「5 放射線への細胞応答における重要分子① DNA-PK，ATM，ATR」(p.210)参照〕もDNA-PK，PI-3Kの類縁分子であり、ウォルトマニン感受性であることが明らかになった。もう1つのPI3K阻害剤として知られていたLY294002をリード化合物として、さまざまな改変、修飾を加えることにより、DNA-PK特異的阻害剤NU7026，NU7441，ATM特的阻害剤KU55933などが開発されている（図3）。

また，DNAリガーゼIV，Mre11などの阻害剤も開発されている。さらに，DNA一本鎖切断修復において重要なポリ（ADPリボース）ポリメラーゼの阻害剤は臨床的に用いられ，一部のがんについて著しい効果を上げている。これについては，「7章 放射線によるがん治療」の「8 分子標的（治療）薬」（p.281）で述べる。

図3 DNA-PK，ATMの阻害剤の分子構造

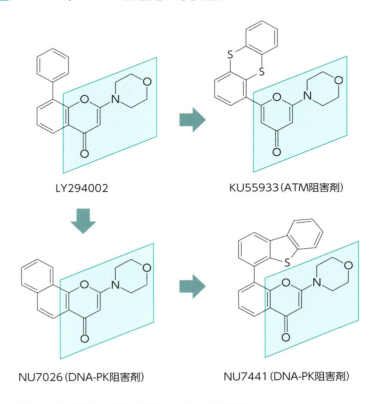

LY294002　　　　　KU55933（ATM阻害剤）

NU7026（DNA-PK阻害剤）　　　　　NU7441（DNA-PK阻害剤）

四角で囲んだ部分の構造が共通であることに注目。

その他

　「7章 放射線によるがん治療」の「6 中性子によるがん治療」（p.275）で述べるホウ素中性子捕捉療法（BNCT：boron neutron capture therapy）において，ホウ素化合物は中性子特異的に反応性を上げるような放射線増感剤とみることもできる。

放射線防護剤

はじめに

　放射線に対する不安の根底にあるものは何か？　これは人によってさまざまであろうし，どの時代を生きてきたかによっても異なるであろう。広島・長崎への原爆投下，第五福竜丸放射性降下物汚染事件，東海村JCO臨界事故，福島第一原子力発電所事故と，わが国は5度も放射線災害に見舞われ，福島第一原発事故関連死も含め，多くの犠牲者が出ている。不安の根幹をなすものの1つとして，放射線影響を軽減する対策や学術的基盤が整備途上にあることが挙げられる。**放射線防護剤**（radioprotector）の研究開発は，放射線リスク低減化対策の柱の1つとして位置付けられ，放射線災害だけでなく，放射線治療における正常組織防護にも対応可能な被ばく医療の充実が求められている。

　本項目では，放射線防護剤開発の目的とその作用機序について，開発の歴史を振り返りながら紹介する。

放射線防護剤の役割，および開発の歴史

　放射線防護剤とは，被ばく前に投与することにより，放射線による傷害を低減させる薬剤であり，**核戦争，原子力関連施設事故，宇宙活動における宇宙線被ばくに対する放射線防護や，放射線治療における正常組織の耐容線量向上などの用途**が見込まれている。

　一方，放射線被ばくによる生体への影響は，ゲノム情報を担う細胞中のDNAが放射線によって損傷を受けて引き起こされ，その損傷作用は，**直接作用**と**間接作用**の2つに大別される〔「3章 分子・細胞レベルでの放射線影響」の「1 直接作用と間接作用」（p.100）参照〕。図1aに示すように，直接作用は，放射線という飛び道具によるDNAの直接電離であるため，直接作用による電離そのものを防ぐことはできない。物理的に防護剤で防ぐことができるのは，**ラジカルを介した間接作用による電離作用**である。DNAの二重らせんの中心から2nm，らせん構造から1nm以内に生じたラジカルが，他の物質と相互作用することなく，瞬間的にDNAと作用することが間接作用の実体と考えられており，この間接作用は**ラジカル消去剤**（radical scavenger）とよばれる抗酸化剤をあらかじめ存在させておくことで防護することが可能である。なお，ラジカル消去剤による放射線防護作用として，その寄与がどの程度のものかは明らかではないが，直接作用や間接作用によってすでに電離してしまった生体分子ラジカルから電子を受け取ることで生じた損傷を元に戻す補修的作用があることが電離密度の密な放射線を用いた研究から示唆されている。この効果によって直接作用もラジカル消去剤の影響を受けているものと考えられている。

図1 ラジカル消去剤による間接作用の防護とSH化合物

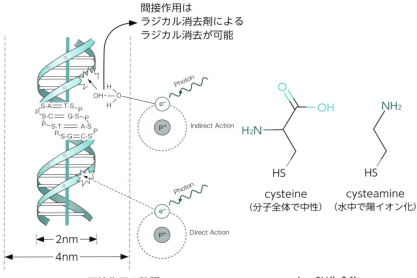

a 間接作用の防護　　　　　　　　　b SH化合物

a：ラジカル消去剤による間接作用の防護。間接作用といえども瞬時の作用であるため，ラジカルが発生した瞬間，そのごく近傍にラジカル消去剤が存在していなければならない。そのため被ばく前に投与することが前提となる。
b：1940年代末から1950年代はじめにかけて発見された初期の放射線防護剤システインとシステアミンである。SH化合物のラジカル（ここでのラジカルはR'・）除去の代表的な反応式を以下に示す。不対電子を受け取ったSH化合物2分子どうしがSS結合（ジスルフィド結合）とよばれる共有結合を形成することで，ラジカルを消去することができる。
2R-SH ＋ 2R'・＝ 2R-S・＋ 2R'H ＝ R-S:S-R ＋ 2R'H

(aはHall EJ：Radiobiology for the radiologist，Lippincott Williams & Wilkins，Philadelphia. より改変引用)

　放射線防護剤は1948年に最初に発見された。これは抗酸化作用をもつアミノ酸である**システイン**のマウス投与実験から見出された。日本に原爆が投下された第二次世界大戦直後ということもあり，アメリカをはじめとする冷戦下の各国の注目を集めた。次に見出された有望化合物は，システイン類似化合物の**システアミン**である。システインは，水中で**双性イオン**として振る舞い分子全体でほぼ中性となるが，システアミンは**カルボキシ基がない**ため，水中で電荷を帯びる基は，陽イオンとなるアミノ基だけである(図1b)。
　防護効果の指標には，ある生物効果を得るのに必要な線量について，防護剤存在下での必要線量を防護剤非存在下の線量で割った値である**線量減少率**(dose reduction factor：**DRF**)を用いる。

$$\text{線量減少率 (DRF)} = \frac{\text{同じ生物効果を得るのに必要な防護剤使用時の線量[Gy]}}{\text{ある生物効果を得るのに必要な防護剤非存在下の線量[Gy]}}$$

　低LET放射線の生物作用の約3分の2は間接作用によるため，ラジカルをすべて除去できる完全な防護剤では**DRFは3に近づく**。表1より，**システアミンはシステインに比べ，少量投与でもシステインと同等の防護効果(DRF＝1.7)が得られている**ことがわかる。ここに当時の研究者は注目し，システアミンが少量投与でも放射線防護効果を発揮する理由として，**水中で陽イオンとして振る舞うシステアミンのほうが，負電荷が連なるDNA鎖の近傍に電気的に集積**

しやすいからではないかと考えた。なお，ジメチルスルホキシドなどの含硫黄溶媒や，アルコール，グリセリンなどのOH化合物なども培養細胞を用いた実験系で防護効果が確認されているが，表1ではマウス投与実験で顕著な防護効果が確認されている代表的化合物を掲載した。

なお，放射線感受性を低下させる方法の1つとして，セロトニン，ヒスタミン，エピネフリンなどを用いて血管収縮および血流量の低下をもたらし，体内組織の酸素分圧を下げて酸素効果を減少させる方法があるが，これらは酸素分圧降下剤であって真の放射線防護剤とは言いがたいため，ここでは詳述しない。

表1 マウス投与実験で放射線防護効果が確認されている代表的な化合物

化合物名	化学構造	LD50 (mg/kg)	投与量 (mg/kg)	DRF
システイン	$NH_2-CH(COOH)-CH_2-SH$	1700	1200	1.7
システアミン	$NH_2-CH_2-CH_2-SH$	220	150	1.7
グルタチオン	Glu-Cys-Gly（トリペプチド）	4000	4000	1.3
WR-638（シスタフォス）	$NH_2-CH_2-CH_2-SPO_3HNa$	1120	500	2.0
WR-2721（アミフォスチン）	$NH_2-(CH_2)_3-NH-CH_2-CH_2-SPO_3H_2$	950	500	2.7

アミフォスチンの開発とその臨床応用

冷戦下の当時，これらの研究成果に特に注目したのはアメリカ陸軍である。システインやシステアミンは確かに放射線防護剤として作用するが，これらのSH化合物は，**吐き気や嘔吐，悪心や催眠による判断力の低下，低血圧など，さまざまな副作用を引き起こした**。そのため，アメリカワシントンのWalter Reed陸軍病院にて，正電荷を有するシステアミンなどをシード化合物として合成展開された4000以上の化合物（病院名の頭文字WRの後に通し番号が付けられた）のスクリーニング研究が大規模に行われ，**チオール基ではなくチオリン酸基にすると副作用軽減に有効**であることも判明し，表1のWR-638〔Cystaphos（シスタフォス）〕やWR-2721〔Amifostine（アミフォスチン）〕が開発された。

WR-638は，冷戦下のソビエト軍兵士が，核戦争に備えて携行したといわれている化合物である。2つ目の化合物WR-2721は，現在ではアミフォスチンとして知られており，一連のWR化合物中，最も効果的なものだといえる。アミフォスチンによって得られる最も高い防護効果は，表1にあるように**DRFは2.7**であり，この値は理論的最高値と考えられる3に近い。マウス実験では，**有害事象がほとんど観察されない投与量でもDRF1.5以上が得られる**。また，実際には使用するような事態とはならなかったが，アメリカのアポロ計画の宇宙飛行士が2週間の月旅行に携行した化合物だともいわれている。月旅行では太陽風が吹き荒れた場合，最大で数Svの被ばくが懸念されていたためである。しかし，毒性低減に成功したとはいえ，SH化合物に共通してつきまとう悪心や嘔吐などの副作用はWR-2721においてもなくなっておらず，原子力災害などでの実用には至っていない。

アミフォスチンの実用は，図2に示すように一部ではあるが医療応用が達成されている。頭頸部がんの放射線治療において，**唾液腺障害による口内乾燥症**

■図2 アミフォスチンを用いた頭頸部がんの放射線治療における唾液腺防護の原理

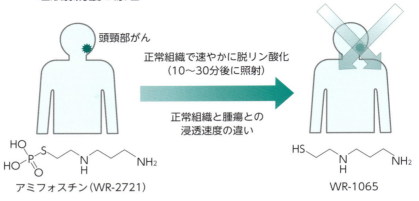

の軽減を目的として，アミフォスチン（商品名：Ethyol〈エチオール〉）はアメリカ食品医薬品局に承認されており，これまでに達成された唯一の実用例である（日本国内での臨床使用は承認されていない）．

アミフォスチン（WR-2721）はいわゆる**プロドラッグ**であり，体内で**脱リン酸化**され，放射線防護に有効なWR-1065に変換される．この脱リン酸化は，細胞に存在するアルカリフォスファターゼ（alkaline phosphatase：ALP）によって触媒される．**唾液腺と比べ，頭頸部がんにおけるWR-1065への変換や浸透が遅いため，アミフォスチン投与後10～30分以内のタイミングで照射することで，腫瘍組織よりも，正常組織である唾液腺を選択的に防護**することが可能となる．

その他の放射線防護剤

人類の深宇宙進出にあたり，**宇宙放射線防護**は，有効な対抗手段がみつかっておらず最優先で対策しなければならないタイプⅠリスクとしてアメリカ航空宇宙局（NASA：national aeronautics and space administration）の報告書「Critical Path Road Map Risks」に位置付けられている（その他は，骨粗鬆症の加速，精神的な適応障害による活動低下，精神的・医学的緊急事態への自律的対応の3つ）．3年内の有人火星ミッションで見込まれる総被ばく線量は，太陽活動極小期が続いたと仮定した楽観的シナリオで約1Svである．先に述べたとおり，SH化合物による放射線防護は，服用者の判断力低下を引き起こすだけでなく，長期摂取した場合の有害事象の増加も懸念される．そのためNASAでは，放射線防護効果はSH化合物ほどではないものの，長期の経口摂取が可能で副作用のきわめて少ない抗酸化剤として水素水（hydrogen-rich water）に注目している．

また，細胞死研究の進展により，従来の抗酸化療法によらない**細胞死制御による放射線防護剤の開発**も近年では盛んである．アポトーシス制御因子が創薬標的となっているものでは，p53の制御剤や，Bcl-2様の作用を有する人工生理活性分子などの開発が進められている．また，**自然免疫（innate immunity）の賦活化剤**も細胞の抗細胞死活性を高めることが明らかにされ，なかでも**Entolimod（CBLB502）**とよばれる**Toll様受容体5の活性化剤**は，DRFが1.5以上の高い放射線防護効果を示し，放射線治療との併用を想定し，がん患者に

投与するフェーズI臨床試験がアメリカおよびロシアで行われている。フェーズI第1期試験では，副作用は認められず，現在，高濃度投与による第2期試験が実施されているところである。これらの細胞死制御剤は，**照射後の細胞死イベントに作用しているため，被ばく後投与でも有効性を示すのが特徴**である。このような化合物は，**放射線障害緩和剤**（radiation mitigator）とよばれる。

　このような放射線障害緩和剤として，造血組織に対する賦活化剤が有用であることが報告されており，その多くは**サイトカイン**（**cytokine**）とよばれる生理活性分子である。G-CSF（顆粒球コロニー形成刺激因子），GM-CSF（顆粒球・マクロファージコロニー形成刺激因子），インターロイキン-6（IL-6）などに緩和剤や防護剤としての効果があることが認められている。

　最後に，広義の放射線防護剤にあたるものとして，放射性核種による内部被ばくに対する**体内除染剤**について述べておく。原子力災害を想定し，^{137}Csの体外排出剤として**プルシアンブルー**，ウランやプルトニウムなどの超ウラン元素の体外排出剤として**Ca-DTPA**と**Zn-DTPA**が，わが国でも医薬品として認可されている。また，放射性ヨウ素の吸収防止剤としては，**安定ヨウ素剤**（**ヨウ化カリウム剤**）が有効である。放射性ヨウ素が甲状腺に取り込まれる前に安定元素のヨウ素で満たしてブロックし，甲状腺障害を予防する目的で使用する。福島第一原発事故を受け，原子力規制委員会が定めた原子力災害対策指針に基づく対応として，原発から主に半径5km圏内の予防的防護措置区域の住民を対象に安定ヨウ素剤が事前配布されるようになった。

まとめのチェック

☐☐	1	細胞周期のなかで，最も放射線感受性が高い時期はいつか。また，最も放射線感受性が低い時期はいつか。	▶▶ 1	最も放射線感受性が高いのはM期，最も放射線感受性が低いのはS期後半からG$_2$期にかけてである。
☐☐	2	線量率効果とは何か。	▶▶ 2	一般に生物効果は（細胞生存率，突然変異，発がんなど）は，総線量が同じであれば，高い線量率で照射した場合に比べ，低い線量率で照射した場合に小さくなるということである。
☐☐	3	細胞を2回に分けて放射線照射を行う場合，1回目と2回目の照射の間隔を変えると，生存率はどのように変化するか。	▶▶ 3	間隔を長くすると，亜致死損傷がより完全に修復されるため，生存率が高くなる。ただし，1回目の照射で生き残った放射線抵抗性のS期後半からG$_2$期にかけての細胞が放射線高感受性のM期にさしかかるタイミングでは一時的に生存率が低下する。また，間隔が細胞周期の時間より長くなると，細胞が増殖するため（見かけの）生存率は高くなる。なお，腫瘍組織の場合は，1回目の照射で生き残った放射線抵抗性の低酸素細胞の一部に酸素が行きわたり，2回目の照射での生存率低下が大きくなる（再酸素化）。
☐☐	4	LETとは何の略で日本語では何というか。また，どのような値か。	▶▶ 4	LETとはlinear energy transferの略で，日本語では線エネルギー付与という。LETは，放射線が飛跡に沿って，単位長さ当たりに与えるエネルギーである。
☐☐	5	RBEとは何の略で日本語では何というか。また，どのような値か。	▶▶ 5	RBEとはrelative biological effectivenessの略で，日本語では生物学的効果比という。RBEは，基準放射線（250kVのX線または^{60}Coのγ線を用いることが多い）である生物効果を得るのに必要な吸収線量を，注目放射線で同じ生物効果を得るのに必要な吸収線量で割った値である。
☐☐	6	RBEを左右する因子の例を挙げよ。	▶▶ 6	生物効果の程度，分割，線量率，生物種や細胞の種類，酸素濃度など。
☐☐	7	LETとRBEの関係を述べよ。	▶▶ 7	LETが100keV/μm程度までは，LETの増加とともにRBEが大きくなるが，LETが100keV/μmを超えるとRBEが減少する。

まとめのチェック

☐☐	8	OERとは何の略で日本語では何というか。また，どのような値か。	▶▶ 8	OERとはoxygen enhancement ratioの略で，日本語では酸素増感比という。OERは，酸素非存在下である生物効果を得るのに必要な吸収線量を有酸素下で同じ生物効果を得るのに必要な吸収線量で割った値である
☐☐	9	LETとOERの関係を述べよ。	▶▶ 9	LETの増加に伴い，OERは減少する。
☐☐	10	腫瘍における低酸素細胞について説明せよ。	▶▶ 10	腫瘍の活発な増殖のため，血管新生が追いつかず，血管から離れ，栄養や酸素の供給が不十分なところにある細胞を低酸素細胞という。
☐☐	11	再酸素化とは何か。	▶▶ 11	がん組織に放射線を照射すると，酸素効果のため，低酸素細胞より有酸素細胞のほうがよく死ぬ。死んだ細胞は酸素を消費しないため，もともと低酸素細胞であった細胞の一部に酸素が行きわたるようになる。これを再酸素化という。
☐☐	12	放射線増感剤の例を挙げよ。	▶▶ 12	BUdR，IUdR（以上，ハロゲン化ピリミジン），ミソニダゾール（低酸素細胞増感剤），DNA修復酵素（DNA-PK，ATMなど）阻害剤など。
☐☐	13	ラジカル消去剤による放射線防護剤が達成できるDRFの理論的最高値が3とされる理由について説明せよ。	▶▶ 13	低LET放射線の生物作用の約3分の2は間接作用によるため，ラジカルをすべて除去できる完全な防護剤ではDRFは3に近付く。
☐☐	14	放射線障害緩和剤について説明せよ。	▶▶ 14	放射線被ばく後に投与しても，放射線障害を軽減することのできる放射線防護剤のことを特に放射線障害緩和剤とよぶ。

7章 放射線によるがん治療

01 腫瘍細胞の生物学的特徴

松本孔貴

用語アラカルト

*1 増殖因子受容体

細胞が増殖するのに必要な因子を受け取る受容体(receptor)。上皮増殖因子受容(EGFR：epidermal growth factor receptor)や血管内皮増殖因子受容体(VEGF：vascular endothelial growth factor receptor)などがある。

*2 テロメラーゼ

細胞の染色体末端(テロメア)の反復配列を伸ばす酵素。正常な細胞はテロメラーゼの活性が低く、細胞分裂1回ごとにテロメアが短縮し、やがて細胞分裂が停止する。がん細胞はテロメラーゼの活性が高いため、分裂維持が可能となる。

*3 浸潤

がん細胞が周囲の正常組織の基底膜を溶かし、組織内部に潜り込んで血管やリンパ管に広がっていく現象。転移の初期過程。

はじめに

正常組織細胞では増殖因子受容体*1の活性化を厳密に制御することで、環境を壊すことがないように細胞の増殖を的確に制御している。一方、悪性腫瘍細胞はこの制御から逸脱し、**無限増殖能(不死化)**を獲得した制御不能な増殖が維持される。これに加え、腫瘍細胞では増殖因子の自給自足、**アポトーシスの回避、血管新生の維持、抗増殖シグナルからの逸脱、テロメラーゼ***2の再活性化による不死化、周囲組織への浸潤*3、脈管(リンパ管や血管)を介した**遠隔転移能力**などが正常細胞と異なる特性として挙げることができる(図1)。腫瘍細胞が放射線に照射されると、増殖因子受容体を介したシグナル伝達経路により、上記の特性が活性化される(図2)。

図1 悪性腫瘍の生物学的特性(Hallmarks)

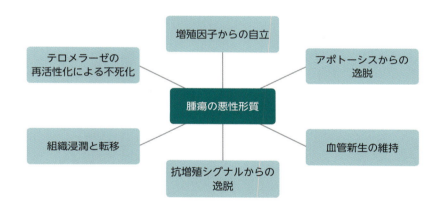

図2 増殖因子受容体を介したシグナル伝達

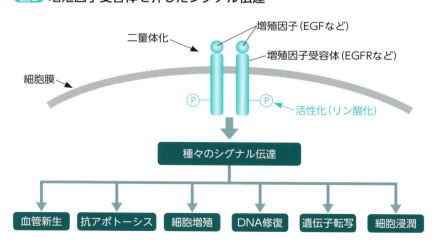

がん抑制遺伝子p53

がんの発生には，**がん抑制遺伝子**（tumor suppressor gene）と**がん遺伝子**（oncogene）とのバランスが大きく関係する。放射線によりがん原遺伝子（proto-oncogene）に異常が蓄積されるとがん遺伝子となり発がんを促す。ヒトの正常細胞は，がん抑制遺伝子の働きによりがん遺伝子による発がんを抑えている。がん抑制遺伝子は20種類以上報告されているが，そのなかでも最も有名な遺伝子が**p53**[*4]である。正常なp53遺伝子は，放射線によって細胞に障害が起きた際に，**アポトーシスなどの細胞死の誘導**，**DNA損傷の修復**，**細胞周期の調節**など，さまざまな機能を制御することで細胞の恒常性を保ち，がん化を防ぐ中心的な役割を担っている。このことから，p53はゲノムの守護者（the guardian of the genome）とよばれる。

図3にp53を介したシグナル伝達経路を示す。放射線によってDNAに損傷を受けたとの情報を得たp53は，その損傷の程度などから実働部隊への命令を選択する。例えば，正常に修復するのが難しい重篤な傷ができた場合，無理に修復すると誤った情報が引き継がれ発がんの原因になりうる。そのため，**アポトーシスという能動的なプログラム化された細胞死**を誘導することで，重篤な傷を負った細胞を排除するよう促す。この経路にはBcl-2ファミリーである**Bcl-2**[*5]や**Bax**[*6]などが関与し，アポトーシスへの進行を制御する。一方で，生成された傷が修復できそうだと判断した場合，修復するための時間を稼ぐために細胞周期の進行を阻害する**細胞周期の停止**（cell cycle arrest）を誘導する。これにはp21とよばれる遺伝子が関与し，さらに下流にある**サイクリン**[*7]や**Cdk**[*8]（cyclin dependent kinase）といったアクセルとブレーキのような役割をもつ遺伝子により，細胞周期の進行と停止を調節する。細胞周期の停止は，細胞生存に重要なDNA合成期（S期）と分裂期（M期）の直前で起こることが多く，それぞれG_1期停止，G_2期停止とよばれる。この時間稼ぎの間に，p53自身がDNA修復タンパクである**p53R2**[*9]を生成してDNAの修復を行うことが知られている。

用語アラカルト

[*4] p53
pはタンパク質（protein）の意味で，53はタンパク質の質量（kD）を表す。

[*5] Bcl-2
抗アポトーシスタンパク質の1つで，アポトーシスに対するブレーキの役割をもつ。

[*6] Bax
Bcl-2のパートナーとして同定され，アポトーシスに対するアクセルの役割をもつ。

[*7] サイクリン
細胞周期を移行させるためのアクセルの役割をもつタンパク質の1つ。

[*8] Cdk
サイクリンと複合体を形成して細胞周期の進行を制御するタンパク質リン酸化酵素の1つ。

[*9] p53R2
p53からの指令を受けて傷ついたDNAを修復する遺伝子群に働きかけ，修復するためのDNAを合成して供給する酵素。p53が変異した細胞では，この酵素も機能しない。

図3 p53を介したシグナル伝達経路

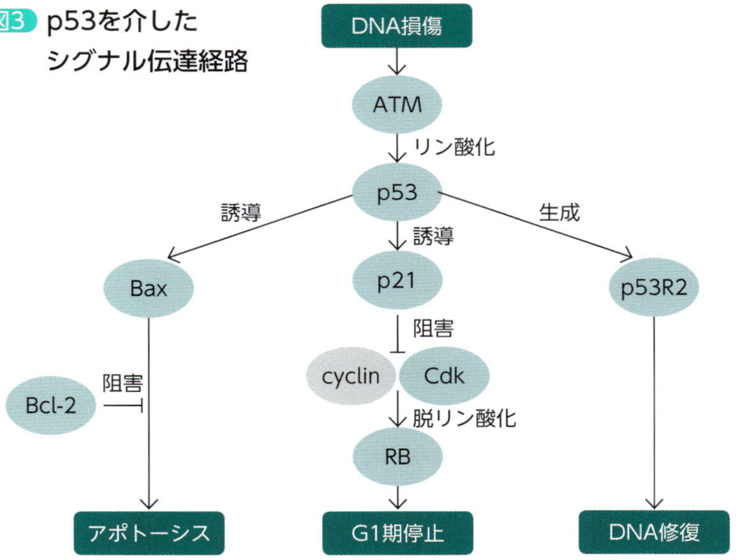

ATM：ataxia-telangiectasia mutated　　RB：retinoblastma gene

腫瘍内微小環境と血管新生

悪性腫瘍は自立した無尽蔵の増殖を繰り返して成育するが，そのためには血管からの栄養や酸素の供給が必要である．既存の血管から新たな血管枝が分岐して血管網を構築する生理的現象を**血管新生**(angiogenesis)といい，もともとは創傷治癒などでみられる概念として発見された．しかし，この血管新生を別の切り口から着目したのがFolkman（フォルクマン）である．1971年，彼は腫瘍の生育が完全に血管新生に依存し，**血管新生がなければある大きさ以上には成育しないこと**を発見した．また，彼は，腫瘍細胞は**自ら血管新生を促す因子を放出**することで血管を構築し増殖に必要な栄養を得ていると考えた（図4）．この腫瘍血管新生因子**TAF**(tumor angiogenesis factor)の概念は，1989年の血管内皮細胞増殖因子**VEGF**[*10](vascular endothelial growth factor)の発見により正当性を認められることとなる．

> **用語アラカルト**
>
> *10 VEGF
> 血管内皮細胞増殖因子のことで，脈管形成や血管新生を制御するタンパク質の1つ．正常な組織だけでなく，腫瘍の血管新生や遠隔転移にも重要な働きを担うことから，近年このVEGFを標的とした分子標的薬の開発，臨床応用が盛んである．

図4 血管新生と腫瘍の生育

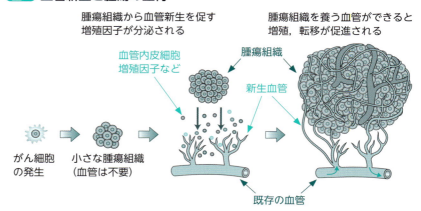

腫瘍内微小環境と低酸素応答

腫瘍は3次元的な立体構造をとることから，血管からの距離に応じて酸素分圧に勾配が生じ，**腫瘍コード**とよばれる酸素分圧の異なる細胞層が作られる（図5）．血管から供給される酸素の到達距離には限界があり，血管からおよそ70 μm離れると低酸素領域が生じる．このような**慢性的低酸素領域**が腫瘍内には存在する．

図5 腫瘍コード

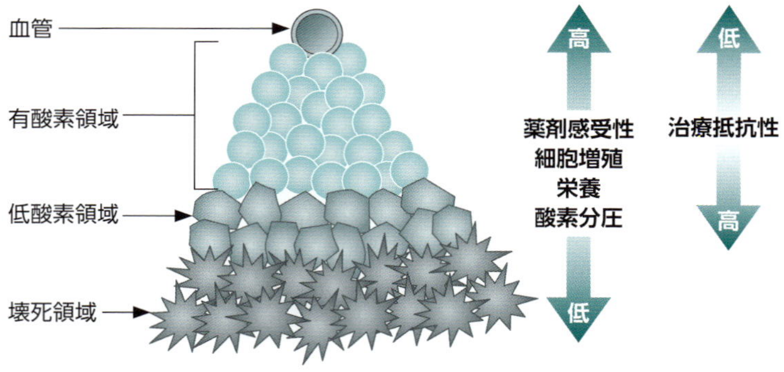

また，先述したように，腫瘍は血管新生を促すことで自分の生育を助けている。しかし，実は腫瘍により新生された血管は，**正常な血管に比べると非常に脆弱**であり，「作っては壊れる」という状況を繰り返している（図6）。この結果，腫瘍のなかには**急性的（間欠的）低酸素領域**が存在する。

このように腫瘍内には酸素分圧が異なる領域が混在し（図7），**酸素分圧が低い低酸素領域の細胞ほど放射線療法や従来の抗がん療法剤に対して抵抗性を示すため**，再発の原因の1つとして問題視される。

一方で，細胞も含めた地球上の生物の営みにとって，酸素はきわめて重要な環境因子の1つである。急速に増大する腫瘍のなかで，がん細胞は常に低酸素，低栄養，低pHなどによる細胞死のリスクにさらされている。では，がん細胞は低酸素領域でなぜ生存できるのだろうか？　これには**HIF-1**（hypoxia inducible factor-1）という低酸素環境で誘導される転写因子の寄与が大きい。がん細胞が低酸素環境にさらされると，HIF-1および下流遺伝子の活性化により，**血管新生の誘導**，**解糖系**[*11]**代謝の活性化**と**酸化的リン酸化**[*12]**の低下**，**低pH化**などさまざまなシグナル伝達経路を活性化し，**低酸素環境下に適応することで生存，増殖を可能とする**（図8）。現在，HIF-1を標的とした低酸素抗がん剤（分子標的薬）の開発が盛んに進められている。

> **用語 アラカルト**
>
> *11　解糖系
> ミトコンドリアを使わず，基質レベルのリン酸化によりATP（adenosine triphosphate：アデノシン三リン酸），つまりエネルギーを産生する様式。がん細胞は，酸化的リン酸化よりも解糖系に依存してエネルギーを産生することが知られている。
>
> *12　酸化的リン酸化
> ミトコンドリアの電子伝達系におけるATP産生反応の様式。正常な細胞は主にこの経路でエネルギーを産生する。

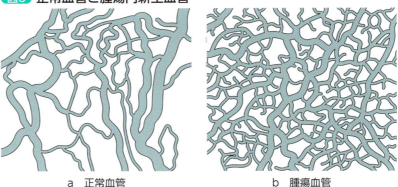

図6　正常血管と腫瘍内新生血管

a　正常血管　　　　　　b　腫瘍血管

図7　急性的低酸素領域と慢性的低酸素領域

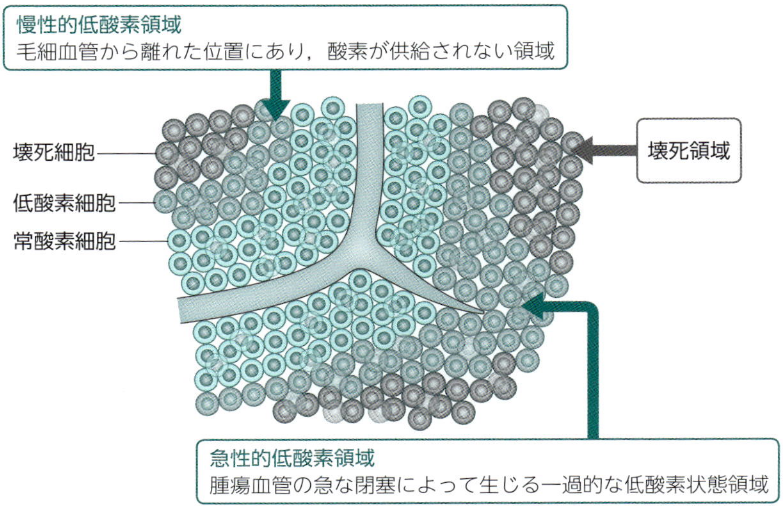

慢性的低酸素領域
毛細血管から離れた位置にあり，酸素が供給されない領域

壊死細胞
低酸素細胞
常酸素細胞

壊死領域

急性的低酸素領域
腫瘍血管の急な閉塞によって生じる一過的な低酸素状態領域

図8 HIF-1による各種シグナル伝達経路の活性化

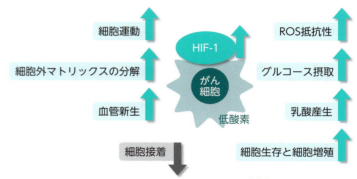

ROS：reactive oxygen species

腫瘍内微小環境とがん幹細胞

　これまでがん細胞の性質を概説してきたが，近年がん治療の標的として**がん幹細胞（cancer stem cell：CSC）**が着目されている．がん幹細胞は腫瘍を形成する**クローン原性細胞（clonogenic cell）**と考えられ，腫瘍組織内の全がん細胞のうち，多くても数%しか存在しないとされる．この数%のCSCが**ニッチとよばれるがん幹細胞を育む微小環境**を自ら作り出し，**放射線や抗がん剤などの外的ストレスから自分自身を保護している**ことが明らかにされつつある．分化した細胞を死滅して肉眼的な腫瘍体積が縮小・消失しても，ニッチで保護される**がん幹細胞が残存することが，治療後の再発・転移などの原因となりうる**（図9）．現在，がん種によりさまざまな**がん幹細胞マーカー**[*13]が同定され研究が進められており，今後のがん治療の焦点の1つになると考えられる．

> **用語アラカルト**
>
> **＊13　がん幹細胞マーカー**
> がん幹細胞が特異的に発現している遺伝子群で，がん幹細胞を特定する目的となる．がんの種類により異なり，有名ながん幹細胞マーカーとして，脳腫瘍幹細胞に発現するといわれるCD133やCD44がある．

図9 腫瘍内がん幹細胞と治療後の再発

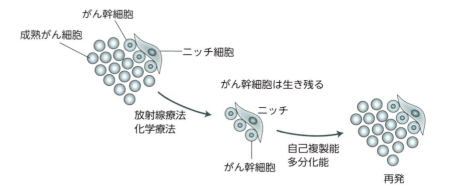

02 腫瘍組織と正常組織の放射線感受性

松本孔貴

放射線感受性

ある一定量の放射線が照射されたとき、組織や細胞に生じる生物影響の程度（反応）を表す指標を**放射線感受性**という。強い反応を示すものを高感受性または単に感受性とよび、弱い反応を示すものを低感受性あるいは抵抗性とよぶ。細胞や組織の放射線感受性を説明する際に、非常に便利な一般則がある。1906年にJean BergoniéとLouis Tribondeauという2人のフランス人医師・生物学者が発見した**ベルゴニー・トリボンドーの法則**（Bergonié-Tribondeau's law）である。この法則は、以下に示す3つの定義で放射線感受性を説明している。

> Point
>
> 【ベルゴニー・トリボンドーの法則】
> ① 細胞分裂頻度が高いほど
> ② 将来予測される分裂回数が多いほど
> ③ 形態および機能が未分化なほど
> 放射線の影響が強く発現する。

この法則は非常にシンプルな研究から導かれている。2人は分化度が異なるオスのラットの生殖細胞に^{226}Raからのγ線を照射し、その組織学的変化を顕微鏡下で観察した。その結果、生殖細胞の**分化度**と**放射線感受性**がきれいな**逆相関**を示した（図1）。一方で、**リンパ球**のように、より分化度が高い細胞のほうが高い感受性を示す組織も例外的に存在する。

図1 ベルゴニー・トリボンドーの法則発見のための実験

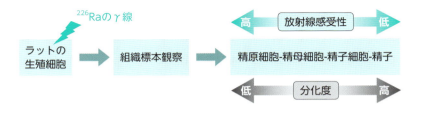

細胞動態による組織の放射線感受性分類

ベルゴニー・トリボンドーの法則を念頭に置きながら，人体を構成するさまざまな臓器の放射線感受性を考えると，その**細胞動態から4つに大別できる**ことがわかってくる。**活発に分裂している組織は感受性が高く，分裂をしない組織は抵抗性**を示す(表1)。

これらの法則や細胞動態を踏まえ，正常組織・臓器のより細かい放射線感受性の分類を表2にまとめた。

表1 細胞動態と放射線感受性

細胞動態による分類	放射線感受性	特徴	該当臓器
増殖細胞系組織（腫瘍系組織）	高い	脱落していく細胞がなくても分裂増殖のみを繰り返す	受精卵，悪性腫瘍（がん）
細胞再生系組織（幹細胞系組織）	高い	「幹細胞」を有し，常に活発に増殖を繰り返している組織	造血組織（骨髄，胸腺など），生殖腺（精巣，卵巣），水晶体上皮，腸上皮，皮膚上皮など
休止系組織（潜在的再生系組織）	中程度	平時は増殖しないが，組織が損傷や障害を受けると修復すべく分裂・増殖を開始する組織	肝臓，腎臓，膵臓，甲状腺など
定常系組織（非再生系組織）	低い	一度成熟すると分裂を行わない組織	成人神経，骨，筋肉，結合組織，脂肪組織

表2 正常組織の放射線感受性

感受性	分類	臓器・組織
高い ↑	第1群	成熟リンパ球，赤芽球，精原細胞
	第2群	骨髄細胞，腸腺窩（クリプト）細胞，卵巣顆粒膜細胞，成熟卵母細胞，皮膚胚芽層細胞
	第3群	胃腺細胞，小血管内皮細胞
	第4群	骨芽細胞，破骨細胞，軟骨芽細胞，一次卵母細胞の顆粒膜細胞，精子細胞
	第5群	骨細胞，精子，胃腸粘膜上皮細胞
	第6群	各種腺の管細胞と実質細胞，線維芽細胞，大血管内皮細胞，赤血球
	第7群	線維細胞，軟骨細胞，食細胞
低い ↓	第8群	筋肉細胞，神経細胞

（窪田宜夫 編著：新版 放射線生物学，医療科学社，2015. より改変引用）

正常組織障害と耐容線量

各組織・臓器ごとに放射線感受性が異なるため，放射線を照射した際に発生する障害を推定する場合，照射部位と照射線量の両方を考慮することが重要である。表3に各臓器でみられる障害とその**正常組織耐容線量（TTD：tissue tolerance dose）** を示した。TTDは**障害発生率が5%以下に抑えられる線量**で定義される。

表3 正常組織耐容線量

組織，臓器	障害	TD$_{5/5}$[1] [Gy]	照射条件
骨髄	再生不良	2.5	全域
卵巣	不妊	2〜3	全域
精巣	不妊	5〜15	全域
水晶体	白内障	5	全域
骨（幼児）	成長阻害	10	10cm
腎臓	腎硬化症	23	全域
肝臓	肝炎，腹水	25	全域
肺	肺炎，肺線維症	30	100cm^3
脊髄	梗塞，壊死	45	5cm
小腸	潰瘍，穿孔，狭窄，出血	45	100cm^3
心臓	心膜炎	45	60%
脳	梗塞，壊死	50	全域
直腸	潰瘍，穿孔，狭窄，出血	55	100cm^3
皮膚	潰瘍，重度の線維化	55	100cm^3
口腔粘膜	潰瘍，重度の線維化	60	50cm^3
骨（成人）	壊死，骨折	60	10cm^3

1) TD$_{5/5}$：5年以内に5%の患者に正常組織障害が発生する線量

（福士政広 編：診療放射線技師スリム・ベーシック1 放射線生物学，メジカルビュー社，2009. より改変引用）

図2 急性障害と晩発性障害

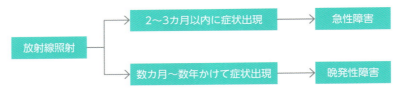

一方で，正常組織にみられる障害には照射後2〜3カ月以内に症状が現れる**急性障害**（early effect）と数カ月〜数十年かけて症状が現れる**晩発性障害**（late effect）とに分けられる（図2）。

本章の「3 治療における分割照射」（p.262）にも深く関係するが，放射線治療においては**晩発障害を抑えることが何より優先**される（表4）。

> **Point**
>
> 【急性障害】
> - 発生組織：粘膜組織（口腔，腸管など），造血組織（骨髄，胸腺など），皮膚などのいわゆる活発に増殖を繰り返す**再生系組織**。
> - 特徴：低線量でも発生するが，**治りやすい**。
>
> 【晩発性障害】
> - 発生組織：肺，腎臓，肝臓，脊髄，脳などの増殖が遅い，または増殖しない**潜在的再生系**や**非再生系組織**。
> - 特徴：高線量で生じ，**治りにくい**（治らない）。

つまり，晩発障害が生じると，せっかくがんを治しても患者の治療後の**生活の質**（quality of life：QOL）を低下させることになる。

> **補足**
>
> ● 生活の質（quality of life：QOL）
>
> 疾病を治療する際に，病そのものを治すだけでなく，治した後の生活の質自体も考慮に入れて治療法などを決定する考え方。放射線治療のような非侵襲性の治療は，QOLの向上に有用であるとされる。

表4　放射線治療でみられる急性障害と晩発障害

臓器・組織	急性障害（潜伏期：2～3カ月以内）	晩発性障害（潜伏期：数カ月～数年）
皮膚	脱毛，紅斑，水疱形成，びらん	色素沈着，萎縮，潰瘍形成
粘膜	充血，浮腫，びらん，被膜形成	線維化（腸管狭窄），潰瘍，穿孔
肺	放射線肺炎	放射線肺線維症
脳・脊髄	浮腫，脳圧亢進	放射線壊死，放射線脊髄炎，末梢神経麻痺
骨・骨髄	骨髄障害，骨芽細胞減少	──
眼	結膜炎，角膜炎	白内障，角膜潰瘍
泌尿器	膀胱炎，腎炎	膀胱萎縮，腎硬化

腫瘍の放射線感受性

腫瘍の放射線感受性は，構成する腫瘍細胞の放射線感受性，間質細胞の状態，腫瘍の発生や広がりにより大きく異なるが，病理学的組織型やがん種によりある程度決まってくる。また，**腫瘍の放射線感受性を考えるうえでもベルゴニー・トリボンドーの法則が非常によく適合し，一般的に未分化ないし低分化な腫瘍のほうが高分化な腫瘍よりも放射線感受性が高い**。表5に腫瘍致死線量（TLD：tumor lethal dose）を示す。TLDは**80～90％の腫瘍が制御される線量**で定義される。

表5　腫瘍致死線量

線量[Gy]	腫瘍
35	精上皮腫，ウィルムス腫瘍，神経芽細胞腫
40	ホジキン病，リンパ肉腫
45	組織球性肉腫，皮膚がん（基底細胞がん）
50	転移性リンパ節腫瘍，扁平上皮がん（子宮，頭頸部など），胎児性がん，乳がん，卵巣がん，髄芽細胞腫，網膜芽細胞腫，ユーイング肉腫
60～65	喉頭がん，皮膚がん（扁平上皮がん）
70～75	口腔がん，喉頭がん，膀胱がん，子宮頸がん，子宮体がん，卵巣がん，肺がん
80以上	頭頸部がん（>4cm），乳がん（>5cm），神経膠芽腫，骨肉腫，悪性黒色腫，軟部組織腫瘍，甲状腺がん，転移性リンパ節腫瘍（>5cm）

（窪田宜夫 編著：新版 放射線生物学, 医療科学社, 2015. より改変引用）

至適線量と治療可能比

正常組織障害発生率と腫瘍制御率は，照射した線量に依存して上昇する。この2つの効果と線量の関係は，あるしきい値をもつ**シグモイド（S字状）曲線**を描く（図3）。

図3 至適線量と治療可能比

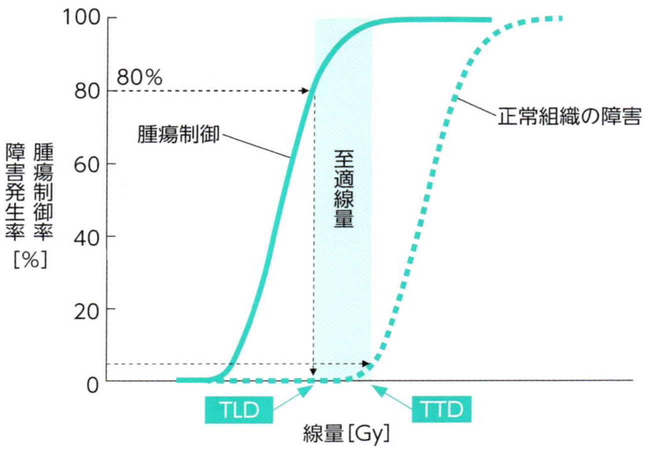

(縦軸：腫瘍制御率／障害発生率 [%]、横軸：線量 [Gy])
80%／腫瘍制御／正常組織の障害／至適線量／TLD／TTD

表6 治療可能比

治療可能比(TR)	腫瘍	放射線治療適応
TR>1	悪性リンパ腫，精上皮腫，ウィルムス腫瘍，神経芽細胞腫	適応
TR≒1	腺がんなど	工夫により適応
TR<1	骨肉腫，悪性黒色腫，小腸腫瘍，神経芽細胞腫	原則，困難

　この2つのシグモイド曲線の間，つまり**TLDとTTDの間の至適線量に総線量を設定できれば腫瘍制御の確率は高い**。一方で，至適線量より低いと正常組織障害は出ないが腫瘍制御ができず，高いと腫瘍は制御できても正常組織障害の許容線量範囲を超えることになる。**放射線治療の局所制御の成否は限られた線量範囲で決まり**，このような局所制御の可能性を示す指標として**治療可能比**（therapeutic ratio：TR）があり，以下の式で表される。

$$治療可能比(TR) = \frac{正常組織耐容線量(TTD)}{腫瘍致死線量(TLD)}$$

　TR≧1の場合，障害を発生させない線量で腫瘍制御が期待でき，**放射線治療可能**となる。逆にTR<1の場合，正常組織障害なしに腫瘍制御を得ることが困難なため，**放射線治療は困難**となる（表6）。治療可能比を上げる方法としては，以下の方法が用いられる。

Point

【治療可能比を上げる方法】
①増感剤の併用：腫瘍特異性が高いもの。**腫瘍致死線量を下げる。**
②防護剤の併用：正常組織特異性が高いもの。**正常組織耐容線量を上げる。**
③物理学的線量分布が優れた照射法を用いる。
　・粒子線（陽子線，炭素線）治療
　・定位放射線照射
　・強度変調放射線療法（intensity modulated radiation therapy：IMRT）

治療における分割照射

はじめに

　現在の日本や米国における放射線治療は，1回線量1.8〜2Gy，週5回，分割回数30〜38回，総線量60〜70Gyとした分割照射法を標準とする（欧州は異なり，世界標準的な線量分割はない）。線量分割を考えるうえで重要な要素は，①**正常組織の急性障害**，②**正常組織の晩発性障害**，③**腫瘍の局所制御**の3点であるが，正常組織の急性障害は可能な限り耐えてもらうのが実際である。そもそも分割照射法を用いる理由は，**正常組織の晩発性障害をできるだけ少なくして，がん細胞を殺傷する**ことにある。一般に，正常組織細胞よりも腫瘍細胞のほうが放射線による障害からの回復が悪いことが知られ，**分割照射を行うと正常組織細胞の回復能力を存分に使うことができる**。これら3要素に影響を与える因子を常に考えながら，分割照射の方法が考えられている（図1）。

　標準的な分割照射法に加え，さまざまなケースに対応すべく膨大な臨床経験の蓄積から，他の分割照射法も考案され使用されている。

図1 分割照射を決定する3要素とその修飾因子

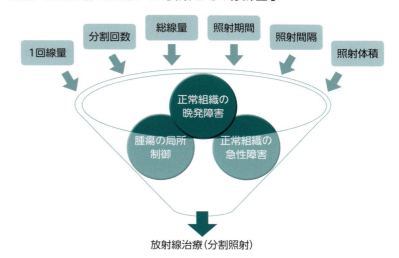

> Point

【通常分割以外の線量分割法】
①多分割照射法(superfractionation)
- 1日2～3回照射。
- 超多分割照射法と加速多分割照射法に大別される。

②超多分割照射法(hyperfractionation：HF)
- 1日1～1.3Gy，1日2回照射。
- 照射期間に変更はない。
- 晩発性障害の発生は同程度に抑える。
- 合計線量を増加し，局所制御率を向上するのが目的である。

③加速多分割照射法(accelerated hyperfractionation：AHF)
- 1日1.3～2Gy，1日2～3回照射。
- 合計線量に変化はない。
- 照射期間は短縮される。
- 照射中の腫瘍再増殖の影響を抑え，局所制御率を向上するのが目的である。

④寡分割照射法(hypofractionation)
- 比較的大きな1回線量，少ない分割回数を用いる。
- 古くは，姑息的・対症的治療の手法であった。
  ➡代表例：骨転移の疼痛緩和
- 次いで，放射線抵抗性腫瘍の「肩の大きさ」を意識して，1回線量を増加する。
  ➡代表例：悪性黒色腫，脊索腫，骨肉腫など
  ➡現在は高LET(linear energy transfer：線エネルギー付与)放射線に役割が移行している。
- 近年，高精度放射線治療の普及に伴い，根治的照射としての立場を確立している。
  ➡代表例：転移性脳腫瘍，早期肺がん，少数肺転移，肝臓がん，前立腺がんなど

✱ 分割照射の放射線生物学的説明

　放射線によるがん治療は，**がんとその周囲の正常組織に放射線が与える効果のバランス**で成り立つ。特に，正常組織に晩発性障害を発生させるような治療（照射法）は原則として行うことができない。

> Point

【放射線治療の原則】
- 倒すべき相手：がん細胞
- 守るべき味方：正常組織(**特に晩発性障害型組織・臓器**)

　放射線の**分割照射による効果**は，1回照射の生存率曲線の形，特に**生存率曲線の「肩の大きさ」**に大きく依存する。この生存率曲線の形，肩の大きさを表現する値として，現在の放射線治療で最もよく用いられるのがα/βである。α，

用語アラカルト

＊1 直線-二次曲線モデル
細胞死の標的がDNAであり，致死的損傷である二本鎖切断と，修復される損傷である一本鎖切断を考慮に入れたモデル。現在の分割照射の治療効果予測（線量計算）などに用いられる。

β はどちらも，放射線の線量と細胞の生存率の関係を記述する1つの数理モデルである **直線-二次曲線モデル**＊1（linear-quadratic model），通称 **LQモデル** のパラメータであり，このモデルは次式で示される。

$$S = \exp(-\alpha D - \beta D^2)$$
S：細胞生存率，D：線量[Gy]

図2に示すように，α は **生存率曲線の最初の傾斜** を表し，β は **曲線の形** を決定する。このとき，ある線量Dにおける α 項による生存率の減少分 αD と β 項による減少分 βD^2 が等しいときの線量Dを α/β とよび，**生存率曲線の形と回復能力の大きさ** を表現する値である。

$$\alpha D = \beta D^2$$
$$D = \alpha/\beta \text{ [Gy]}$$

Point

【α/β と生存率曲線の形】
- α/β が大きい
  肩が小さく，曲線は曲がらない（直線的）➡ 分割照射の効果が小さい
- α/β が小さい
  肩が大きく，曲線全体が大きく曲がる ➡ 分割照射の効果が大きい

この α/β と曲線の形，分割照射の効果に関して，放射線治療で重要となるがん（急性障害組織含む）と晩発性障害型組織について調べたのが，表1に示す Thames（テムズ）と Withers（ウィザーズ）によるデータである。

図2 α/β 値と細胞生存率曲線の形

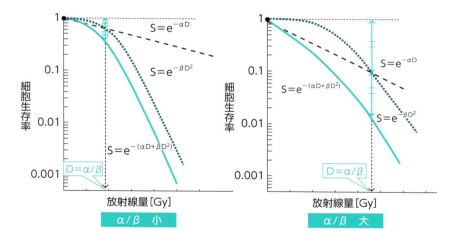

表1 X線，γ線照射時の正常組織のα/β（推定値）

急性障害		α/β [Gy]	晩発障害		α/β [Gy]
皮膚（落屑）		9.4〜21	脊髄（麻痺）	頸髄	2.5〜3.4
毛包（脱毛）	成長期	7.7		腰髄	4.1〜5.2
	休止期	5.5	大脳		2.1
口唇粘膜		7.9	眼（白内障）		1.2
空腸		7.1	腎臓	ウサギ	0.4
結腸		8.4		マウス	1.6〜4.1
睾丸		13.9	膀胱		7.2〜7.8
脾臓		8.9	肺（肺臓炎）		2.1〜4.3
			腸		3.0〜5.0
			真皮/皮下組織		1.5
			全身照射		5.1

図3 α/βの違いと分割照射

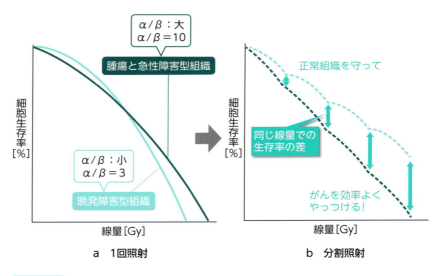

a 1回照射　　b 分割照射

> **Point**
>
> 【障害型とα/β】
> ① 急性障害型（がんを含む）：α/βが大きい（正常組織：7〜15Gy，腫瘍：9〜30Gy）
> ② 晩発障害型：α/βが小さい（1〜7Gy）

　図3aから，1回に大きな線量を与えると，晩発性障害型正常組織に大きなダメージを与え，逆にがんを含む急性障害型組織には，それより少ないダメージしか与えられないことがわかる．また図3bから，1回線量を小さくして，分割回数を増やすことにより，晩発障害型正常組織を守り，がんを効率よく死滅できることがわかる．現在の放射線治療はこの事実に基づきつつ，現場や患者個々に合わせた分割照射スケジュールで治療に臨んでいる．

4つのR

はじめに

放射線治療に関して，腫瘍に対する放射線の**生物効果を修飾する重要な4つの因子**がある。

> **Point**
>
> 【放射線治療の4R】
> ①障害の回復：Recovery
> ②細胞周期上の細胞分布の変化：RedistributionまたはRecruitment
> ③分裂の速い組織での生存細胞の分裂再開，再増殖：Repopulation
> ④低酸素細胞の再酸素化：Reoxygenation

それぞれの英語表記がRで始まることから総括して**放射線治療の4R**とよぶ。放射線治療における分割照射の放射線生物学的意義は，この4Rが関係する条件を提供することにある。

回復（Recovery）

細胞は放射線照射で生じた障害をある程度回復する能力をもち，この回復現象は2種類に大別される。1つは致死的でない障害を回復する**亜致死障害の回復**（sub-lethal damage recovery：SLDR）であり，もう1つは致死的な障害を回復する**潜在的致死障害の回復**（potentially lethal damage recovery：PLDR）である。これらの回復能力を超えた障害の場合は致死の障害（lethal damage）となり，細胞は死に至る。

前者であるSLDRは1959年にElkind（エルカインド）により発見されたことから，**Elkind回復**ともよばれる。**SLDRは分割照射で観察される現象**である。1回目の照射で致死的ではない（亜致死的な）障害を受けた細胞が，2回目の照射までの時間で亜致死的な障害から回復し生存率が上昇する。この回復は4～6時間でほとんど完了する。図1に典型的なSLDRの有無による細胞生存率曲線を示す。

> **Point**
>
> 【SLDRの特徴】
> ● 1回目の照射でできた**致死的でない**障害が2回目の照射までの間に回復する現象のこと。
> ● 細胞生存率曲線の「**肩の大きさ**」に依存した回復である。
> ● 細胞生存率曲線の傾き（直線部分）は変化しない。
> ● 放射線治療における「**分割照射の根拠**」となる。

亜致死障害（SLD）と致死障害（LD）の違いをSLDRの概念図から説明する。ここでは，放射線からみて「細胞が4つの標的をもち，そのすべてがヒットされると死に至る」と仮定する。3個までの標的がヒットされた場合は，1個以上の標的が残るのでSLDとなり，SLDRにより回復されて細胞は生存する（図2）。

　PLDRは照射後に細胞が置かれる環境により**本来死に至るはずの細胞が回復し，生存率が変化する現象**である。照射後，**増殖が困難な条件下**に置かれると，置かれている時間に依存して生存率が高くなる。図3にPLDRの有無による生存率曲線を示す。

図1　亜致死障害の回復（SLDR）

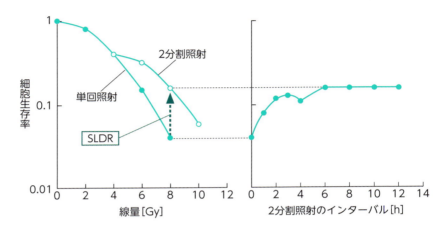

図2　亜致死障害の回復（SLDR）の概念図

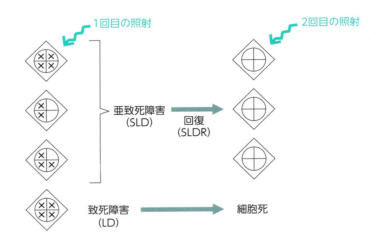

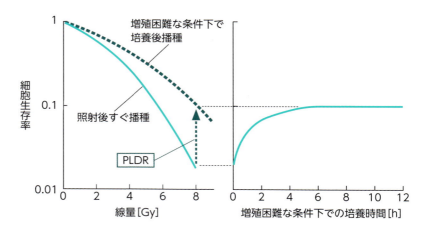

図3 潜在的致死障害の回復（PLDR）

> **Point**
>
> 【PLDRの特徴】
> - 照射後細胞を「**増殖に適さない条件下**」に置くことで，本来**致死的な障害**が回復される現象のこと。
> - 1回照射でも観察される。
> - 細胞生存率曲線の**傾き**（直線部分）が変化する。
>
> 【増殖に適さない条件】
> - 低栄養
> - 低酸素
> - 低pH
> - 低温
> - 密度依存的接触増殖阻害[*1]
>
> など

用語アラカルト

[*1] **密度依存的接触増殖阻害**
細胞培養環境下で，単層で増殖した細胞どうしが接触すると，細胞分裂を停止または抑制する。正常組織細胞はこのメカニズムが厳格に守られている。

＊再分布（同調，Redistribution）

　細胞の生存は，**増殖を繰り返すことができる能力**（**増殖能**）で評価する。がん細胞は増殖を絶えず繰り返しており，腫瘍内にはM，G_1，S，G_2という4つの周期が混在している。細胞周期の詳細は「5章 放射線影響から生体を守る仕組み」（p.191）を参照して欲しいが，これら各期の放射線感受性は一定ではなく，**G_2-M移行期が最も感受性が高く，S期後期で最も低い**。このような細胞の集団に放射線が照射されると，感受性が高いM期，G_2期の細胞は死滅し，生存した抵抗性のS期後期（late S）の細胞は次の周期（G_2期）に進行するが，ここで放射線の線量，すなわち細胞のダメージに応じて**細胞周期の進行が停止して細胞の蓄積**が生じる。これを**G_2ブロック**（**G_2アレスト**）とよび，このようにある特定周期に細胞が集まる現象を**同調**という。G_2期に集まった細胞は，この後一度にM期へと進行するため，このタイミングで次の照射が行われると，図4のような**生存率の低下**が生じ，**効率的にがん細胞を死滅させる**ことができる。同調後生存した細胞は，時間経過とともに元の細胞周期分布へと戻って行き，これを**再分布**とよぶ。

図4 再分布(同調)の概念図

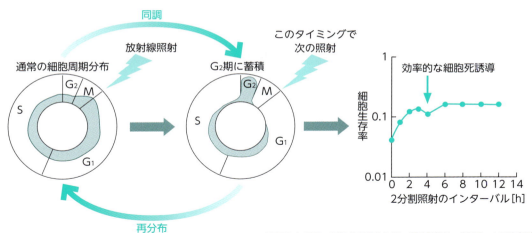

(窪田宜夫 編著:新版 放射線生物学,医療科学社,2015.より改変引用)

再増殖(Repopulation)

　放射線照射後,細胞の分裂により正常組織でも腫瘍組織でも**再増殖**が生じる。正常組織で照射により組織内細胞数が減少すると,それを補うために残存する細胞が分裂を開始する。この現象は,**正常組織の温存や障害の低減を考えるうえで非常に重要な因子**である。先述の細胞再生系組織である造血組織,皮膚,粘膜組織(口腔,腸管など)では,この再増殖がきわめて重要である。これらの臓器では,**分割の間隔が長くなると,同じ生物効果を与えるのに必要な総線量が多くなる**。これは,照射中に再増殖が起きていることが原因である。

　一方で,腫瘍組織でも放射線治療期間中に再増殖が起きている。ただし,腫瘍においては,治療期間が長くなると再増殖率が急激に増加する**加速再増殖**(accelerated repopulation)とよばれる現象が確認されている。図5に示す頭頸部扁平上皮がんの例では,治療期間が**30日**までは腫瘍治癒に必要な総線量は

図5 頭頸部扁平上皮がんの照射期間と50%腫瘍制御線量(TCD50)

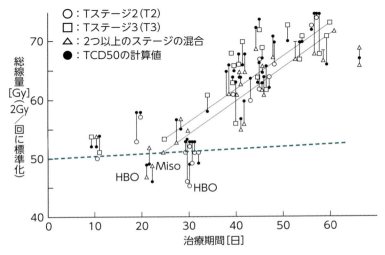

(大西 洋 ほか編著:がん・放射線療法2010,篠原出版新社,2010.より改変引用)

約50Gy付近で緩やかな増加を示すが，治療期間が30日を超えたところから治癒線量が急激に増加し，治療期間が60日では1.5倍の70Gy以上を必要とした。これが加速再増殖によるものと考えられている。この現象を克服するために，**加速多分割照射法**（accelerated hyperfractionation）が開発され，治療期間を短縮しながらも必要な線量を照射することが可能となった。

再酸素化（Reoxygenation）

先述のように，腫瘍は必ず低酸素細胞を含んでおり，その割合は15%程度といわれている。**無酸素または低酸素細胞は，酸素を含んだ有酸素細胞に比べ2.5～3倍の放射線抵抗性**を示す。このため，放射線を腫瘍に照射するとまず有酸素細胞が死滅する。すると，次の照射までの間に残存した低酸素細胞の一部に酸素が供給され**有酸素細胞**となる。これが**再酸素化**である。次の照射で再酸素化された細胞が死滅し，また残存した低酸素細胞の一部が酸素化する。これを繰り返すことで，**低酸素細胞も効率的に死滅させるのが再酸素化を利用した分割照射の意義**である。図6に再酸素化の過程をモデル的に示した。

腫瘍においても分割照射により再酸素化は繰り返されると予想されるが，**腫瘍の種類やその発生部位，1回線量などにより再酸素化の有無と起きる時間帯もばらつきが大きく**，臨床における実際の意義については議論の余地がある。

先述のように，4Rは放射線治療，特に分割照射の放射線生物学的な意義を述べるうえで，非常に重要な現象である。一方で，4Rとがん細胞特有の生物学的特性の間には密接な関連性がある。本章の「1 腫瘍細胞の生物学的特徴」（p.252）で述べたがん細胞の生物学的特性のうち，何がどの4Rと密接に関連があり，放射線による治療効果に寄与するのかを図7に示した。

図6 分割照射による再酸素化の過程

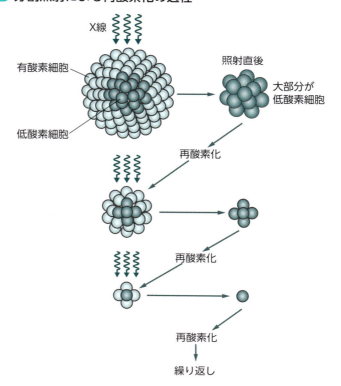

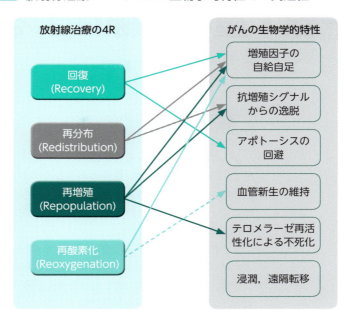

図7 放射線治療の4Rとがんの生物学的特性との関連性

05 陽子線・重粒子線によるがん治療

松本義久

✴ 粒子線治療

　がん治療に用いられる放射線のうち，電子より大きな質量をもつものを粒子線という。粒子線には，質量の小さなものから順に，π中間子線，陽子線，中性子線，重粒子線がある。重粒子とは，ヘリウムより重い粒子の総称で，基本的に陽イオンである。わが国でがん治療に用いられている重粒子線は炭素イオン線である。

　π中間子線によるがん治療は，現在わが国では行われておらず，世界的にもきわめてまれである。中性子線によるがん治療ついては，次項目で述べる。ここでは，陽子線，重粒子線を用いたがん治療の特徴について解説する。陽子線，重粒子線を用いたがん治療施設は，近年もいくつか新設されている。2016年現在，国内には陽子線がん治療施設が11カ所，重粒子線がん治療施設が5カ所あり（図1），わが国は世界的にみても最も粒子線治療が盛んな国の1つである。

図1 日本における陽子線・重粒子線がん治療施設（2016年現在）

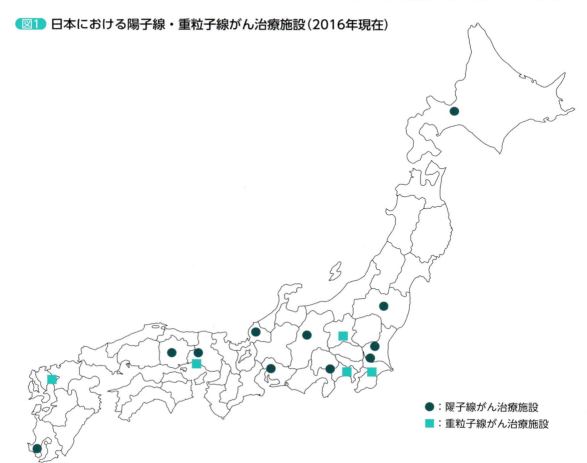

●：陽子線がん治療施設
■：重粒子線がん治療施設

✳ ブラッグ・ピーク

陽子は1価の正の電荷をもっている。また，炭素イオンをはじめとした重粒子も正の電荷をもっている。このような荷電粒子の線量分布は図2のようになる。身体の表面では線量が小さいが，深部に入っていって，あるところで急激に線量が高くなる。そして，ピークに達して，今度は急激に減少する。このピークを発見者のWilliam Henry Bragg（ウィリアム ヘンリー ブラッグ）にちなんで，**ブラッグ・ピーク**という。

荷電粒子は速度（運動エネルギー）を失うほど，電気的相互作用を起こしやすくなる。相互作用を起こすということは，周辺にエネルギーを付与するとともに，さらに速度を失うということである。従って，荷電粒子は停止直前，飛跡の末端付近で集中的にエネルギーを投下する。これがブラッグ・ピークが現れる理由である。

放射線はブラッグ・ピークより深い部分にはほとんど到達しない。この性質はがん治療においてきわめて有用である。例えば，がん病巣の背後に脊髄などの重要な組織がある場合，そこに放射線が当たるのを避けることができる。また，がん病巣より手前の部分に当たる放射線量も小さくなる。

一方で，線量があまりに狭い分布に集中して，がん病巣全体を照射できないとなると問題である。そこで，ブラッグ・ピークの深さが異なる粒子線を混合することで，ある程度の範囲にわたって，一定の線量を分布させることもできる。これを拡大ブラッグ・ピーク（Spread-out Bragg's peak：SOBP）という。

図2 さまざまな放射線の深さ方向の線量分布

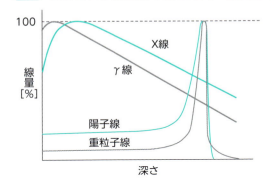

補足

●陽子線，重粒子線の線量分布が尾を引く理由
ブラッグ・ピークで線量は急激に減少するが，そのまま0にならず，少し尾を引くような分布になる。この傾向は重粒子線の場合に陽子線に比べて顕著である。これは重粒子が物質との相互作用で破砕され，より小さな粒子（フラグメント）になり，それが元の重粒子より透過性が高いためである。

●X線，γ線の線量分布が体表面より少し深いところで
　大きくなる理由
X線，γ線は光子線であり，物質中で指数関数的に減弱するが，図2のように体表面から少し入ったところより線量が低くなる。X線，γ線は，まず，電子を光電効果，コンプトン効果によってはじき出すか，電子対を生成する。ここでできた電子がクーロン相互作用により電離を引き起こす（間接電離）。この電子のうち体表面に近いところで生じた電子は一部が外側に抜け出す。体表面から少し入ったところでは，より浅いところでできた電子とより深いところからできた電子が両方とも届くため，体表面より電子が多くなり，電離も多くなる。

陽子線・重粒子線の生物学的特徴

　陽子線のLET（linear energy transfer：線エネルギー付与）は0.5〜5keV/μm程度であるのに対し，重粒子線のLETは100keV/μm程度である。重粒子線は高LET放射線であるが，陽子線は，通常，高LET放射線には分類されない。

　図3をみると，陽子線のRBE（relative biological effectiveness：生物学的効果比）はほぼ1で，OER（oxygen enhancement ratio：酸素増感比）も2より大きい。つまり，生物効果はX線，γ線と大きく違わず，低酸素細胞は抵抗性を示すということになる。

　一方，重粒子線のRBEは最大値に近く，OERは1に近い。つまり，生物効果はX線，γ線，陽子線より高く，低酸素細胞にも有効ということになる。生存率曲線も陽子線の場合に比べ，重粒子線の場合は直線的であり，亜致死損傷回復，あるいはその実体としてのDNA修復が働きにくいことを示す。こうした生物効果の大きさ，低酸素細胞への有効性，修復のしにくさは次項目で述べる速中性子線と共通する。

　重粒子線は，陽子線の物理的特徴と，中性子線の生物学的特徴を併せもったものともいえる。

図3 陽子線，重粒子線のLET，RBE，OER

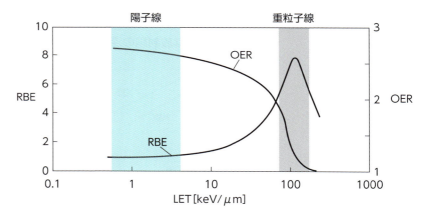

Point

表1 がん治療におけるさまざまな放射線の特徴

	X線，γ線	陽子線	重粒子線	中性子線
ブラッグ・ピーク	なし	あり	あり	なし
LET	低い	低い	高い	高い
RBE	小(ほぼ1)	小(ほぼ1)	大	大
OER	大(2〜3)	大(2〜3)	小(〜1)	小(〜1)

中性子によるがん治療

速中性子線によるがん治療

中性子のエネルギーは0.025eV〜15MeV程度までの広い範囲にわたる。中性子はエネルギーによって異なる物理的性質，生物効果を示す。0.5 MeV以上の中性子を速中性子（高速中性子）という。速中性子は，主に，水素をはじめとした原子番号が小さい原子核との弾性衝突を起こす。これによってはじき出された原子核が高速荷電粒子となり，クーロン相互作用による電離を引き起こす（間接電離）。速中性子線は以下の特徴をもつ。

①生物効果：高LET（linear energy transfer：線エネルギー付与）放射線であり，**RBE**（relative biological effectiveness：生物学的効果比）**が大きく**，**OER**（oxygen enhancement ratio：酸素増感比）**が小さい**。つまり，X線，γ線に比べて生物効果が大きく，低酸素細胞にも有効である。

②物理的性質：身体に入射した場合，X線，γ線と同様，深部になるほど減弱する。陽子線，重粒子線のような**ブラッグ・ピークは形成しない**。

日本では，1975年ごろから速中性子線によるがん治療が行われていたが，現在は行われていない。腫瘍への線量集中が困難なことが主な理由である。

ホウ素中性子捕捉療法（BNCT）

周りの原子，分子と同程度の運動エネルギーをもつ中性子を熱中性子という。高速中性子が，水素をはじめとした原子と弾性衝突，非弾性衝突を繰り返し，運動エネルギーを失うことにより生じる。運動エネルギーはkをボルツマン定数，Tを温度とするとkTとなり，室温では0.025eV程度となる。

熱中性子は主に核反応を引き起こす。核反応の起こしやすさを中性子捕獲断面積といい，barn（＝$10^{-24}cm^2$）で表す。ホウ素の同位体の1つであるホウ素10（^{10}B：天然のホウ素の約20％を占める，残り80％は^{11}B）は1837barnの断面積をもつ。これは，生体を構成する主要な原子のなかで最も大きい^{15}Nの約2,000倍である。

熱中性子と^{10}Bが反応すると，いったん^{11}Bが生じた後，直ちにヘリウムの原子核（すなわちα線）と^7Liの原子核を生成する〔$^{10}B(n,\alpha)^7Li$〕。^7Liの原子核も高速荷電粒子で放射線の性質をもつ。α線，^7Liの原子核とも飛程はきわめて短く，数μm程度である。これは細胞核の直径（約10μm）より短い。そのため，α線，^7Liの原子核は生じた細胞の隣の細胞にもほとんど到達しない。

これを利用したのが，ホウ素中性子捕捉療法（BNCT：boron neutron capture therapy）である（図1）。この治療法では，がん組織・細胞にホウ素化合物を取り込ませた後，熱中性子を照射する。これにより，近隣の正常組織・細胞への影響を最小限に止めつつ，がん組織・細胞に線量を集中する。

図1 ホウ素中性子捕捉療法の概念

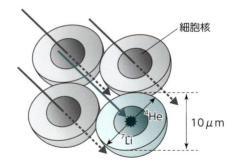

Point

【ホウ素中性子捕捉療法の原理のまとめ】
- ^{10}Bは熱中性子ときわめて効率よく反応する。
- 生じたα線，^{7}Liの原子核は飛程がきわめて短い。
  ➡ がん細胞にホウ素化合物を取り込ませ，熱中性子を照射する。

ホウ素中性子捕捉療法に用いられる化合物

　ホウ素中性子捕捉療法には，がん組織・細胞に特異的に集積するホウ素化合物が必要である。現在，主に用いられているのは次の2種類の化合物である。

　BSH（borocaptate ボロカプテイト）は，正十二面体の頂点に^{10}Bが配置された形になっている（図2）。1分子あたりのホウ素原子が多いのが特色である。また，水溶性で，血液脳関門が破壊された脳腫瘍への集積が良好である。

　BPA（borono phenylalanine）は，生体を構成するアミノ酸の1つであるフェニルアラニンに類似した構造をもつ（図2）。このため，タンパク質合成が活発ながん細胞に効率的に取り込まれる。

　現在，さらに腫瘍に対して良好な集積性，選択性を示すホウ素化合物の開発が行われている。また，^{10}Bと同様に中性子捕獲断面積が大きいガドリニウム157（^{157}Gd）を用いた治療法〔この場合，BNCTではなくGNCT（gadolinium neutron capture therapy：ガドリニウム中性子捕捉療法）〕の開発も行われている。

図2 BSHとBPAの分子構造

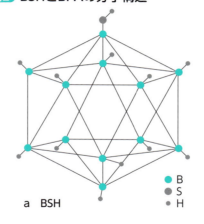

a　BSH

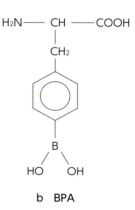

b　BPA

抗がん剤

松本義久，島田幹男

化学療法と抗がん剤

　外科手術，化学療法，放射線治療はがんの三大治療法とよばれる。化学療法はがん細胞を死に至らしめたり，増殖を抑制したりする分子を投与することにより行われる。このような分子を抗がん剤（抗悪性腫瘍薬）と総称する。細胞増殖とは，すなわち細胞周期を回ることである。抗がん剤には，直接，間接に細胞周期進行に影響を与えるものが多い。大別すると，DNA損傷を誘発するもの，DNA合成を阻害するもの（代謝拮抗剤），微小管重合あるいは脱重合を阻害するものがある。

DNA損傷を誘発する抗がん剤

アルキル化剤（図1）

　DNAの塩基，特にグアニンにメチル基，アルキル基を付加することによって作用を示す。**ナイトロジェン・マスタード誘導体，ニトロソウレア誘導体**が多い。ナイトロジェン・マスタード誘導体で代表的なものはシクロホスファミドとメルファランである。これらは2つの塩素原子をもち，この位置でDNAの2つの塩基に結合し，鎖間架橋を形成する。鎖間架橋はDNA複製の妨げとなるとともに，その修復過程で二本鎖切断となる。ニトロソウレア誘導体にはニムスチン（ACNU）などがある。

図1　アルキル化剤タイプの抗がん剤の構造

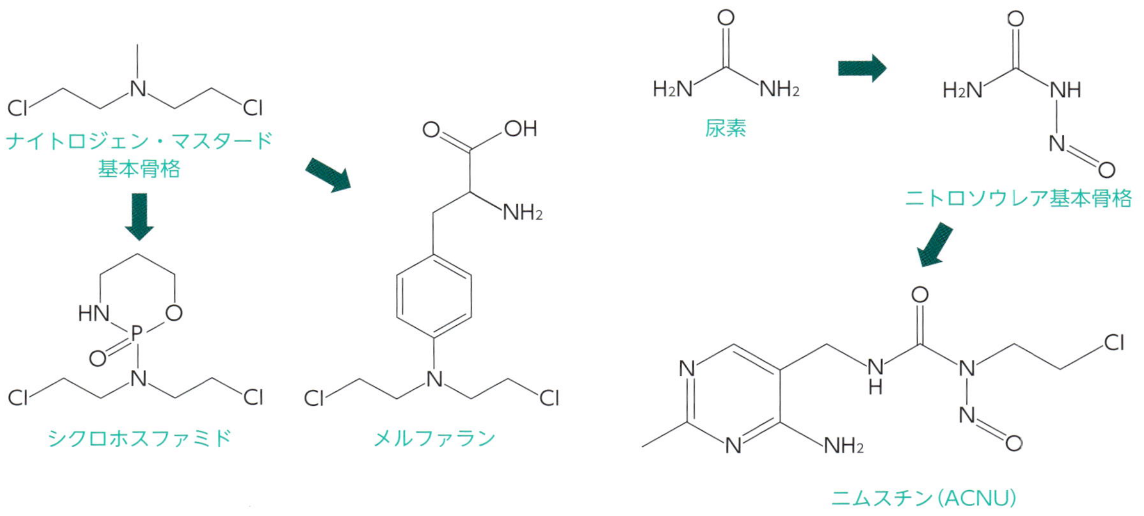

■白金化合物(図2)

シスプラチンを代表とする白金の配位化合物である。シスプラチンの場合,2個の塩素原子の位置でDNA塩基,特にグアニンとアデニンに結合し,鎖間架橋を形成する。シスとは,シス-トランス異性体のシスである。トランス体は架橋形成しにくく,抗がん剤としては用いられない。他に,カルボプラチンなどがあるが,作用機構は同様である。

■マイトマイシンC,ブレオマイシン(図3)

いずれも微生物が産生する物質で,**マイトマイシンC**はアルキル化,鎖間架橋形成を行う。一方,**ブレオマイシン**はDNA鎖の間に入り込むとともに,ヒドロキシルラジカルを生じる,あるいは水素を引き抜くことにより切断を生じるとされる。ブレオマイシンが効果を示すためには,酸素と鉄が必要である。

■トポイソメラーゼ阻害剤(図4)

複製,転写などに伴うDNAのもつれを解消する酵素を**トポイソメラーゼ**という。トポイソメラーゼは,いったんDNAを切断し,回転して,再び結合させる。トポイソメラーゼには,DNA二本鎖の1本を切断するI型と両方を切断するII型がある。

I型トポイソメラーゼの阻害剤の代表的なものとして,植物の樹皮から抽出された**カンプトテシン**,この構造を改変して機能を高めた**イリノテカン**などがある。

II型トポイソメラーゼの阻害剤の代表的なものとして,微生物培養液中から見出された**ドキソルビシン**,植物の根茎から抽出された**エトポシド**などがある。

図2 白金化合物タイプの抗がん剤の構造

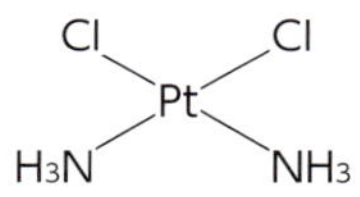

シスプラチン

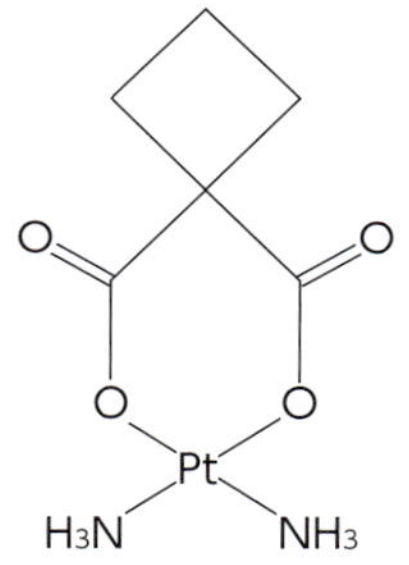

カルボプラチン

図3 マイトマイシンCとブレオマイシンの構造

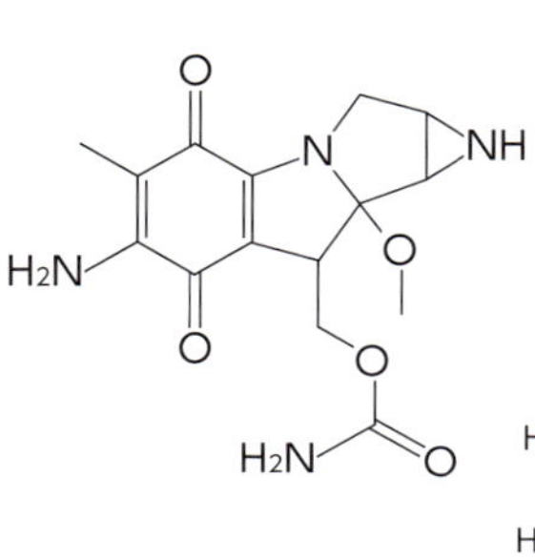

マイトマイシンC

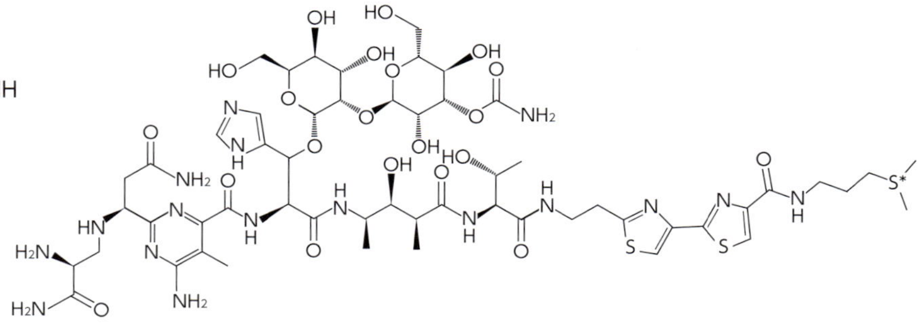

ブレオマイシン

図4 トポイソメラーゼ阻害剤の構造

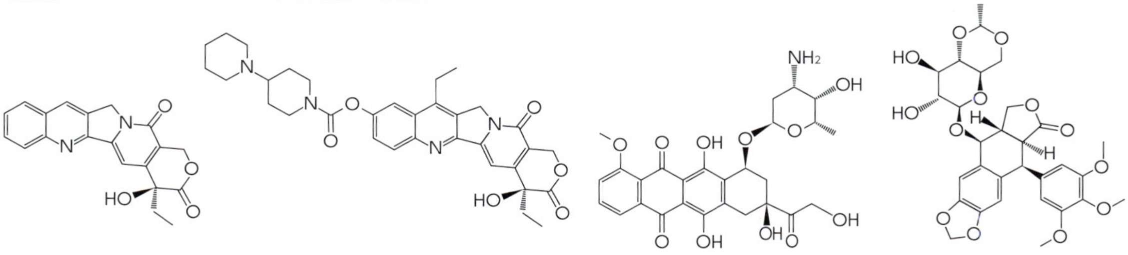

カンプトテシン　　イリノテカン　　ドキソルビシン　　エトポシド

❋ DNA合成を阻害する抗がん剤（代謝拮抗剤）

代表的なものとして，**5-フルオロウラシル（5-FU）**，**メトトレキセート（MTX**：methotrexate），**ヒドロキシウレア（HU**：hydroxyurea）が挙げられる（図5）。

5-FUはDNAに含まれるチミンのアナログであり，**チミジル酸合成酵素**（TS：thymidylate synthetase）を阻害する。TSはデオキシウリジンにメチル基を付加し，DNA合成に必要なデオキシチミジンを合成する酵素である。

MTXは**葉酸**のアナログであり，**ジヒドロ葉酸還元酵素**（DHFR：dihydrofolate reductase）を阻害する。DHFRは葉酸から活性型のテトラヒドロ葉酸（THF：tetrahydrofolic acid）を合成する過程で働く酵素であり，THFはデオキシウリジンにメチル基を供与する元となる物質である。

ヒドロキシウレアは**リボヌクレオチドレダクターゼ**（RNR：ribonucleotide reductase）を阻害する。RNRはリボヌクレオチドの2'位の水酸基を水素原子とし，デオキシリボヌクレオチドを合成する酵素である。

このように，5-FU，MTX，HUはいずれもDNA合成に必要なデオキシリボヌクレオチドの合成を阻害することによって作用を発揮する。

❋ 微小管重合・脱重合を阻害する抗がん剤

細胞周期のM期において，**紡錘体**が形成され，染色体の分配が行われる。染色体分配が完了した後，紡錘体は消失し，核と細胞の分裂が行われる。紡錘体が形成されなければM期の中期で細胞周期が停止し，また，消失しなければM期の終期で停止し，やがて細胞は死に至る。紡錘体の実体は**微小管**であり，微小管は**チューブリン**が重合したものである。従って，チューブリンの重合・脱重合を阻害することにより，細胞周期停止，細胞死を引き起こすことができ，抗がん作用を示す。

微小管重合阻害剤の代表的なものとして，ニチニチソウから抽出された**ビンブラスチン**がある。また，微小管脱重合阻害剤の代表的なものとして，タイヘイヨウイチイの樹皮から抽出された**パクリタキセル**がある（図6）。

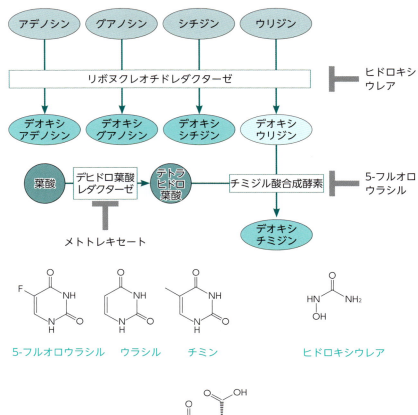

図5 DNA合成を阻害する抗がん剤

図6 ビンブラスチンとパクリタキセルの構造

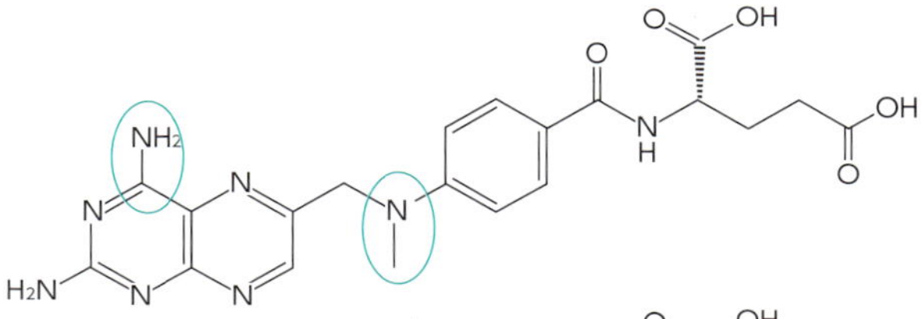

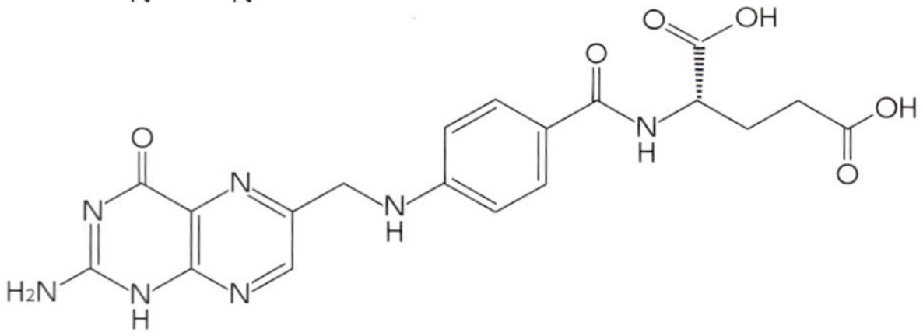

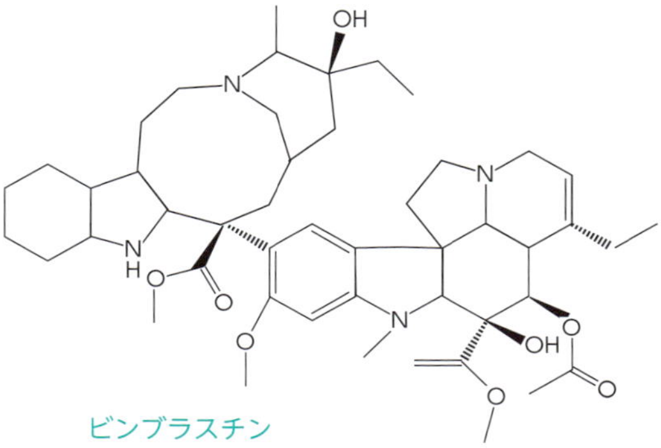

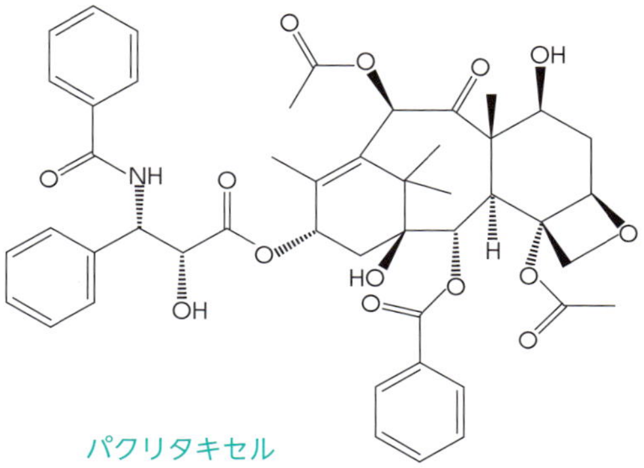

08 分子標的（治療）薬

松本義久，島田幹男

分子標的（治療）薬

　ある特定の分子を標的としてその機能を制御することによってがんを治療することを目的とした薬剤を**分子標的（治療）薬**という。前項目で抗がん剤について学んだが，分子標的薬はその一種あるいは進化形ととらえることもできる。抗がん剤は，主にがんの増殖に注目し，DNAに損傷を誘発したり，DNAの合成を阻害したり，あるいは細胞分裂を阻害することによって効果を発揮する。一方，分子標的薬は活発な増殖や細胞死に対する抵抗性を付与する分子（タンパク質）の機能を特異的に阻害することを目的として開発されたものである。

　抗がん剤の多くは，生理作用を指標として天然化合物から見出されたものや，その構造にさまざまな改変を加えて性能を高めたものである。一方，分子標的薬は，最初に標的とする分子を定め，その機能の阻害を指標として見出されたり，新たに合成されたりしたものが多い。主に，低分子化合物と抗体がある。

低分子化合物型の分子標的薬

　名称の末尾に-ibが付くものが多い。

　正常な細胞の増殖には増殖因子による刺激が必要である。がん細胞の多くは増殖因子の刺激とは無関係に増殖したり，過剰に反応したりする。これは，増殖因子の受容体が過剰発現していたり，常に活性化状態にあったりすることによって起こる。増殖因子受容体の多くは細胞内部分にチロシンキナーゼドメインをもち，細胞外部分に増殖因子が結合すると活性化する。そこで，増殖因子受容体そのものやこれに結合する分子のチロシンキナーゼ活性を阻害する分子が数多く開発されている。

　例として，上皮細胞増殖因子受容体（epidermal growth factor receptor：EGFR）阻害剤の**ゲフィチニブ**（Gefitinib），**エルロチニブ**（Erlotinib）などがあり，EGFRを過剰発現しているがんに対して用いられる。その他代表的なものとして，白血病においてしばしばBcrと融合遺伝子を形成するAblチロシンキナーゼの阻害剤**イマチニブ**（Imatinib），血小板由来増殖因子受容体（platelet-derived growth factor receptor：PDGFR）阻害剤**スニチニブ**（Sunitinib）などが挙げられる（図1）。

　PARP1はDNA一本鎖切断修復にかかわる酵素である。PARP1阻害剤の代表的なものとして**オラパリブ**（Olaparib）がある（図2）。特に，乳がん，卵巣がん治療に優れた成績を収めている。これについては以下に詳しく述べる。

図1 チロシンキナーゼ阻害剤の構造

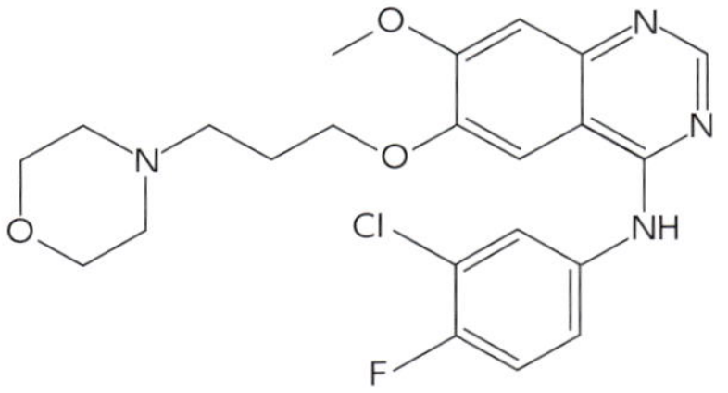

ゲフィニチブ

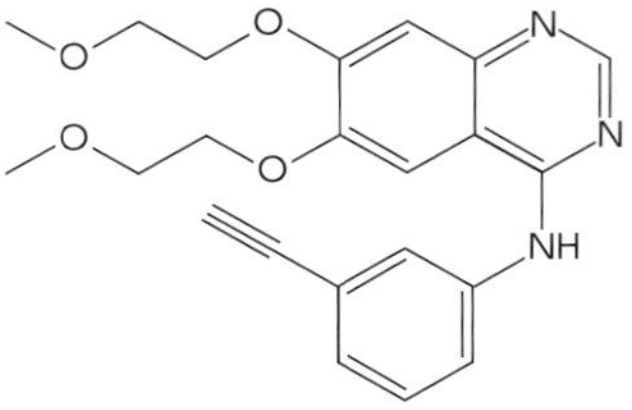

エルロチニブ

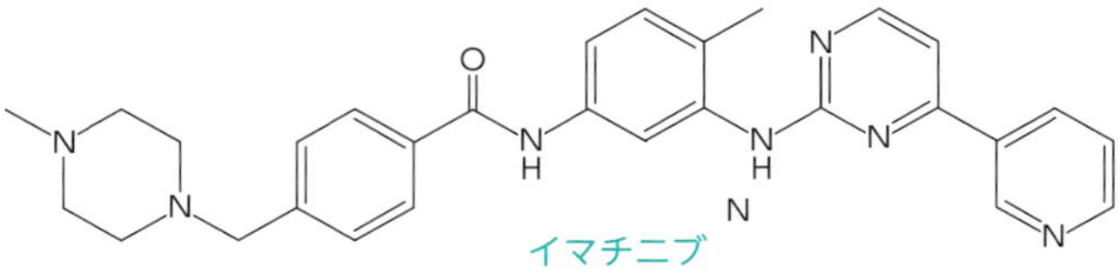

イマチニブ

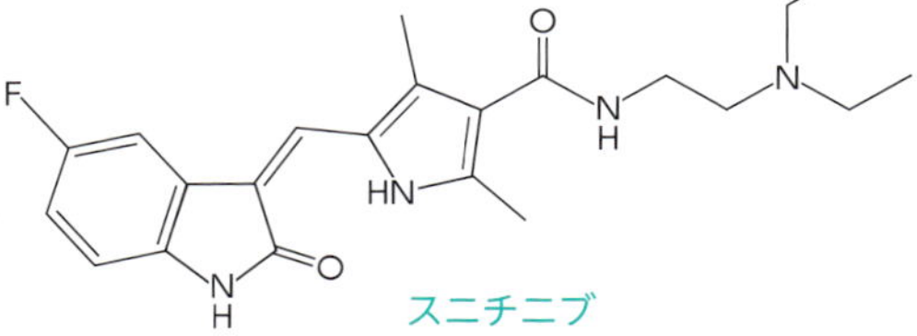

スニチニブ

図2 オラパリブの構造

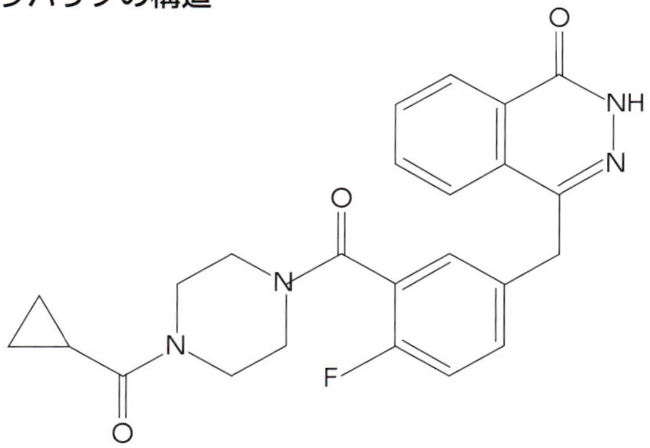

抗体型の分子標的薬

　標的分子（タンパク質）に特異的な抗体もがん治療に用いることができる。低分子化合物は細胞膜を通って細胞内に進入することができる場合がしばしばあるが，抗体の場合は細胞外から細胞表面の分子に作用する場合がほとんどである。

　抗体としては主に，マウス，ラットを用いて作製された**モノクローナル抗体**が用いられる。しかし，ヒトにマウス，ラットの抗体を投与すると，免疫反応が起こることが問題となる。そこで，抗体の定常領域をヒトの抗体で置き換えた**キメラ抗体**が作製されている。元のマウス，ラットモノクローナル抗体は-omabという名称が用いられるが，キメラ抗体は-ximabという名称が用いられる。代表的なものとして，抗EGFR抗体であるセツキシマブ（Cetuximab），抗CD20抗体であるリツキシマブ（Rituximab）などがある。さらに，可変領域の抗原認識部位以外をヒト由来として，免疫原性をさらに抑えた**ヒト化抗体**が作

製され，-zumabという名称が付けられている．また，ヒトの抗体遺伝子をもつトランスジェニックマウスを用いた**ヒト型抗体**の作製も行われており，-(m)umabの名称が付けられている．

合成致死

ある遺伝子Aと別の遺伝子Bがあり，どちらか一方を欠損しても細胞の生存や増殖にほとんど影響しないが，両方を欠損すると生存や増殖ができなくなることを**合成致死**という（図3）．これは，細胞の生存や増殖に必須の役割をAとBが平行に担っている場合に起こりうる．例えていえば，目的地に行くのに2つの道があり，一方が通行止めになってももう一方を通ることができれば，目的地に到達できるようなものである．しかし，両方が通行止めになると目的地に行くことはできなくなる．

この概念を拡張すると，遺伝子A，遺伝子B，あるいはこれらの産物であるタンパク質の機能がなくなった状況に当てはめることができる．遺伝子そのものがなくなればもちろんその機能もなくなるが，遺伝子は正常に存在しても阻害剤によってタンパク質の機能を減らしたり，なくしたりすることができる．

近年，顕著な成績を挙げているがん治療の例として，乳がん，卵巣がんに対するPARP1阻害剤オラパリブを用いたものがある（図4）．乳がん，卵巣がんのなかには，母親，祖母，姉妹などにも罹患歴がみられる家族性乳がん，卵巣がんが存在する．家族性乳がん，卵巣がんはBRCA1あるいはBRCA2（BRCA

図3 合成致死の概念

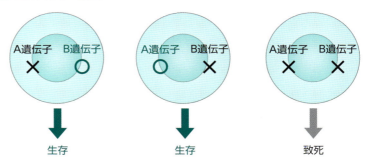

図4 BRCA1遺伝子に変異をもつ患者の正常細胞とがん細胞のDNA修復能の違い（BRCA2でも同様）

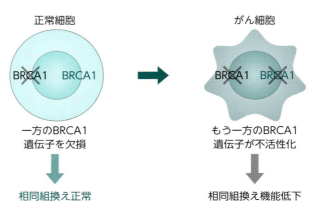

はbreast cancerに因む）遺伝子の一方のアリルに変異をもつ場合が多い。患者の正常体細胞はでは，BRCA1またはBRCA2遺伝子の一方のアリルが変異により不活性化しているが，もう一方のアリルは正常な機能を保持している。BRCA1，BRCA2タンパク質は相同組換えによるDNA二本鎖切断修復にかかわり，ゲノムの安定性維持に寄与している。がんが発生する過程で，正常な機能を有するアリルが欠失したり，変異を起こしたりすることにより，これらのタンパク質の機能が喪失する。従って，患者の身体の中で，正常細胞は相同組換え能を維持しているが，がん細胞では相同組換え能が低下している。

　PARP1はDNA一本鎖切断修復にかかわる酵素である。オラパリブを投与するとDNA一本鎖切断修復が阻害され，DNA複製が行われると二本鎖切断に転化する。正常細胞は相同組換えによってDNA二本鎖切断を修復することができる。しかし，がん細胞は相同組換え能が低下しているため，DNA二本鎖切断を修復することができず，死に至る。この例は，PARP1とBRCA1あるいはBRCA2の双方の不活性化による合成致死である。オラパリブはアメリカ食品医薬品局（FDA：food and drug administration）から画期的新薬に指定された。

　これは，個々のがん細胞の特性を把握し，正常細胞とのわずかな違いを狙い撃ちすることによって，劇的な治療効果が望めることを示すものといえる。合成致死を目指した治療法探索は現在注目を集めており，今後，新たな治療法が増えてくるであろう。

09 温熱療法

松本義久, 島田幹男

❋ 温熱療法(hyperthermia)

ヒトの体温は37℃前後に保たれている。これがわずか4〜5℃高くなっても、低くなっても生命が脅かされる。体温が低くなると、化学反応の進行が遅くなり、代謝機能が低下する。体温が高くなると、化学反応の進行は速くなるが、タンパク質の構造が変化し、機能が失われる。この構造の変化を**変性**といい、機能の喪失を**失活**という。この性質を利用してがんを40〜45℃に加温することで死滅させようとするのが温熱療法である。

温熱療法の歴史は意外に古い。紀元前5〜4世紀に、「医学の父」といわれるHippocrates(ヒポクラテス)も熱によるがんの消滅を記している。ドイツのBusch(ブッシュ)はがん患者が丹毒に冒され高熱を発した後、がんが消失したことを報告しており、アメリカのCorey(コーリー)はがん患者に細菌を注射して発熱させ、がんを治療したことを記載している。これらの例では温度制御が行われていたとは考えにくい。1960年代以降、有効な加温、温度制御法が開発され、また、培養細胞を用いて温熱療法の生体への作用に関する知見が集まり、温熱療法が再び注目を集めることになった。

❋ 温熱療法の特徴

「6章 放射線影響を修飾する要因」の「1 細胞周期と放射線感受性の関係」(p.226)で、S期後半からG₂期にかけての細胞が放射線に抵抗性であることを学んだ。温熱に対する感受性も細胞周期によって異なり、S期で高い。つまり、放射線抵抗性の時期の細胞に温熱が有効ということである(図1)。

また、「6章 放射線影響を修飾する要因」の「4 酸素効果」(p.237)では、酸素効果により、低酸素細胞が放射線に抵抗性となることを学んだ。一方、低酸素細

> **補足**
>
> ● 熱の影響を受けやすいのはタンパク質の最も基本的な性質
>
> 「たんぱくしつ」を漢字で書くと「蛋白質」である。「蛋」は中華料理の「皮蛋(ピータン)」にあるように「卵」のことである。つまり、タンパク質とは「卵白に多く含まれる物質」というのが元の意味である。卵を湯で温めると、卵白が固まって半熟卵、そしてゆで卵になる。冷やしても塊は元に戻らない。このように熱を加えると不可逆的な変化(変性)を起こすのはタンパク質の最も基本的で、古くから知られた性質である。

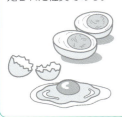

図1 放射線感受性と温熱感受性の細胞周期による変化

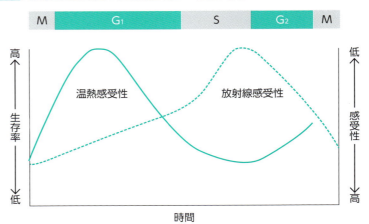

胞は温熱に対して特に抵抗性を示さない。

さらに，正常組織では加温しても血流によって熱が拡散する。がん組織ではしばしば血管の未発達により，血流が少なく，熱が逃げにくい。酸素も血流で運ばれるため，この傾向は低酸素細胞で特に顕著である。

温熱療法と放射線治療，抗がん剤治療の組み合わせ

前述のように，温熱は放射線抵抗性のS期後半〜G_2期の細胞や低酸素細胞に有効である。また，温熱によって，放射線の効果が高まることも知られている。この一因として，DNA修復酵素の失活が考えられる。

また，温熱は種々の抗がん剤 (5-フルオロウラシル，シスプラチンなど) の効果も高めることが知られている。これらはDNAに損傷を生じることから，放射線の場合と同様，DNA修復酵素の失活が一因として考えられる。さらに，温熱には細胞内への薬剤の取り込みを促進する効果もある。

特にヒトの場合，温熱療法単独でがん細胞を死滅させることは容易ではなく，42.5℃以上の高い温度や長い加温時間を必要とする。そのため，温熱療法は単独より，上記のような性質を生かして，放射線治療，抗がん剤治療と組み合わせて行われることが多い。

熱ショックタンパク質 (HSP)

細胞に温熱処理を施すと，タンパク質の合成量は全体的に低下するが，一部のタンパク質の合成量が上昇する。これらを熱ショックタンパク質 (HSP：heat shock protein) という。HSPはタンパク質を変性，失活から防御したり，回復させたりする機能をもつ。

HSPのなかで最もよく知られているものはHsp70とHsp90である。これらはいずれも複数の分子からなるファミリーを構成する。Hsp70はタンパク質の折りたたみや輸送にかかわる。一方，Hsp90はタンパク質の機能維持にかかわる。

温熱処理を施すと，HSPのmRNAの転写が促進される。この転写促進にかかわるのがHSF (heat shock factor) である。HSPの遺伝子のプロモーター領域には，HSE (heat shock element) という特異的な配列がある。HSFはHSEに結合して近傍の遺伝子の発現を促進する。

温熱耐性

前述のように，温熱処理によってタンパク質は変性するが，それが引き金となって，タンパク質の機能の防御，回復を行うHSPの発現が誘導される。そのため，HSPの発現が起こる前より，細胞は温熱に対して抵抗性を示すようになる。これを**温熱耐性**という。

ヒト細胞では42.5℃以上の場合，温熱処理中にはHSPの発現誘導は起こらない。いったん温熱処理を停止し，通常の温度に戻すとHSPの発現が誘導される。その後，再び温熱処理を施すと初めて温熱処理を行うときに比べて，細胞が抵抗性を示す。図2に，時間を空けて2回の放射線照射を行った場合，温熱処理を行った場合の生存率を模式的に示す。放射線照射の場合，1回目の照射のときと同じ肩が現れる。一方，温熱処理の場合，1回目の処理に比べ，2回目の処理の肩は大きくなる。

42.5℃以下の場合，温熱処理中にHSPの発現誘導が起こる。そのため，温熱処理時間を長くしていくと細胞生存率の低下が緩やかになる（図3）。この性質を利用し，40〜41℃で加温する治療を**マイルドハイパーサーミア**という。

図2 放射線照射，温熱処理を繰り返した場合の細胞生存率

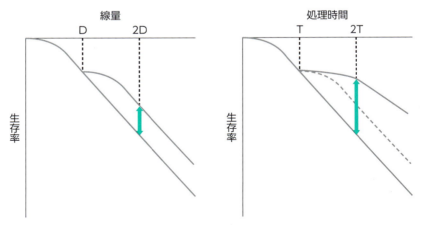

a 2回の放射線照射を行った場合の生存率　　b 2回の温熱処理を行った場合の生存率

図3 42.5℃以下での温熱処理後の細胞生存率曲線

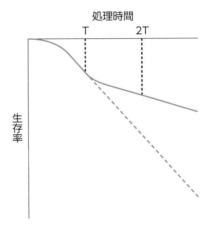

> **Point**
>
> 【温熱療法の特徴のまとめ】
> - 放射線抵抗性を示すS期細胞は温熱感受性が高い。
> - DNA修復阻害による放射線増感作用を利用する。
> - 血流が少なく，熱が逃げにくい腫瘍を効率的に加温することが可能である。
> - 繰り返し治療やマイルドハイパーサーミアでは温熱耐性が発現する。

まとめのチェック

☐☐ 1	悪性腫瘍細胞の特徴について述べよ。	▶▶ 1 増殖因子受容体による増殖制御を逸脱し，無限増殖能を獲得した細胞のこと。アポトーシスの回避，血管新生の維持，周囲組織への湿潤，脈管を介した遠隔転移能力などをもつ。
☐☐ 2	細胞のがん化に関与する2つの遺伝子群の名称を答えよ。	▶▶ 2 がん遺伝子とがん抑制遺伝子。がん抑制遺伝子のなかには，ゲノムの守護者とよばれるp53遺伝子がある。
☐☐ 3	ベルゴニー・トリボンドーの法則について述べよ。	▶▶ 3 組織，細胞の放射線感受性を説明する一般則で，細胞分裂頻度が高く，将来予測される分裂回数が多く，形態と機能が未分化なほど放射線の影響が強く出ると定義している。
☐☐ 4	治療可能比(TR)について述べよ。	▶▶ 4 正常組織障害発生率と腫瘍制御率の比で表され，放射線治療適応を決める基準値となる。TRが1以上ならば治療可能，1より小さければ増感剤，線量集中性に優れた照射法を用いるなどの工夫が必要となる。
☐☐ 5	放射線治療において，最も考慮すべき要素は何か。	▶▶ 5 正常組織の晩発性障害の発生を抑えること。腫瘍を制御的でも晩発性障害が発生すると，患者のQOLを著しく侵害してしまう。
☐☐ 6	放射線治療の4Rを述べよ。	▶▶ 6 障害の回復(Recovery)，細胞周期上の細胞分布の変化(Redistribution)，細胞の分裂再開，再増殖(Repopulation)，低酸素細胞の再酸素化(Reoxygenation)の4つの頭文字を取り，4Rという。
☐☐ 7	放射線照射後にみられる回復について述べよ。	▶▶ 7 致死的でない障害を回復する亜致死障害の回復(SLDR)と致死的な障害を回復する潜在的致死障害の回復(PLDR)がある。SLDRは放射線治療における分割照射の根拠となる現象である。
☐☐ 8	X線，陽子線，中性子線，重粒子線のうち，ブラッグ・ピークをもつものはどれか。	▶▶ 8 陽子線と重粒子線。

☐☐	9	陽子線，重粒子線のLET, RBE, OERについて説明せよ。	▶▶ 9 陽子線のLETは0.5～5keV/μm程度で，X線，γ線と大きく違わない。RBE，OERもX線，γ線と大きく違わず，RBEはほぼ1で，OERは2以上である。重粒子線のLETは100keV/μm程度で，X線，γ線より高い。RBEは最大値に近く，OERはほぼ1である。
☐☐	10	速中性子線の物理的性質，生物効果の特徴を述べよ。	▶▶ 10 速中性子線はLETが高く，ブラッグ・ピークを形成しない。LETが高いため，RBEが大きく，OERが小さい。
☐☐	11	BNCTの原理を説明せよ。	▶▶ 11 ^{10}Bは熱中性子捕獲断面積がきわめて大きく，ヘリウムの原子核(すなわちα線)と^{7}Liの原子核を生成する$[^{10}B(n,\alpha)^{7}Li]$。α線，^{7}Liの原子核とも飛程はきわめて短く，数μm程度で，細胞核の直径(約10μm)より短い。そのため，腫瘍に特異的に^{10}B化合物を取り込ませることができれば，近隣に正常細胞があってもほとんど影響を与えず，腫瘍細胞に特異的に高LET放射線であるα線，^{7}Liの大きな生物作用を与えることができる。
☐☐	12	DNAに損傷を誘発する抗がん剤の例を挙げよ。	▶▶ 12 ナイトロジェンマスタード誘導体(シクロフォスファミド，メルファランなど)，ニトロソウレア誘導体(ニムスチンなど)，白金化合物(シスプラチン，カルボプラチンなど)，マイトマイシンC，ブレオマイシン，Ⅰ型トポイソメラーゼ阻害剤(カンプトテシン，イリノテカンなど)，Ⅱ型トポイソメラーゼ阻害剤(ドキソルビシン，エトポシドなど)。
☐☐	13	DNA合成を阻害する抗がん剤(代謝拮抗剤)の例を挙げよ。	▶▶ 13 5-フルオロウラシル，メトトレキセート，ヒドロキシウレアなど。
☐☐	14	微小管重合・脱重合を阻害する抗がん剤の例を挙げよ。	▶▶ 14 ビンブラスチン，パクリタキセルなど。

まとめのチェック

☐☐	15	低分子化合物型の分子標的薬とその標的分子の例を挙げよ。	▶▶ 15 ゲフィチニブ，エルロチニブ—上皮細胞増殖因子受容体(EGFR)，イマチニブ-c-Ablチロシンキナーゼ，スニチニブ—血小板由来増殖因子受容体(PDGFR)，オラパリブ-PARP1など。
☐☐	16	抗体型の分子標的薬とその標的分子の例を挙げよ。	▶▶ 16 セツキシマブ-上皮細胞増殖因子受容体(EGFR)，リツキシマブ-CD20など。
☐☐	17	合成致死とは何か。	▶▶ 17 ある条件Aと別の条件Bがあり，どちらか一方では細胞の生存や増殖にほとんど影響しないが，両方がそろうと生存や増殖ができなくなること。
☐☐	18	温熱療法と放射線治療を組み合せることの利点を挙げよ。	▶▶ 18 ①放射線抵抗性のS期後半〜G_2期の細胞は温熱に対する感受性が高い，②温熱は放射線抵抗性の低酸素細胞にも有効である，③温熱によりDNA修復酵素が失活して放射線感受性が高まる，など。
☐☐	19	温熱耐性とは何か。	▶▶ 19 細胞に一度温熱処理を行った後，通常温度に戻してしばらく経ってから再び温熱処理を行うと，最初に温熱処理を行ったときに比べて，細胞生存率の低下が緩やかになること(処理温度が比較的低い場合，温熱処理時間を長くしていくと細胞生存率の低下が緩やかになる)。タンパク質を変性，失活から防御したり，回復したりする機能をもつヒートショックタンパク質(HSP)の発現誘導によって起こる。

8章 放射線防護と安全管理

01 放射線障害防止に関する国際機関と国内法令

鈴木崇彦

※ 放射線防護の歴史とICRPの設立

1895年のレントゲン（W.C. Röentgen）によるX線の発見や翌年のベクレル（H. Becquerel）によるウランが放出する放射線の発見から間もなく，高線量放射線の被ばくによる健康への悪影響が明らかになった。1915年，**英国レントゲン協会**は1898年ごろから収集してきたX線被ばくデータを整理し，X線の有害作用防止のためX線の過剰な被ばく防止を決定した。これは，放射線防護に関する最初の組織的活動とされている。1921年に**英国X線ラジウム防護委員会**が設立され，しばらくは同委員会の基準が国際的な基準であった。1928年，第2回**国際放射線医学会議**（ICR：international congress of radiology）において電離放射線による健康影響を検討するために「**国際X線およびラジウム防護委員会**（IXRPC：international X-ray and radium protection committee）」が設立され，放射線科医師，X線技師および看護婦などの医療従事者を対象とした「X線およびラジウムの防護」に関する勧告を出した。

第二次世界大戦後の1946年，**米国科学アカデミー-研究審議会**（NAS-NRC：national academy of science-national research council）の**原爆傷害調査委員会**（ABCC：atomic bomb casualty commission）が，広島と長崎の被爆者の放射線影響の調査を開始した。原爆による被ばくの影響が次第に明らかになっていくなかで，冷戦下に世界各地で行われた大気圏核実験による大衆の被ばくに懸念が高まり，1950年の第6回ICRにおいて，IXRPCは独立し，対象を医療分野からすべての放射線利用に拡張して，名称を**国際放射線防護委員会**（ICRP：international commission on radiological protection）に変更した。この委員会は英国の独立公認慈善団体である。

ICRPは，主委員会と下記の常設の5委員会およびそのタスクグループで事業を進めている。メンバーはボランティアで参加する世界の専門家で構成されている。
- 第1専門委員会：放射線影響
- 第2専門委員会：線量概念
- 第3専門委員会：医学領域における放射線防護
- 第4専門委員会：委員会勧告の適用
- 第5専門委員会：環境（動植物）に対する放射線防護

ICRPは，科学的見地に立って，電離放射線の被ばくによる放射線障害の発生，および放射線による自然環境への影響を低減し，公益に資することを目的として設立された。このため，放射線防護に必要な科学的データなどが上述の専門委員会において検討され，放射線防護の考え方（理念），被ばく線量限度，規制のあり方などを「委員会勧告」や「委員会報告」といったICRP刊行物（**ICRP Publication**）の形で出版している。このうち放射線防護の基本原則をまとめたものを**基本勧告**といい，これまでに6回刊行されている。

① Publication 1（1958）
② Publication 6（1962）
③ Publication 9（1965）
④ Publication 26（1977）
⑤ Publication 60（1990）
⑥ Publication 103（2007）

　基本勧告は，日本を含め世界各国において放射線被ばくに関する規制や安全基準作成に際して尊重されている。

放射線防護の国際的枠組み

　ICRPの刊行する勧告や報告は，**原子放射線の影響に関する国連科学委員会**（**UNSCEAR**：united nations scientific committee on the effects of atomic radiation）の報告書の内容を科学的根拠とし，これに世界各国の専門学会などから集約された意見や利害関係組織などからの意見も踏まえたうえで行われている。UNSCEARは，1955年の第10回国際連合総会において，電離放射線の影響に関する情報の収集と評価を行うための組織として満場一致で承認された。UNSCEARはICRPに対して，純粋に科学的な立場から調査報告書をまとめることを意図した組織である。米国科学アカデミー（NAS）は研究審議会（NRC）に**電離放射線の生物学的影響に関する委員会**（**BEIR**：committee on the biological effects of ionizing radiation）を設置し，BEIRはその活動報告としてBEIR-Ⅰ〜Ⅶの報告書にまとめている。これらの報告書は電離放射線による生物学的影響に関して米国内で最も権威と一貫性があるとみなされており，同時にUNSCERの活動を一部補足するものとなっている。

　ICRPの刊行する勧告や報告を基に，**国際原子力機関**（**IAEA**：international atomic energy agency）は原子力と放射線利用の安全に関連した評価基準などを作成している。IAEAは，原子力の平和利用を促進し，原子力の軍事への転用を防止するため，1957年に発足した。原子力の平和利用には，利用の安全確保，経験と情報の共有などが不可欠であるため，IAEAは必要な基準を策定し，また原子力利用に関する安全，放射性廃棄物の安全，事故時の早期通報および相互援助などについて関連各国と条約締結を進める活動を行っている。IAEAの策定した**国際基本安全基準**（**BSS**：basic safety standards）に示された規制除外の考え方は，国内法令においてクリアランスレベルの設定として採用されている。

図1　放射線防護の国際的枠組み

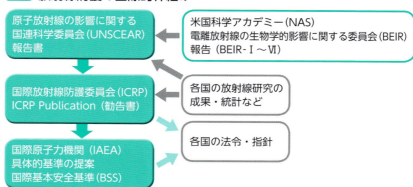

ICRP勧告と国内法令

　わが国の放射線関連法令はICRPの勧告を尊重する立場をとっており，ICRPによる基本勧告がなされるたびに国内の関係法令に取り入れられてきた。最新の基本勧告であるICRP 2007年勧告（Publication 103）がすでに刊行されているが，わが国では，2011年の東日本大震災による福島第一原子力発電所事故などにより国内法令への取り入れはまだなされていない。従って，2016年現在の放射線関連法令である，**放射線障害防止法**（所管：原子力規制庁），**電離放射線障害防止規則**（厚生労働省），**医療法施行規則**（厚生労働省）などはICRP 1990年勧告（Publication 60）の内容を取り入れたものになっている。

　ICRPによる放射線防護の基本的な考え方は，国内関連法令への取り入れにあたって尊重されているが，法令の条文とするには馴染まないものもある。例えば，後述の放射線防護体系の基本原則の1つである「防護の最適化」では，放射線被ばくについて，経済的，社会的な要因を考慮して最適化すべきであるとし，一律の規制ではなく，状況に応じた規制をすべきであるとしている。このように，関連法令にはICRP基本勧告のすべての内容が取り入れられている訳ではなく，採用する国ごとに，それぞれの実情に合わせて，場合によってはその内容により具体性をもたせた形として条文化されている。

◯参考文献
- 杉浦紳之 ほか：放射線生物学 4訂版，通商産業研究社，2013．
- 日本アイソトープ協会 編：ICRP1990年勧告（Publication 60）日本語版，日本アイソトープ協会，1991．
- 日本アイソトープ協会 編：ICRP2007年勧告（Publication 103）日本語版，日本アイソトープ協会，2007．
- 日本アイソトープ協会 編：2014年版 アイソトープ法令集（Ⅰ）放射線障害防止法関係法令，日本アイソトープ協会，2014．
- 日本アイソトープ協会 編：2015年版 アイソトープ法令集（Ⅱ）医療放射線関係法令，日本アイソトープ協会，2015．

02 放射線防護体系

鈴木崇彦

はじめに

　ICRP（international commission on radiological protection：国際放射線防護委員会）は，放射線防護の主な目的は「被ばくに関連する可能性のある人の望ましい活動を過度に制限することなく，放射線被ばくの有害な影響に対する人と環境の適切なレベルでの防護に貢献すること」としている。さらに具体的に，「電離放射線による被ばくを管理し，制御すること，その結果，確定的影響を防止し，確率的影響のリスクを合理的に達成しうる限り低く抑えることである」と述べている。確定的影響にはしきい線量があるため，被ばく線量をそれ以下に抑えれば影響の発生を防止できる。しかし，確率的影響にはしきい線量はないと仮定するため，被ばくがあれば影響を完全になくすことはできない。このため，確率的影響については，科学的な判断だけではなく，費用対効果にみる経済的観点や被ばく以外のリスクなど，社会的な判断を含めたうえで合理的手段をとることによって実施することになる。

被ばく状況の区分による放射線防護体系

　ICRP 1990年勧告では，放射線被ばくを伴う人間活動を，
①**行為**（practice：放射線被ばくを増加するような人間活動）
②**介入**（intervention：放射線被ばくを全体として低減させるような人間活動）
の2つに区分し，それぞれに放射線防護の3つの基本原則（正当化，最適化，線量限度）を適用することで防護の体系を作り上げた。
　ICRP 2007年勧告では，被ばく状況による区分を重要視する防護体系が提案されている。すなわち，被ばく状況は，
①**計画被ばく状況**
②**現存被ばく状況**
③**緊急時被ばく状況**
の3つに区分される。計画被ばく状況は，放射線源を意図的に利用する場合で，1990年勧告の行為に対応する。現存被ばく状況は，すでに被ばくする状態にある状況を指しており，自然放射線レベルの高い状況や，事故などにより環境汚染が生じ，それが長く続くような状況が考えられる。緊急時被ばく状況は，事故などにより緊急の対策を必要とする状況である。現存被ばく状況と緊急被ばく状況は，1990年勧告の介入に相当すると考えられるが，被ばく状況の区分によって，それぞれの被ばく状況に対してより適切で細かな対応ができるようになることが意図されている。

✳ 放射線防護の基本原則

放射線防護における基本原則として次の3つが挙げられる。

①正当化の原則:「放射線被ばくの状況を変化させるいかなる決定も,害より便益を大きくすべきである」

放射線を利用することにより得られる利益が,生じる被ばくのリスク(不利益)より大きくなければ放射線の利用は正当化されない。この原則は,放射線の利用を考えるとき,第一に考慮されるべきものである。

②防護の最適化の原則:「被ばくする可能性,被ばくする人の数,およびその人たちの個人線量の大きさは,すべて,経済的および社会的な要因を考慮して,合理的に達成できるかぎり低く保たれるべきである」

まず,放射線の利用にあたって正当化されると考えられる行為について,どの程度の防護対策を講じるかの判断は,経済的および社会的な要因を考慮して,合理的に達成できる限り低いレベルにすることで最適化される。被ばくリスクに見合わないような巨大な設備や施設は経済的負担が大きくなり,最適化された状況とはいえない。逆に,できる限りの防護対策を講じても放射線被ばくによるリスクの回避が難しいような放射線利用もまた防護が最適化されたとはいえない。「合理的に達成できる限り低く」という考え方は,英語の "as low as reasonably achievable" の頭文字をとってALARA(アララ)の原則とよばれる。

③線量限度:「患者の医療被ばくを除く計画被ばく状況においては,規制された線源からのいかなる個人への総線量も,委員会が勧告する適切な限度を超えるべきではない」

正当化され,最適化が図られた結果,合理的な被ばくレベルが線量限度よりも低ければ,そのレベルに抑えて放射線を利用する。しかし,もし,最適化の結果が線量限度より高ければ再度計画被ばく状況(行為)の条件(利用する線量や使用時間,使用方法など)を変えて最適化が図られなければならない。

ICRP 1990年勧告における線量限度の具体的数値は表1に示されたとおりである。実効線量限度は確率的影響を制限するため,等価線量限度は確定的影響の防止を目的として定められている。実効線量は各臓器の等価線量と組織加重係数の積をすべての臓器を足し合わせて求められる。等価線量限度がすべての臓器について与えられていないのは,組織加重係数が0.04より大きな臓器では,実効線量限度を守っていれば元来意図されている等価線量限度500mSv/年が自動的に守られることによる。また,組織加重係数が0.01の組織には骨表面,皮膚,唾液腺,脳があるが,このうち局所被ばくの可能性がある皮膚について等

表1 線量限度(ICRP 1990年勧告)

適用		線量限度	
		職業被ばく	公衆被ばく
実効線量限度		決められた5年間の平均が1年あたり20mSv[1)]	1mSv/年
等価線量限度	眼の水晶体	150mSv/年	15mSv/年
	皮膚[2)]	500mSv/年	50mSv/年
	手先および足先	500mSv/年	—

1)実効線量は任意の1年間に50mSvを超えるべきではないという付加条件あり。
2)局所被ばくについて,確定的影響を防止するための追加限度が必要である。

価線量限度が与えられている。水晶体については，水晶体の混濁や白内障といった放射線影響に関してのしきい線量から，ICRP 2007年勧告において150mSv/年が与えられているが，近年，水晶体への影響のしきい線量については議論があり，従来2Gy程度と見積もられていたしきい線量が，原爆被爆者の30年後の再評価などにより0.5Gyとされた。これを受けてICRP Publication 118において，眼の水晶体の等価線量限度を実効線量と同じく5年間の平均で20mSv/年，いかなる1年間も50mSv/年としている。ICRP 2007年勧告の国内法取り入れの際に，水晶体の等価線量限度が引き下げられる可能性がある。

◎参考文献
- 杉浦紳之 ほか：放射線生物学 4訂版，通商産業研究社，2013.
- 日本アイソトープ協会 編：ICRP1990年勧告 (Publication 60) 日本語版，日本アイソトープ協会，1991.
- 日本アイソトープ協会 編：ICRP2007年勧告 (Publication 103) 日本語版，日本アイソトープ協会，2007.

線量限度，線量拘束値，診断参考レベル

はじめに

現在国内関連法令に取り入れられているのはICRP 1990年勧告である。従って，国内法冷における線量限度もこの勧告に沿って定められている。しかし，線量限度の法令への取り入れにあたっては，女子の線量限度についてより細かな内容が記された。ICRP勧告との比較のため，放射線障害防止法における放射線業務従事者の実効線量と等価線量の線量限度について表1に示す。また，被ばく線量の測定にあたっては，実効線量は**1センチメートル線量当量**および**70マイクロメートル線量当量**を測定することが定められている（法令の条文にある例外や中性子線の測定方法などについては法令を参照のこと）。

表1 放射線業務従事者の線量限度（放射線障害防止法）

(1) 実効線量限度
 ①100mSv/5年[1]
 ②50mSv/年[2]
 ③女子[3] 5mSv/3カ月[4]
 ④妊娠中である女子：本人の申出等により使用者等が妊娠の事実を知ったときから出産までの間につき，内部被ばくについて1mSv

(2) 等価線量限度
 ①眼の水晶体：150mSv/年
 ②皮膚：500mSv/年
 ③妊娠中である女子の腹部表面：(1)④に規定する期間につき2mSv

1) 平成13年4月1日以後5年ごとに区分した各期間。
2) 4月1日を始期とする1年間。
3) 妊娠不能と診断された者，妊娠の意思のない旨を使用者等に書面で申し出た者および妊娠中の者を除く。
4) 4月1日，7月1日，10月1日および1月1日を始期とする各3カ月間。

被ばく管理

放射線防護においては，被ばく線量を管理するための考え方として，**線量限度**で管理するものと**線量拘束値**で管理する考え方がある。国内法令では，それぞれの施設における放射線業務従事者を管理する目的で線量限度管理が行われている。しかし，個人が複数の放射線施設で放射線業務を行うことを想定した場合には，それぞれの施設は線量限度ではなく，それぞれに線量拘束値を定めて管理し，個人の線量が線量限度を超えることのないようにすべきである，というのが線量拘束値を用いた管理の考え方である。線量拘束値を決めて施設の放射線利用を考えた場合，その活動はより制限される可能性が高い。一方で線量拘束値による管理が非常に有効に機能する場合もある。それは，医療現場に

おける成人による自発的(ボランティア)な介助者や介護者の場合である。これらの人は，医療行為を受ける患者と同様に線量限度が設けられていない。しかし，介護者・介助者が患者と同様の線量を受けることは正当化されず，線量の制限が必要とされる。具体的には，医療機関では，これらの人々の線量を線量拘束値の意味合いで「抑制すべき線量」として1行為当たり1mSvを超えないことが推奨されている。

病院において患者に対して行われる放射線を使った医療行為には線量限度が設定されていない。これは，仮に使用する放射線量に制限を設けてしまうと，放射線量が低すぎて適切な画像が得られないなど，医療情報が不十分であったり，十分な治療効果が得られなくなる可能性があるためである。しかし，逆に線量が高すぎると，適切な診断や治療が損なわれるだけでなく，患者に不必要な被ばくを与えることになる。このような医療被ばくを最適化する目的で**診断参考レベル**(diagnostic reference level：DRL)の利用が推奨されている。特に，放射線治療では，がんなどの病巣に放射線量を与えること自体が目的であるが，診断では情報を得ることが目的で，照射自体は目的ではない。そのため，放射線診断では被ばくの最適化を図る必要がある。DRLは，放射線診断において，その値を超えた場合には，線量を下げることを検討すべきであるという目安となる。しかし，必ずしもDRL以下に線量を下げなければならない訳ではなく，臨床上必要があれば超えることもありうる。また，放射線機器や放射線の照射条件の違いから，被ばく線量は医療施設の間でも異なる。そのため各施設がDRLを設定することによって，適切な線量で診療が行われることが期待できる。

このように，医療において患者の被ばくは放射線の有害作用より治療による利益のほうが大きいという正当化の原則は理解しやすいが，照射自体が目的とならない放射線診断などの場合には，法令などによる規制がなくても最適化の原則を考慮し適用することが望ましい。

◎ **参考文献**

- 日本アイソトープ協会 編：2014年版 アイソトープ法令集(Ⅰ) 放射線障害防止法関係法令，日本アイソトープ協会，2014.
- 日本アイソトープ協会 編：2015年版 アイソトープ法令集(Ⅱ) 医療放射線関係法令，日本アイソトープ協会，2015.

04 放射線管理区域

鈴木崇彦

✻ はじめに

　放射線障害防止法には，第1条に（放射線作業者の）**放射線障害を防止すること**，**公共の安全を確保すること**，という2つの目的が掲げてある。線量限度を守るためには，まず放射線を使う人と公衆に分けて被ばくを管理する必要がある。そのため，放射線を使う場所を公衆から区画する必要があり，この区画された場所を管理区域とよぶ。法令では，**放射線を取り扱う場所**，**管理区域境界**，**事業所の境界**，**事業所内でも人が居住する区域および病室**での線量限度を規定している。内部被ばくのおそれのある密封されていない放射性同位元素を取り扱う施設では，さらに作業室内の**空気中濃度**および放射性同位元素による**表面汚染密度**，管理区域境界および事業所境界での**排気中および排水中の放射能濃度**について規定されている。それらをまとめたものを表1に示す。

表1 事業所の各区域・境界における線量限度，濃度限度および密度限度

（外部放射線による被ばくと空気中の放射性同位元素の吸入摂取による被ばくのおそれのある場合は両者を複合して考える）

	使用施設内の人が常時立ち入る場所	管理区域の境界	工場または事業所の境界および工場または事業所内の人が居住する区域
線量限度	1mSv/週	1.3mSv/3カ月	250μSv/3カ月（一般病室では1.3mSv/3カ月）
空気中または水中の放射性同位元素の濃度限度	空気中濃度限度（1週間についての平均が別表[1]第2の第4欄に掲げる濃度）	3カ月間についての平均が別表第2の第4欄などに掲げる濃度の1/10	排気（排水）口などでの3カ月間についての平均が別表第2の第5欄（第6欄）に掲げる濃度
密度限度	表面密度限度[2]	表面密度限度の1/10	

1) 別表とは放射線障害防止法告知別表を指す。
2) α放射体：4Bq/cm^2，それ以外：40Bq/cm^2

（柴田德思 編：放射線概論 第9版，通商産業研究社，2015．より引用）

✻ 管理区域と被ばく形態

　放射線管理区域は，密封された放射線源や放射線発生装置などを使用する部屋と，非密封放射性同位元素を使用する部屋では法令上の名称が異なる。非密封の放射性同位元素を使用する部屋を特に「**作業室**」とよぶ。作業室における放射性同位元素の使用では，線源からの**外部被ばく**の他に飛散する放射性同位元素による**内部被ばく**のおそれがある。従って，このような非密封放射性同位元

素を使用する施設では，外部被ばくと内部被ばくの線量を合算した被ばく管理を行わなければならない。放射線管理区域ではまた，放射線の取り扱いに関する**行為基準**を定め，被ばく線量をできる限り低減する必要がある。放射線を使用する人には公衆に比べ大きな線量限度が与えられているが，これはその線量まで被ばくしてよいというものではなく，常にALARAの原則を考慮して作業に臨む必要がある。

◎参考文献
・日本アイソトープ協会 編：2014年版 アイソトープ法令集（Ⅰ）放射線障害防止法関係法令，日本アイソトープ協会，2014.
・日本アイソトープ協会 編：2015年版 アイソトープ法令集（Ⅱ）医療放射線関係法令，日本アイソトープ協会，2015.

05 放射線業務従事者の管理

鈴木崇彦

はじめに

　放射線障害防止法では，管理区域内に立入り放射線作業を行う者を**放射線業務従事者**とよぶ。さらに，放射線(放射性物質)の取り扱いの形態により，**取扱等業務従事者**，**一時立入者**についての規定がある。取り扱い形態の違いにより**教育訓練**の受講や**健康診断**の受診義務および被ばくの測定について違いがある。これら個人管理の違いを表1に示す。

表1 取り扱い形態による個人管理の違い

項目＼区分	放射線業務従事者	取扱等業務従事者	一時立入者
	管理区域内に立ち入り，放射線の取扱等などの業務に従事する者	管理区域に立ち入らず，放射線の取扱等などの業務に従事する者	放射線の取扱等などの業務以外で管理区域に立ち入る者
教育訓練	立ち入る前 (項目および時間数) 立ち入り後1年ごと(項目)	業務に従事する前 (項目および時間数) 従事した後1年ごと(項目)	立ち入る前
健康診断	立ち入る前 (問診，検査または検診) 立ち入り後1年ごと(問診)	実施しなくてよい	実施しなくてよい
被ばくの測定，算定	管理区域に立ち入る場合継続，3カ月ごと(妊娠した女性は1カ月ごと)	実施しなくてよい	立ち入っている間 ただし，100μSv以下のときは不要

教育訓練

　放射線業務従事者は放射線障害防止法により管理区域に立ち入って作業を行う前に教育訓練を受講することが義務付けられている。さらに教育訓練には項目と時間数も規定されている。取扱等従事者および一時立入者についても教育訓練について規定がある(表2)。一時立入者については，教育訓練の内容や時間数についての規定はないが，放射線防護のために必要な事項，例えば，立ち入りが制限される場所や管理区域内での禁止行為，場合によっては作業手順などについて教育訓練を受講する必要がある。

表2 従事者区分における教育訓練の項目と時間数

項目＼区分	放射線の人体に与える影響	放射性同位元素等または放射線発生装置の安全取扱	放射性同位元素および放射線発生装置による放射線障害の防止に関する法令	放射線障害予防規程
放射線業務従事者	30分	4時間	1時間	30分
取扱等業務従事者	30分	1時間30分	30分	30分

健康診断

　放射線業務従事者は健康診断の受診義務もある。健康診断は管理区域に立ち入る前および立ち入ってからは1年を超えない期間ごとに受診しなければならない。健康診断には**問診**と**検査**があり，立ち入る前はどちらも受診しなければならない。それ以降については問診が義務付けられ，検査については被ばく線量や作業内容などから医師が必要と判断した場合に実施しなければならない。電離放射線障害防止規則（労働安全衛生法）にも放射線作業に従事する**労働者**について健康診断の実施が義務付けられている。放射線障害防止法との違いは，管理区域に立ち入った後は6カ月に1度の健康診断が必要になる点である。必要とされる健康診断の内容は，多少文言に違いはあるが，基本的には同じである。健康診断の内容（法令では健康診断の方法として規定されている）について表3に示す。また，放射性同位元素の摂取や容易に除染できない皮膚の汚染，皮膚の創傷面の汚染，および線量限度を超えた被ばくなどの事故が発生した場合には遅滞なく臨時の健康診断を行わなければならない。

表3 健康診断の方法（抜粋）

(1) 問診及び検査又は検診とする。
(2) 問診は次の事項について行う。
　　イ　放射線被ばく歴の有無
　　ロ　被ばく歴を有する者については，作業の場所，内容，被ばくした放射線の線量，放射線障害の有無その他放射線被ばくの状況
(3) 検査又は検診を行う部位及び項目
　　イ　末梢血中の血色素量又はヘマトクリット値，赤血球数，白血球数及び白血球百分率
　　ロ　皮膚
　　ハ　眼
　　ニ　その他委員会（原子力規制委員会）が定める部位及び項目

◎参考文献
・日本アイソトープ協会 編：2014年版 アイソトープ法令集（Ⅰ）放射線障害防止法関係法令，日本アイソトープ協会，2014.
・日本アイソトープ協会 編：2015年版 アイソトープ法令集（Ⅱ）医療放射線関係法令，日本アイソトープ協会，2015.

外部被ばく，内部被ばくからの防護

はじめに

放射線被ばくの防護では，**安全取扱の3C**とよばれる原則がある。それは，
①Contain：限られた空間に**閉じ込め**広がらないようにする。
②Control：適切に**管理**できる状態で使用する。
③Confine：効果的に利用し，その量は**必要最小限**にする。
の3つである。

放射線による被ばく形態には内部被ばくと外部被ばくがある。両者の違いは，線源の存在する場所が体内か，それとも体外か，という点である。被ばくをしないということは，放射線を受けない（正確にはエネルギーを吸収しない）ということになる。それを考慮すれば被ばくの防護は理解しやすい。

外部被ばくの防護

体外にある線源からの放射線のエネルギーを吸収しないようにするためには次の3つの対策がある。
①線源から**距離**をとる（離れる）：放射線量は距離の二乗に反比例して減少（**逆二乗の法則**）することを利用する。
②線源との間に適切な**遮へい**を設ける：X線やγ線に対しては原子番号の大きな物質が効率よく相互作用してエネルギーを失うため，遮へい材として適当な厚さの鉛板や鉛ブロックなどを用いる。また，大型の線源の場合，ある程度の厚さのあるコンクリートも有効である。医療現場では鉛エプロンなどを用いることによってX線の遮へいを行う。しかし，エネルギーの大きなβ線源を扱う

図1 遮へい材

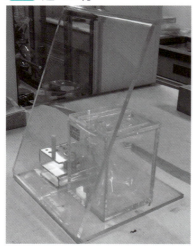

a　アクリル製遮へい板・遮へい箱

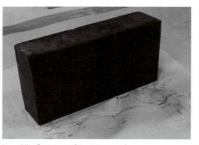

b　鉛ブロック（厚さ5cm）

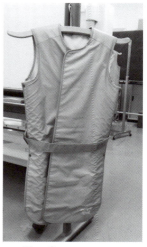

c　鉛エプロン

場合には，低原子番号でできた物質であるアクリル板などを使用する。これは制動X線の発生を抑制し，かつβ線のエネルギーを止めるためである。生命科学の分野における^{32}Pを用いた実験では，作業場所に鉛ブロックが置いてあると，^{32}Pのβ線と鉛が相互作用した結果，発生する制動X線がアクリル板を透過してしまうためにこのX線に被ばくする可能性があるので注意を要する。制動X線の強さはβ線のエネルギーに比例し，原子番号の二乗にほぼ比例する。また，中性子の遮へいには水やパラフィン，ホウ素など，中性子と相互作用しやすい物質を用いる。このように遮へいに関しては放射線の種類に応じた適切な物質を用いることが重要である。

③放射線を取り扱う**時間**を短くする：放射線を取り扱う時間は，作業に慣れれば短くできることから，最初は放射線や放射性物質を用いずに作業手順に習熟することが重要である。特に放射線作業ではこの作業のことをコールド・ランという。

これら3つの対策は**外部被ばく防止のための三原則**ともよばれ，これらの原則を考慮して作業における被ばく線量をできるだけ低減するよう心がける。例えば，遮へいを考えるあまり作業効率が悪くなり，作業に時間がかかってしまう場合には，どちらをより優先したほうが被ばく線量を低減できるかを考えて行う。また，ビデオなどの映像を見ながらの遠隔操作や，厚い鉛ガラスを通してのマニピュレーター操作などは，距離と遮へいを考慮したものである。

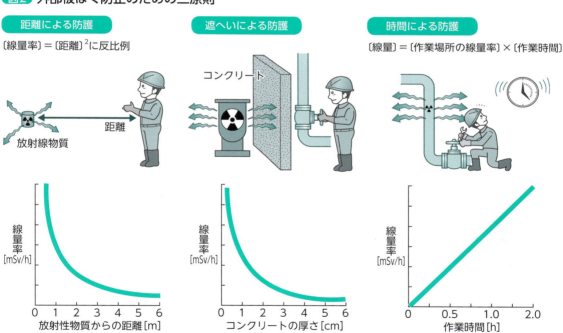

図2 外部被ばく防止のための三原則

(電気事業連合会：原子力・エネルギー図面集2003，2004より引用)

❋ 内部被ばくの防護

　内部被ばくの防護とは，放射性物質を体内に取り込まないことにほかならない。そのために内部被ばく防護の5原則(3D・2Cの原則)とよばれるものがある。それらは，
①Disperse：**分散**
②Dilute：**希釈**
③Decontaminate：**除染**
④Contain：**閉じ込め**
⑤Concentrate：**集中**
である。
　分散とは，吸入量を低減するために排気を空気で分散希釈することを指す。閉じ込めとは，線源の保管や使用場所を限定することである。また，集中とは，容器に封入することをいう。放射性物質を取り扱うときにはこれらの原則を考慮して，作業の効率を考え，内部被ばくの低減に努める必要がある。
　放射性物質は体内に取り込まれると主に化学的性質によって吸収，代謝，排泄の過程をとる。放射線の体内からの消失は放射性同位元素固有の物理学的半減期と，元素の代謝・排泄による生物学的半減期から計算される実効半減期(有効半減期)に従う。
　実効半減期は次の式から求められる。

$$\frac{1}{T_e} = \frac{1}{T_p} + \frac{1}{T_b} \qquad T_e = \frac{T_p \times T_b}{T_p + T_b}$$

T_e：実効半減期，T_p：物理学的半減期，T_b：生物学的半減期

　内部被ばくで特に注意しなければならないのは，特定の**臓器に集積**するものや，実効半減期が長いもの，電離密度の高い核種(α核種)である。^{131}Iはヨウ素原子が甲状腺ホルモンの材料であることから，甲状腺に存在するヨウ素のトランスポーターによって積極的に甲状腺に取り込まれる。これはチェルノブイリの原子力発電所事故の際に，小児に甲状腺がんを引き起こした原因と考えられている。また，^{90}Srや^{226}Raは，カルシウムと似た化学的性質を有するため骨に集積する。骨は生体内でも新陳代謝がきわめて遅い組織であるため，取り込まれた元素は長期間にわたって骨に存在する。そのため，^{90}Srや^{226}Raは骨髄を照射し続けることにより白血病を引き起こすおそれがある。
　放射性物質を体内に取り込むことを防ぐためには，まず，体内への経路を知ることが重要である。体内への経路には
①**経気道**(呼吸によって肺に取り込む)
②**経口**(消化器系を介して)
③**経皮**(皮膚，または傷口を介して)
がある。気体状や，気体になりやすい放射性同位元素の取り扱いでは，ドラフトフードや，場合によってはグローブボックス(図3)などの密閉された取り扱い装置を用いて，放射性同位元素を吸い込まないようにする。
　密封されていない(非密封)放射性同位元素を扱う場所(作業室)では物を口にする行為，例えば飲食や喫煙，化粧などはしない。また，取り扱い作業の際には，ゴム手袋などの着用によって直接素手で取り扱わないことが重要である。

放射性物質を含む液体の飛散による被ばくには，フェイスガードや作業着を着用し，皮膚の露出をなくすといった対策をとる。

　内部被ばく線量の測定には**ホールボディカウンター**（**WBC**：whole body counter）を用いる**直接測定**と，排泄物中の核種と放射能から求める**バイオアッセイ法**がある。WBCを用いる方法では体内から出てくる放射線を検出して行うため，対象はγ線放出核種に限定される。バイオアッセイ法は，経時的に排泄物中の放射能を測定することにより，動物実験などの結果から作成した放射性物質の体内動態に当てはめ，体内量を推定する。体内に取り込んだ核種と放射能がわかれば，核種ごとに与えられた**実効線量係数**から**内部被ばく線量**が求められる。このときに算出された内部被ばく線量は，放射性物質を摂取してから50年間（18歳未満では70歳まで）の体内残存量からの総被ばく線量を表しており，**預託実効線量**（将来にわたって預かった線量）ともよばれる。

図3 グローブボックス

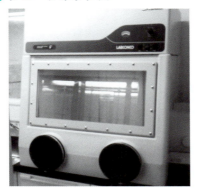

◎参考文献
・杉浦紳之 ほか：放射線生物学 4訂版，通商産業研究社，2013.
・柴田徳思 編：放射線概論 第9版，通商産業研究社，2015.

まとめのチェック

1 放射線防護に関する国際的機関を3つ挙げよ。

▶▶ **1** ①国際放射線防護委員会（ICRP），②原子放射線の影響に関する国連科学委員会（UNSCEAR），③国際原子力機関（IAEA）

2 放射線防護体系における3つの基本原則を挙げ，その内容を説明せよ。

▶▶ **2** ①正当化の原則：放射線被ばくの状況を変化させるいかなる決定も，害より便益を大きくすべきである，②防護の最適化の原則：被ばくする可能性，被ばくする人の数，およびその人たちの個人線量の大きさは，すべて，経済的および社会的な要因を考慮して，合理的に達成できるかぎり低く保たれるべきである，③線量限度：患者の医療被ばくを除く計画被ばく状況においては，規制された線源からのいかなる個人への総線量も，委員会が勧告する適切な限度を超えるべきではない。

3 ALARAの原則を説明せよ。

▶▶ **3** 放射線の利用にあたっては，経済的および社会的な要因を考慮したうえで，合理的に達成できる限り低いレベルにすることが必要とされる（最適化）。この「合理的に達成できる限り低いレベルにする」という英語の頭文字がALARAである。

4 法令上，放射線業務従事者が管理区域内に立ち入って作業を開始する前に課せられる義務を挙げよ。

▶▶ **4** 教育訓練の受講と健康診断の受診。

5 男性の放射線業務従事者の実効線量限度について述べよ。

▶▶ **5** 5年間に100mSvかつどの1年間においても50mSvである。

6 外部被ばくを防止するための基本原則を3つ挙げよ。

▶▶ **6** ①線源から距離をとる（離れる），②線源との間に適切な遮へいを設ける，③線源を取り扱う時間を短くする。

7 預託実効線量について述べよ。

▶▶ **7** 体内に取り込んだ核種・放射能と，実効線量係数計算によって求められる内部被ばく線量のことで，放射性物質を摂取してから50年間（18歳未満では70歳まで）の体内残存量からの総被ばく線量を表している。